भाषा दो प्रकार की होती है। पहली जो शब्दों के माध्यम से अभिव्यक्त होती है। यह सरल और आसानी से समझ में आ जाती है। दूसरी भाषा वह है जिसमें हमारे शरीर के अंग चेतन और अवचेतन दोनों स्थितियों में अभिव्यक्त करते है। इस भाषा में प्रतीकों और निहितार्थों का भरपूर प्रयोग होता है। इसे समझने के लिए मनोविज्ञान की जरूरत पड़ती है। यह समझ में आ जाए तो मानवीय संबंधों को बेहतर बनाया जा सकता है। यह पुस्तक आपको इस भाषा को पढ़ने, समझने और इस्तेमाल करने में मदद करेगी।

दूसरे के व्यक्तित्व को उसके हावभाव से पढ़ने में सहायक एक उत्कृष्ट पुस्तक

बाडी लैंग्वेज
(Body Language)

AF517033

बॉडी लैंग्वेज
(Body Language)

आचार्य जगदीश शर्मा

फ्यूजन बुक्स

प्रकाशक : **फ्यूजन बुक्स**
X-30, ओखला इंडस्ट्रियल एरिया, फेज-II
नई दिल्ली-110020
फोन : 011- 40712200
ई-मेल : sales@dpb.in
वेबसाइट : www.dpb.in

BODY LANGUAGE
by : Acharya Jagdish Sharma

आभार

उस ईश्वर के प्रति जिसने सृष्टि की रचना में मानव को अपनी सर्वोत्कृष्ट कृति बनाया।

मां भगवती वाग्देवी के प्रति जिसने बुद्धि को ज्ञान प्रदान किया।

कुल पूर्वजों का माता–पिता सहित सभी परिजनों मित्रों व सहयोगियों का।

दो शब्द

संपूर्ण विश्व में दो प्रकार की भाषाओं का वर्चस्व है। प्रथम वाचक भाषा एवं द्वितीय मूक भाषा। जलचर, थलचर, नभचर सभी प्राणियों में इन्हीं दो भाषाओं का प्रयोग किया जाता है। वाचक भाषा का तात्पर्य है मुख द्वारा ध्वनि संप्रेषण के माध्यम से अपनी क्रियाओं प्रतिक्रियाओं एवं भावनाओं की अभिव्यक्ति, जो कानों द्वारा ग्रहण की जाती है और मस्तिष्कीय प्रणाली द्वारा विश्लेषित की जाती है। वाचक भाषाएं अनेकानेक हैं विशेषतौर पर भारत में अनेकों प्रकार की भाषाओं एवं बोलियों का प्रचलन है।

मूक अथवा मौन भाषा वह है जिसमें ध्वनि संप्रेषण द्वारा अभिव्यक्ति नहीं की जाती अपितु शारीरिक अंगों की क्रियाओं एवं प्रतिक्रियाओं द्वारा की जाती है। इसमें भी दो प्रकार की भाषाओं का प्रयोग किया जाता है जिन्हें हम व्यक्त और अव्यक्त मूक भाषा कह सकते हैं। व्यक्त मूक भाषा वह है जिसमें अभिव्यक्ति जान बूझकर की जाती है ताकि जिसके लिए अभिव्यक्ति की जा रही है वह सरलतापूर्वक उसे समझ ले और ग्रहण कर ले जैसे आंखों के इशारे मात्र से कुछ कहना, गुस्सा करना, मुस्कराना, पैर पटकना, उदास होना आदि। इसी प्रकार अव्यक्त मूक भाषा वह है जिसमें अभिव्यक्ति और व्यक्तित्व दोनों गुप्त रूप से विद्यमान तो रहते हैं परन्तु आम इंसान की समझ से परे होते हैं। इन्हें समझने के लिए आवश्यकता होती है अतिरिक्त सूझबूझ और सावधानी व दूरदर्शिता की, तभी इस मूक भाषा को समझा जा सकता है।

आज के आधुनिक परिप्रेक्ष्य में समय की गति अत्यंत तीव्र हो गई है और लोक दिखावा एक फैशन का रूप ले चुका है, जीवन के वास्तविक मूल्यों में काफी गिरावट आ चुकी है जिसके परिणामस्वरूप इस अव्यक्त मूक भाषा को समझ पाना और भी दुरुह और कठिन प्रतीत होता है।

इस दैहिक अथवा शारीरिक भाषा के मनोविज्ञान का उपयोग और महत्व आज संपूर्ण विश्व में आवश्यक माना जा रहा है, जिसके फलस्वरूप अनेकानेक विद्वान, बुद्धिजीवी इस विषय पर शोध कार्य कर रहे हैं, जिसका नामकरण उन्होंने Body Language, बॉडी लैंग्वेज किया। इस विषय पर अनेक पुस्तकों का प्रकाशन हुआ है और आगे भी होता रहेगा क्योंकि समय के मापदण्ड अनुसार इसमें परिवर्तन आते ही रहेंगे।

भारत में भी इस विषय पर पिछले अनेक वर्षों से शोध कार्य किया जा रहा

है एवं इस विषय पर जागरूक होने की आवश्यकता को स्वीकार किया जा रहा है, इसलिए इस महत्वपूर्ण विषय पर अनेकानेक लेख एवं पुस्तकें प्रकाशित होती रहती हैं।

शोध कार्य समुद्र की गहराइयों की भांति अनन्त और विस्तृत होता है, जिसमें कुछ नया कर पाने की सभावना सदैव विद्यमान रहती है। इसीलिए इस विषय पर कुछ नया लिखने का विचार मेरे अंतर्मन में उत्पन्न हुआ जिसके परिणामस्वरूप इस पुस्तक का निर्माण हुआ।

व्यवहार मानव जीवन का सर्वाधिक महत्वपूर्ण पहलू है। जिसकी आवश्यकता उसे अपने जीवन में कदम कदम पर प्रति पल रहती है। नित्य नए-नए लोगों से मिलना जुलना, इसी व्यवहार का हिस्सा है जो कभी उसे लाभ भी प्रदान करता है तो कभी हानि भी, हानि इसलिए क्योंकि वह सामने वाले व्यक्ति को ठीक प्रकार से समझ नहीं पाता।

यदि आप इस मूक शारीरिक भाषा के संकेत समझ जाएं तो आप अनेकों कठिनाइयों से स्वयं को बचा सकते हैं, अतएव प्रयास कीजिए इसे समझने का और इससे सर्वाधिक लाभ उठाने का, तभी आपका और हमारा यह प्रयास सफल हो सकता है।

पुस्तक के विषय में

किसी भी विषय वस्तु के संदर्भ में ज्ञानार्जन का सर्वाधिक सरल, सस्ता और उपलब्ध माध्यम पुस्तक होती है। इसीलिए यह वर्ष पुस्तक वर्ष घोषित किया गया है।

लोक दिखावे की तृष्णा ने मानव को बुरी तरह से जकड़ रखा है, संपूर्ण विश्व इसकी चपेट में है। हमारे महानगरों में इसकी जकड़न बहुत अधिक है, यहां जो जैसा दिखता है, वैसा होता नहीं और जो होता है, वह दिखता नहीं। शायद इसलिए महानगरों का जीवन नरकीय होता चला जा रहा है। यहां किसी सम्प्रदाय विशेष की बहुलता नहीं है अपितु अनेकों जातियों, सम्प्रदायों, धर्मों की मिली जुली संस्कृति है जिसका कोई रूप-स्वरूप है ही नहीं।

इस मिली जुली संस्कृति का असमंजसतापूर्ण ताना-बाना भविष्य में क्या गुल खिलाएगा इसकी कल्पना करना भी आज निरर्थक जान पड़ता है। नए-नए लोग, नई-नई संस्कृतियां, नया फैशन, दिखावे की चकाचौंध, पैसे की मृगतृष्णा, इस अंधी दौड़ का परिणाम क्या होगा? भविष्य के गर्भ में भी कहीं गहराई में छिपा है।

इन्हीं असमंजसताओं के जाल में रहते हुए भी अपनी अलग पहचान बनाने और नैतिक मूल्यों की रक्षा का संदेश लिए मेरे अंतर्मन में इस गूढ़ एवं रहस्यमयी सांकेतिक मूक शारीरिक भाषा के मनोवैज्ञानिक पहलू पर पुस्तक लिखने का विचार उत्पन्न हुआ। विषय कठिन तो है परन्तु सर्व साधारण के लिए सर्वोपयोगी है, इसलिए इस पुस्तक की रचना का विचार उन्पन्न हुआ। बदलते परिवेश को मद्देनजर रखते हुए इसका लेखन कार्य किया गया और उसे चित्रों की सहायता से दर्शाने का प्रयास पाठकों की रुचि एवं ज्ञानार्जन के लिए अत्यंत सार्थक होगा, ऐसा लेखक का विश्वास है।

प्रस्तुत पुस्तक में मानव जीवन के दैनिक क्रियाकलापों को ध्यान में रखते हुए उसका चित्रांकन किया गया है और साथ ही सरल एवं रोचक भाषा का प्रयोग किया गया है जो अत्यंत रुचिकर एवं ज्ञानवर्धक भी है।

प्रस्तुत पुस्तक में जिन रोचक क्रियाकलापों का सचित्र वर्णन किया गया है उनमें कुछ प्रमुख इस प्रकार हैं। जिनसे व्यक्ति विशेष के व्यक्तितव की गुप्त भाषा को आसानी से पढ़ा और समझा जा सकता है? जैसे : नृत्य मुद्राओं द्वारा, चाल चलन की मुद्राओ द्वारा, उठने बैठने की मुद्राओं द्वारा, सिगरेट पीने की मुद्राओं द्वारा, स्कूटर एवं कार चलाने की मुद्राओं की भिन्नताओं द्वारा, हंसना-रोना-मुस्कराना आदि, वार्तालाप करने की मुद्राओं द्वारा, खड़े होने अथवा

चलने की भिन्नताअें द्वारा, नमस्कार करने और चरण स्पर्श करने की भिन्नताओं द्वारा, हाथ मिलाने की मुद्राओं द्वारा, मोबाइल फोन द्वारा वार्तालाप की मुद्राओं द्वारा बिना कुछ-कहे, बिना कुछ पूछे देखने मात्र से आप अपने सम्मुख खड़े व्यक्ति विशेष के व्यक्तित्व की जानकारी प्राप्त कर सकते हैं और दैनिक जीवन में उसका उपयोग कर लाभान्वित हो सकते हैं।

-लेखक

अनुक्रमणिका

शारीरिक भाषा
उत्पत्ति, इतिहास और विकास

सृष्टि के संपूर्ण चराचर जगत के प्राणियों में मानव ईश्वर की सर्वोत्कृष्ट कृति है। शारीरिक भाषा की उत्पत्ति मानव की उत्पत्ति के साथ-साथ ही हुई होगी क्योंकि जब मानव वाचक भाषाओं का प्रयोग नहीं कर पाता था, वह इसी भाषा के प्रयोग से अपना काम चलाता था। फर्क मात्र इतना था कि उसकी इस भाषा के संकेत मूक अवश्य होते थे। परन्तु उन्हें समझना सभी के लिए सरल था क्योंकि वह एक प्रकार की व्यक्त मूक भाषा थी, जिसका उद्देश्य ही अपनी भावनाओं व क्रियाकलापों की अभिव्यक्ति थी। संपर्क, व्यवहार और संचार का एकमात्र साधन यही था।

पाषाण युग शनैः शनैः समाप्ति की ओर पदार्पण करने लगा, मानव ने अपने बुद्धि तंत्र की सहायता से वाचक भाषा खोज निकाली, उसके पश्चात् उसके व्यवहार में तीव्रता से परिवर्तन आना प्रारंभ हो गया। कुछ मूक भाषित अभिव्यक्तियां तो जैसे मानव की उत्पत्ति के साथ ही उसके भीतर समाहित रहती हैं जिसका प्रत्यक्ष उदाहरण है एक छोटा बालक, जो अपने हाव भावों द्वारा अपनी अभिव्यक्ति करता है।

वाचक भाषा यूं तो मुख के माध्यम से संप्रेषित होती है फिर भी शारीरिक अंगों की क्रियाओं का सहारा लिया जाना आवश्यक हो जाता है, जैसे कि कोई आपसे कहीं जाने का रास्ता पूछे तो आप अपने हाथों और गर्दन का प्रयोग अवश्य करते है; जिनके बिना आपको लगता है कि आप ठीक से अपनी बात कह नहीं पाएंगे। इसी प्रकार अनेकों उदाहरण आपको स्वंयं मिल जाएंगे जिनमें शारीरिक भाषा का प्रयोग अत्यंतावश्यक हो जाता है।

संप्रदाय, जाति, धर्म, बोलियों और भाषाओं की भिन्नताओं का इस शारीरिक भाषा से कोई लेना देना नहीं है। इसलिए सभी में यह शारीरिक भाषा एक समान विद्यमान है।

शारीरिक भाषा का माध्यम् हैं शारीरिक अंग, जिनका संचालन करता है मस्तिष्कीय तंत्र जो विद्यमान तो सभी में है किन्तु उसका स्तर सभी में भिन्न ही है कोई वाचक भाषा के माध्यम से चाहे कितना झूठ बोल सकने में सक्षम हो परन्तु शारीरिक भाषा उसके इस झूठ का कतई समर्थन नहीं करती।

मनुष्य के पास क्योंकि बुद्धि नामक तंत्र है इसलिए वह नित नए-नए आयाम, नई-नई खोजें करता ही रहता है, जिसके फलस्वरूप वह अपनी

शारीरिक क्रियाओं को भी परिवर्तित करने का असफल प्रयास करता है और यदा कदा उसमें सफल भी हो जाता है परन्तु उसकी यह सफलता सदैव अस्थायी ही रहती है।

"आवश्यकता आविष्कार की जननी है" आप बार-बार धोखा नहीं खा सकते क्योंकि धीरे धीरे आपको इस भाषा का बोध स्वयं ही होने लगता है और आप सावधान हो जाते हैं और यही सावधानी करती है नई खोज, नया आविष्कार।

ज्यों-ज्यों मानव विकास की ओर अग्रसर होता जाएगा त्यों त्यों उसे शारीरिक भाषा का भी विकास करना होगा अन्यथा उसके विकास में बाधाएं उत्पन्न होती ही रहेगी। अतएव शारीरिक भाषा सदैव विकासशील अवस्था में रहती है, इसमें नई-नई संभावनाएं सदैव विद्यमान रहती हैं।

शारीरिक भाषा : उपयोगिता और महत्व

आज की मिली जुली संस्कृति में जीवन की गति अंधी दौड़ के समान हो गई है, हर छोटी मछली बड़ी मछली का शिकार हो रही है। आपसी प्रतियोगिता इतना विकराल रूप धारण कर चुकी है कि उस पर नियंत्रण कर पाना असंभव प्रतीत होता है। जीवन के प्रत्येक कदम पर धोखे की संभावना सर्वव्याप्त हो गई है। ऐसे में अतिरिक्त सावधानी और ज्ञान की आवश्यकता बहुत बढ़ जाती है।

शारीरिक भाषा का ज्ञान ही इसका उपाय है जिसके माध्यम से दैनिक जीवन में बार-बार होने वाले धोखों से बचा जा सकता है। इससे आप अपनी सुरक्षा तो कर ही पाएंगे साथ ही औरों की भी सुरक्षा मरने में सक्षम होंगे।

जैसे-जैसे समय की गति बढ़ती जाएगी वैसे ही इस भाषा के ज्ञान की आवश्यकता भी बढ़ती ही जाएगी। कल्पना कीजिए आपको कहीं रास्ते में कोई व्यक्ति मिला और वह आपसे ऐसे स्थान का पता पूछ रहा है जहां पैदल जाने की कल्पना ही की जा सकती है तो ऐसे में आप स्वयं उससे पूछ बैठते हैं कि वह अपने गंतव्य तक किसी वाहन, सवारी आदि का प्रयोग क्यों नहीं करता, जिसके प्रत्युत्तर में वह अपनी असमर्थता प्रकट करता है कि उसके पास किराये हेतु पैसा नहीं है और आप बिना उसके मांगे उसे उस स्थान तक का किराया देकर अपने मन में परोपकार की भावना लिए संतुष्ट होकर चले जाते हैं; जबकि वास्तविकता यह है कि वह अनजान व्यक्ति मानव का मनोविज्ञान जानता है इसलिए वह एक ही दिन में इसी प्रकार हजारों रुपया एकत्र कर लेता है। एक आम इंसान उसकी शारीरिक भाषा को आसानी से पकड़ नहीं पाता इसलिए उसके जाल में फंस जाता है जरा सोचिए ऐसा व्यक्ति जो वास्तव में किसी कारणवश किराया चुकाने में असमर्थ है अपने गंतव्य स्थान के लिए अनभिज्ञता प्रकट ही नहीं करेगा वह अपनी गुहार राह चलते आदमी से न करके किसी दुकानदार अथवा स्थिर ठिकाने वाले से करेगा, जिसे पैसा लौटाया जा सके। वह किसी विशेष कारण से ही ऐसी स्थिति में फंसा होगा जिसका प्रमाण उपलब्ध होगा।

इसी प्रकार लोग नए-नए तरीकों से धोखाधड़ी की विधियां निकालते ही रहते हैं और जब तक लोगों की समझ में आता है, तब तक वे अपना मकसद पूरा कर चुके होते हैं। इस प्रकार की घटनाओं का मुख्य कारण है, आपका ध्यान किसी ऐसी बात पर केंद्रित कर दिया जाए कि आप उस समय विशेष के लिए उसी में उलझे रहें, उसके अतिरिक्त आपको कुछ नहीं सूझता, इसी बीच कोई आपका सामान लेकर चम्पत हो जाता है। ऐसे में सबसे प्रमुख व्यक्ति वह होता

है जो आपका ध्यान अपनी ओर आकर्षित कर रहा है और घटना घटने के पश्चात् वही आपसे इतनी सहानुभूति और दिखावा प्रकट करता है कि आप कुछ समझ नहीं पाते और निराश लौट आते हैं। एक बार जब धोखाधड़ी की विधि सार्वजनिक हो जाती है तो धोखेबाज कोई नई विधि ईजाद कर लेते हैं और यह आंख मिचौली सदा चलती रहती है। किसी अनजान व्यक्ति द्वारा अचानक इतनी निकटता करने से पहले आपको पूरी सावधानी बरतनी चाहिए।

सोचिए यदि आप शारीरिक भाषा का ज्ञान रखते हैं, तो आप स्वयं तो सुरक्षित हैं ही, साथ ही दूसरों का भी भला कर सकते हैं। धोखा खा खाकर तो सभी सीख जाते हैं। असली आनंद तो यही है कि बिना धोखा खाए जीवन में इसका सदुपयोग किया जाए।

आज के परिप्रेक्ष्य में शारीरिक भाषा की उपयोगिता और महत्व ही अत्यंत महत्वपूर्ण ओर सर्वोपयोगी है।

नमस्कार की मुद्राएं

नमस्कार करना हमारी संस्कृति और परंपरा का अटूट हिस्सा है। हाथों को हृदय के सम्मुख करबद्ध मिलाकर आगंतुक का आदर-सत्कारपूर्ण स्वागत करना नमस्कार का उद्देश्य है।

इसकी भिन्न-भिन्न मुद्राएं व्यक्ति विशेष की आगंतुक के प्रति श्रद्धा और भावना को प्रकट करती हैं यह मौन और वाचक दोनों रूप से किया जाता है। वाचक भाषा में नमस्कार, नमस्ते, प्रणाम आदि सम्बोधनों का प्रयोग किया जाता है और मौन भाषा में हाथों के साथ-साथ चेहरे और शरीर की क्रिया-प्रतिक्रिया द्वारा अपनी भावनाओं की अभिव्यक्ति की जाती है।

नमस्कार की मुद्राओं की भिन्नताओं के आधार पर नमस्कारकर्त्ता के व्यक्तित्व की अनेकों विशेषताओं को सरलता से जाना जा सकता है, यदि उसकी मुद्राओं का ध्यानपूर्वक विश्लेषण किया जाए।

विशेषः- व्यक्ति विशेष की मुद्राओं के आधार पर अपने मन में कोई अवधारणा तभी निर्धारित करें जब नमस्कारकर्त्ता नियमित रूप से सदैव एक जैसी मुद्रा का ही प्रयोग करता हो। बार-बार मुद्राओं को परिवर्तित करने वाले व्यक्ति स्वार्थी प्रवृत्ति के होते हैं और समय अनुसार स्वयं को बदल सकने में माहिर होते हैं। व्यवसायिक और प्रोफेशनल लोगों की नमस्कार करने की मुद्राओं पर ध्यान न दें, क्योंकि वह उनके व्यक्तित्व का हिस्सा नहीं है, जैसे : परिचारिका इत्यादि।

शालीन मुद्रा

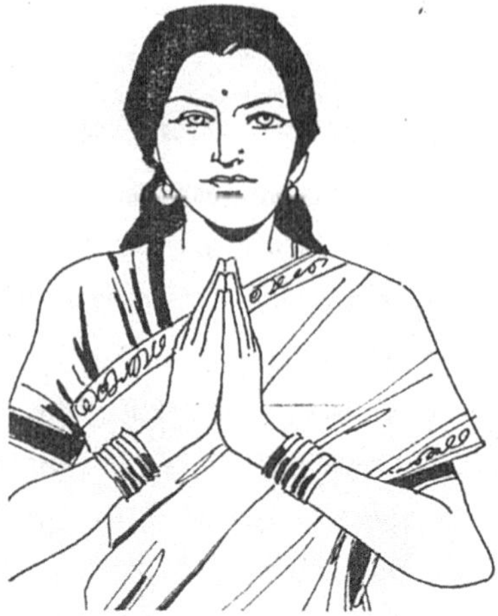

ऐसे नमस्कारकर्त्ता चाहे पुरुष हो अथवा स्त्री या बालक, चरित्रवान, मन के स्वच्छ और सुसंस्कृत होते हैं। ये लोग अपना जीवन आडम्बरों से युक्त रखते हैं और व्यर्थ की कुंठाओं को मन में नहीं पालते। ऐसे लोग पेट के पक्के होते हैं अर्थात् गुप्त से गुप्त बात भी होठों पर नहीं लाते। ये लोग सादगी प्रिय होते हैं और प्रदर्शन व दिखावा पसंद नहीं करते। इनका चरित्र ऊंचा होता है इसलिए ये व्यसनों से दूर रहते हैं और किसी भी बुराई की ओर अग्रसर नहीं होते। छोटी-छोटी बातों को प्राय: अनदेखा कर देते हैं और प्रत्येक स्थिति परिस्थिति में जीवन का निर्वाह सौम्यता पूर्वक करते हैं। ऐसे व्यक्ति दृढ़ निश्चयी, धार्मिक, व अटूट श्रद्धा भक्ति रखने वाले होते हैं। अपने मन में जिसके प्रति जो धारणा बना लेते हैं आजीवन उसी धारणा का पालन करते हैं भले ही वह अच्छी हो या बुरी।

झुककर नमस्कार करना

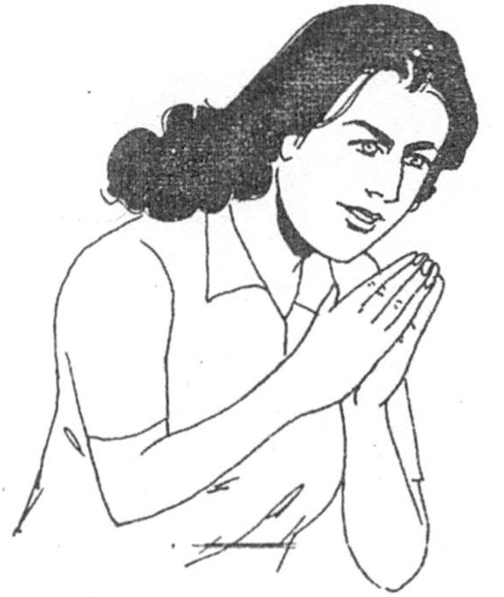

थोड़ा झुककर नमस्कार करने वाले व्यक्ति संवेदनशील और भावुक प्रकृति के होते हैं। सभी को समान आदर प्रदान करना इनके भोलेपन का प्रतीक है। ऐसे लोग सरल हृदय विनोदी स्वभाव के होते हैं और सुंदर कल्पनाओं में खोए रहते हैं। ये किसी का दिल नहीं दुखाते और न ही कटु वचनों का प्रयोग करते। दूसरों के दुख से स्वयं दुखी हो जाते है और यथासामर्थ्य दुखियों की मदद करने से भी नहीं हिचकिचाते। ये भगवान से बहुत डरते है और धार्मिक निष्ठा इनके संस्कारों में कूट-कूटकर भरी होती है। प्रदर्शन और दिखावे से

दूर ऐसे व्यक्ति जीवन में उन्नति करते हैं और अपने आचरण द्वारा कठोर परिश्रम से धनार्जन भी करते हैं। तन और मन से मौजी स्वभाव के होते है।

इन्हें प्रकृति से, पोधों से, पशुओं से, जीव जंतुओं से बहुत लगाव होता है। अपने सरल स्वभाव आदि व्यक्तित्व के कारण लोकप्रिय भी होते हैं। व्यर्थ की बदनामी का भय भीतर ही भीतर इन्हें सदैव सताता रहता है। दूसरों की ठगाई में जल्दी आ जाते हैं। पर निंदा न तो सुनना पसंद करते हैं और न ही करते हैं। स्वयं को, घर को व अपनी वस्तुओं को साफ स्वच्छ रखना इन्हें अधिक अच्छा लगता है।

सिर हिलाकर नमस्कार करना

ऐसे नमस्कारकर्त्ता अहंकारी प्रवृत्ति के होते हैं। सम्मुख खड़े व्यक्ति को यह दर्शाने की चेष्टा करते हैं कि वास्तव में वे सौम्य और अच्छे व्यक्तित्व के स्वामी हैं, जबकि वास्तविकता इसके विपरीत होती है। ऐसे लोग घमंडी, प्रदर्शन प्रिय और अपनी बातों को सत्य साबित करने की कुचेष्टाओं में लिप्त रहते हैं। झूठी शानो-शौकत, झूठा दिखावा और बात को बढ़ा चढ़ाकर कहना इनकी आदत होती है। दूसरों की बात की पेचीदगी को तीव्रता से पकड़कर बाल की खाल निकालना इनकी आदत होती है ऐसे लोग स्वार्थी प्रवृत्ति वाले होते है और अपने स्वार्थ की पूर्ति के लिए चापलूसी भी करते हैं। इनकी बातों से सत्य और झूठ का अंदाजा लगा पाना कठिन होता है। ऐसी स्त्रियां अपने पीहर की तारीफ बढ़ा चढ़ाकर करती हैं और एक नम्बर की धूर्त होती हैं। हंस हंसकर कटाक्ष करना और मनघढ़न्त किस्से सुनाना व दूसरों की भावनाओं को चोट पहुंचाना इनकी आदत होती है, ऐसी स्त्रियों को संगीत व शेरो शायरी का शौक भी होता है। मुहावरेदार भाषा का प्रयोग करना इनकी नियति होती है। अपनी कही बात से पलट जाना इनके लिए मामूली बात है। ऐसे नमस्कारकर्त्ता कृपण भी होते हैं यही गुण इस प्रकार के पुरुषों में भी होते हैं।

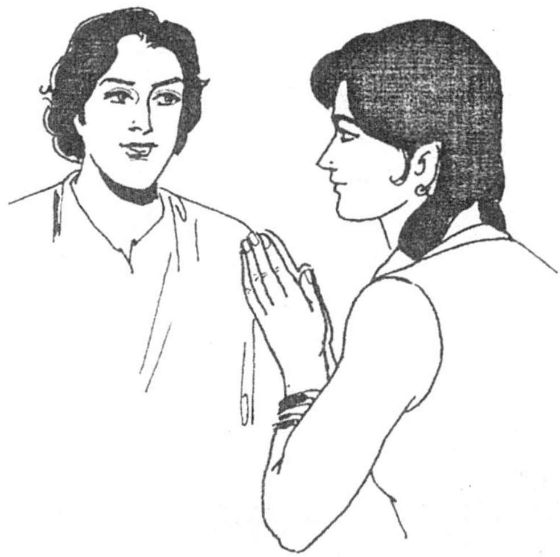

आमुख सम्मुख नमस्कार करना

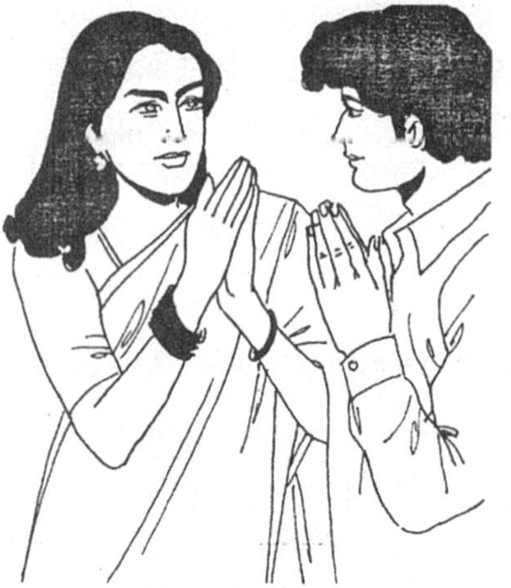

वार्तालाप में जब अत्यधिक कटुता आ जाए और मन विषाक्त वार्तालाप से खिन्न हो जाए तब यह आमुख-सम्मुख नमस्कार मर्यादा में रहते हुए एक विशेष बिछोह को प्रदर्शित करता है। क्रोध करने वाला व्यक्ति सामने वाले व्यक्ति के मुँह की ओर अपने दोनों हाथ जोड़कर इस प्रकार की अभिव्यक्ति करता है कि मानो मेरा तुम्हारा संबंध समाप्त हुआ, आज के बाद हम कभी नहीं मिलेंगे। ठोडी के नीचे हृदय पर हाथ रखकर नमस्कार करता हुआ व्यक्ति आत्मिक भाव से यह दर्शाता है कि मेरा कोई भी कसूर नहीं है, मैं आज भी निष्कपट हूँ और आगे भी निष्कपट रहूँगा। झटके के साथ ऐसे हाथ जुड़ते हैं और एकदम खुल जाते हैं, इनमें सोचने और समझने की कहीं कोई गुंजाईश नहीं होती, यह सब क्रोधावश और धैर्यहीन होने के कारण होता है। ऐसे रिश्ते जल्दी ही समाप्त हो जाते हैं और कहने वाला भावातिरेक कही-अनकही सब कह जाता है।

गर्दन को पीछे करते हुए अकड़कर नमस्कार करना

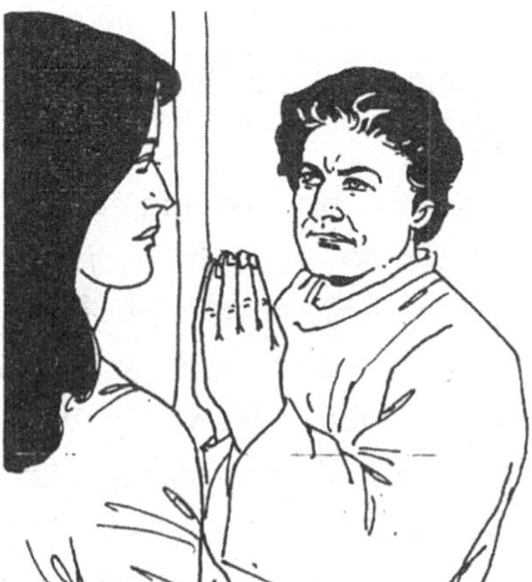

इस प्रकार नमस्कार अक्खड़ प्रवृत्ति के व्यक्ति का होता है। यह प्रखर बुद्धि तीव्र संवेदनशील और स्वाभिमानी प्रवृत्ति के होते हैं। ऐसे व्यक्ति टूटना तो पसंद करते हैं परन्तु झुकना नहीं। इनके आत्मविश्वास में इतना धैर्य भरा होता है कि उसे समझ पाना सहज नहीं होता। जब ये अपनी पर आते हैं तो इस प्रकार हाथ जोड़कर क्रोध से गर्दन को उँचा करके व कंधे और छाती चौड़ी करके नमस्कार करते हैं और भावातिरेक होकर कहते हैं, अब मेरा

तुम्हारा कोई संबंध नहीं है, मुझे पाफ करो। मुझे मेरी राह से जीने दो और यदि ऐसे व्यक्तियों में मानसिक घृणा वास कर जाए तो यह हाथ जोड़ते हुए क्रोध में एक बात कहते हैं जा तेरा मेरा कोई वास्ता नहीं है, जो बन पड़े कर लो। इस प्रकार के व्यक्ति स्वयं तो धोखा खा जाते हैं, परन्तु धोखा देते नही। इसीलिए ये किसी की खरी खोटी बात सुनने को तैयार नहीं होते और न ही किसी से गलत बात पर समझौता करते। ऐसे व्यक्ति सामर्थ्यवान और दृढ़ निश्चयी होते हैं, परन्तु इसके विपरीत स्त्रियां जब इस चरित्र को निभाती हैं तो ऐसी स्त्रियां चरित्रहीन, स्वार्थी, पर पुरुष गामी होती हैं। इज्जत नाम की चीज न तो उनके पास होती है और न ही वो रखना चाहती हैं। उन्हें अपने रास्ते में आने वाले रोड़ों को इस त्रिया चरित्र के माध्यम से निकालना बखूबी आता है। ऐसी स्त्रियों से पुरुष प्रायः चोट खा जाते हैं। सामाजिक जीवन में यह स्वच्छंदता चाहती हैं और स्वच्छंद ही रहती हैं। स्वच्छंद, व्याभिचारिणी स्त्रियों से पुरुष वर्ग बचकर ही रहें तो अच्छा है।

कुर्सी पर बैठे. बैठे आधे अधूरे हाथ जोड़कर नमस्कार करना

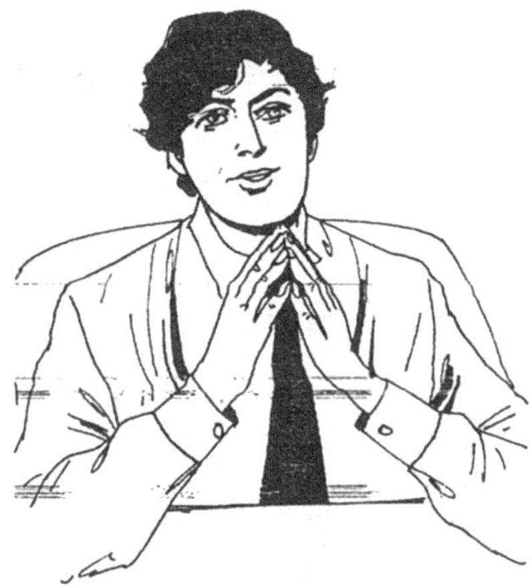

ऐसे व्यक्ति कामचोर होते हैं, प्रदर्शन और दिखावा अधिक करते हैं व झूठ अधिक बोलते हैं और अपने झूठ के संसार में इतना अधिक लिप्त रहते हैं कि सम्मुख आए व्यक्ति को मन ही मन ये कुछ नहीं समझते। ऊपर से प्रदर्शन यह करते हैं कि ये बहुत संभ्रान्त हैं और इनके किए आदर सत्कार में कोई कमी नहीं है। ऐसे लोग जन सम्पर्क अधिकारी एवं किसी फैक्टरी या आफिस के कलर्क होते हैं। ये उँचा तो उठना चाहते हैं परन्तु इनके दुर्व्यसन पूरा जीवन एक ही परिवेश में रहने को मजबूर करते रहते हैं, इसलिए ऐसे व्यक्तिों से सावधान रहना आवश्यक है। कब, कहां, किसे, कैसे चोट पहुंचा दें पता नहीं चलता।

एक-दो उंगलियों को छुआकर नमस्कार करना

एक दो उंगलियों को छुआकर और सारा हाथ खाली रखना और चेहरे पर मुस्कान रखते हुए बात करने वाले व्यक्ति मधुभाषी, और विशेषतया चाटुकारिता

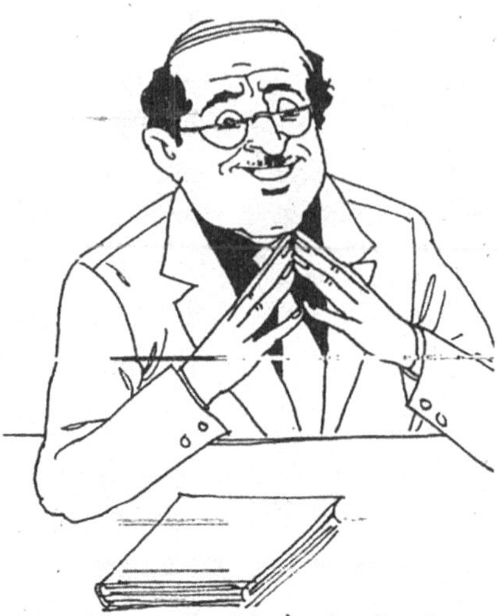

पूर्ण व्यवहार करने में निपुण होते हैं। ऐसे लोग मीठा जहर होते हैं और एक नम्बर के कामचोर होते हैं। हर बात को पहाड़ बनाकर कहना इनकी नियति होती है और तिल का ताड़ दो मिनट में बना देते हैं। ये एक नम्बर के धूर्त और कंजूस होते हैं, इनकी आंतरिक चिंताएं इन्हें सताती रहती हैं। ऊपर से सौम्य और सुशील होने का दिखावा करते हैं अंदर से ये रंगे हुए सियार होते हैं। ये लोग फर्मो में मुंशी, दुकानों में मुनीम, अथवा सरकारी दफ्तरो में छोटे–छोटे क्लर्क होते हैं। ये लोग रिश्वत खोर भी होते हैं। एक फटे कोट में पूरी उम्र गुजारने वाले ये लोग पढ़े लिखे तो होते हैं परन्तु बीवी और बच्चों पर भी कुछ नहीं खर्च करते। प्राप्त करने में सबसे आगे और देने के समय नदारद होते हैं। ऐसे लोग केवल मात्र अपने लिए जीते हैं और अपने लिए ही मरते हैं। चापलूसी करना इनकी नियति बन जाती है और उसी को मूलमंत्र मानकर चलते हैं।

गर्दन टेढ़ी करके कंधे झुकाकर एक हाथ से अभिवादन करते लोग

ऐसा अभिवादन करने वाले अहंकारी और लम्पट होते हैं। ये इतने लापरवाह होते हैं कि जेब में इनके पैसा नहीं होता आडम्बर दुनिया भर का करते हैं। अपने अहंकार के वशीभूत ये अपनी छवि इतनी बिगाड़ लेते हैं कि लोग इनकी तरफ आँख उठाकर भी नही देखते। ये खोखले व्यक्तित्व के जीव स्वयं को ऐसा दिखाते हैं मानो सी. आई. डी. के अफसर हो व काम में बहुत अधिक व्यस्त हैं। इनकी सोच, इनकी समझ, इनका व्यक्तित्व, सभी

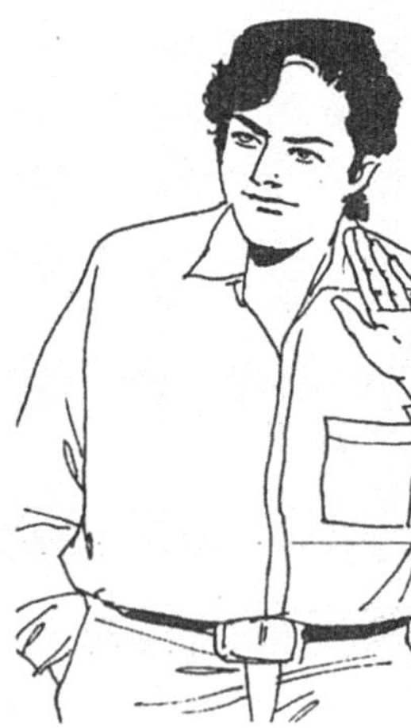

निराशापूर्ण होता है; मानसिक चिंताओं और अनेको प्रकार के ऋणों से ये ग्रस्त होते हैं। इनकी पैसे की यारी अधिक होती है और वार्तालाप कम। ऐसे लोग प्राय: दोस्ती के लायक नहीं होते। इनका अपने परिजनों से भी प्राय: झगड़ा ही रहता है और आए दिन इनकी पत्नियां रूठकर पीहर चली जाती हैं। ऐसे लोग ऊपरी दिखावों को अधिक मान्यता देते हैं और जीवन के सच्चे मूल्यांकनों को ताक पर रखकर अपने अहं की पूर्ति करते रहते हैं। ऐसे लोग सिगरेट भी पीते हैं तो मांगकर ही पीते हैं। ऐसे लोग प्राय: सरकारी दफ्तरों में देखने को मिल जाते हैं और ऐसा लगता है सरकार में ऐसे लोगों की अत्यंत भरमार है।

हवा में हाथ हिलाकर अभिवादन करना

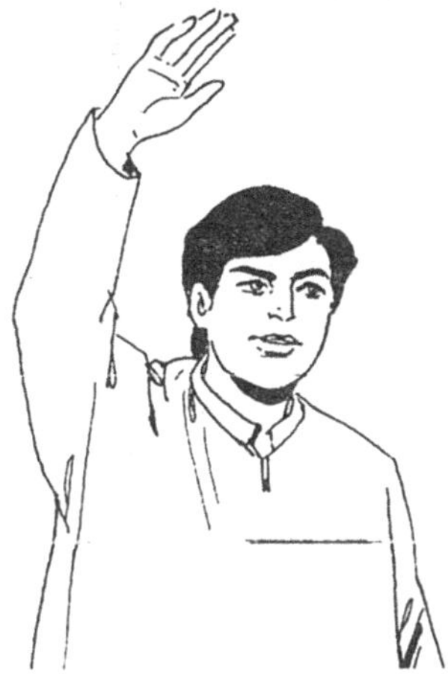

ऐसे लोग प्राय: नेता किस्म के होते है और अपने चाहने वालों को जो कि अनेकानेक संख्या में होते हैं, हवा में हाथ हिलाकर सामूहिक अभिवादन करते है। ऐसे लोग दृढ़ निश्चयी आत्मविश्वासी और समाज के लिए अपना बलिदान देने वाले होते हैं। ऐसी भूमिका मुख्य रूप से नेता, यूनियन लीडर, राष्ट्र के सर्वोच्च खिलाड़ी, राष्ट्र के अभिनयकर्त्ता, करते हैं। इन का हाथ हिलाने का तात्पर्य सभी अपने चाहने वालों को संपूर्ण रूप से अभिवादन करना होता है ऐसे लोग शीघ्र तरक्की पसंद होते हैं और तरक्की करते भी हैं। इनका आत्मविश्वास और धैर्य इतना प्रबल होता है कि प्रत्येक स्थिति परिस्थिति में वे अडिग और निश्चल रहते हैं। ऐसे लोगों को प्रकृति भी साथ देती है तथा वे अपनी तरक्की का मार्ग स्वयं प्रशस्त कर लेते हैं।

सिर के ऊपर दोनों हाथ जोड़कर नमस्कार करना

ऐसे लोगों की मन:स्थिति मुँह में राम बगल में छुरी जैसी होती है, ऐसे लोग अपना प्रदर्शन अधिक करते हैं और समाज में स्वयं को प्रमुख दिखाने का ढोंग करते है। ऐसे लोग निजी स्वार्थों की पूर्ति के लिए अपनी धूर्तता और चालाकी व गुप्त योजनाबद्ध तरीके से इस प्रकार का मायाजाल रचते हैं कि भोले-भाले लोग इनके जाल में आकर बलि का बकरा बन जाते हैं। ये अंहकारी, दंभी और

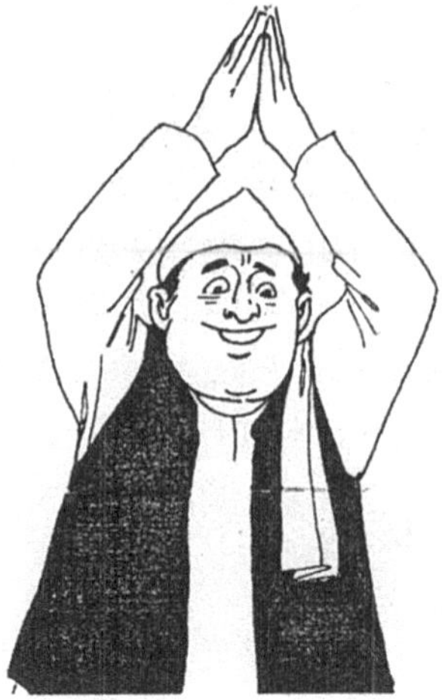

कपटी प्रवृत्ति के होते हैं। सब कुछ मिलाकर न तो ये चरित्रवान होते हैं और न ही अपनी बात पर अडिग रहते हैं। देश की सत्ता और अपने पद का दुरुपयोग करके ये लोग देश को खोखला करके दीमक की भांति चाट जाते हैं।

चरण-स्पर्श की मुद्राएं

चरण स्पर्श करना हमारी पारिवारिक संस्कृति व परंपरा को दर्शाता हैं। प्रातःकाल सर्वप्रथम मां वसुन्धरा के चरण स्पर्श करना व उसके पश्चात् माता-पिता के चरण स्पर्श करना भाग्योदय में वृद्धि करता है। हमारे शास्त्रानुसार पिता को सूर्य एवं माता को चन्द्रमा का प्रतीक माना गया है।

चरण स्पर्श करना आगंतुक के प्रति आत्मिक श्रद्धा भावना और आदर सत्कार का प्रतीक है। हमारी पारिवारिक परंपराओं में बाल अवस्था से ही यही शिक्षा दी जाती है कि अपने से बड़ो का सदैव आदर व सम्मान करना चाहिए, जिसकी अभिव्यक्ति हेतु उनके चरणों का स्पर्श करना चाहिए। इस अभिव्यक्ति के लिए झुककर सम्मुख व्यक्ति विशेष के चरणों का हाथों से स्पर्श कर मस्तक पर लगाना एक महत्वपूर्ण प्रक्रिया है, जिसमें झुकना आत्मिक समर्पण का द्योतक है। अतएव इसी झुकाव के आधार पर इस बात का निर्धारण किया जाता है कि चरण स्पर्श कर्त्ता किस भावना से चरण स्पर्श कर रहा है उसी के अनुसार उसे आर्शीवाद आशीष प्राप्त होते हैं। मात्र खानापूर्त्ति हेतु ऐसा करना व्यर्थ व निष्फल होता है।

यदि वैज्ञानिक दृष्टिकोण से देखा जाए तो आप पाएँगे कि यह एक प्रकार का शारीरिक व्यायाम और योगासन की क्रिया है, जिससे संपूर्ण शरीर का रक्त संचालन सुचारु रूप से होना प्रारंभ हो जाता है और मेरुदण्ड अर्थात रीढ़ की हड्डी इस व्यायाम रूपी प्रक्रिया से भली भांति कार्य करती रहती हैं।

खड़े-खड़े चरण स्पर्श करना

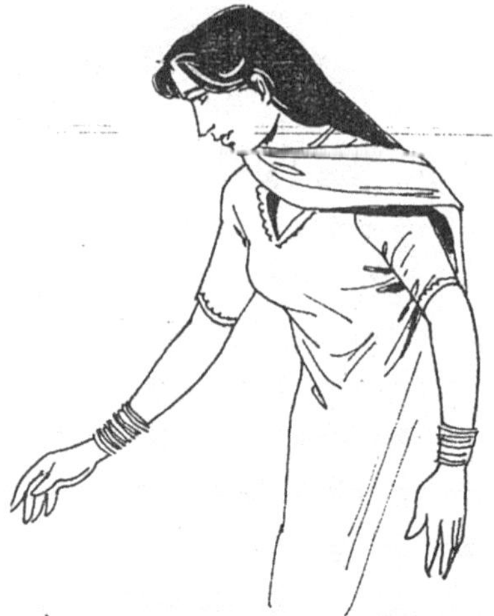

ऐसे लोग जो मात्र खड़े-खड़े ही पैर छूने का स्वांग भरते हैं अभिमानी और घमंडी प्रवृति वाले होते हैं। जिस व्यक्ति के लिए वे यह दिखावा करते हैं उसके लिए उनके मन में आदर का भाव नही होता फिर भी मात्र खानापूर्ति अथवा सामाजिक बंधन मानकर वे ऐसा करने के लिए स्वयं को विवश पाते हैं अन्यथा इतना भी न करें। ऐसे लोगों के चेहरों के भाव अवश्य देखने चाहिए क्योंकि उनकी इस प्रवृति का पता उनके भावों की अभिव्यक्ति से चल जाता है। स्वयं को ही बुद्धिमान समझना और दूसरों को बेवकूफ समझना इनकी नियति होती है। बात-बात में तर्क प्रस्तुत करना और सामने वाले की हर बात काटना इन्हें अच्छा लगता है। ऐसे लोग प्रदर्शन प्रिय होते हैं आपके सामने हसेंगें और पीठ पीछे आपकी बुराई करेंगे।

कमर झुकाकर चरण स्पर्श करना

आधे अधूरे मन से चरण स्पर्श करते है ऐसे लोग। ये न तो किसी बात का निर्धारण कर पाते हैं और न ही निर्णय। इनकी निर्णय लेने की क्षमता कम होती है इसलिए निर्णय लेते समय ये दुविधाग्रस्त रहते हैं और अंत में समय और हालात पर निर्णय छोड़ देते है। घुटने छूकर ही या छूने का दिखावा कर ये अपने मन में ही मान लेते है कि इन्होंने चरण स्पर्श कर लिए जबकि सामने वाले का अंतर्मन उसे सत्य से अवगत करा ही देता है। सामाजिक मर्यादा, लोक दिखावा जैसे बंधनों में बंधे रहने के कारण ये लोग इसे बुरा नहीं मानते क्योंकि स्वयं से समझौता कर लेते हैं और संतुष्ट हो जाते हैं।

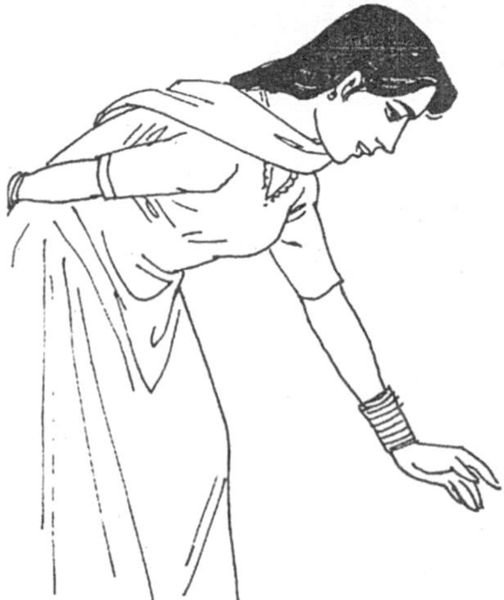

चरण स्पर्श की सटीक मुद्रा

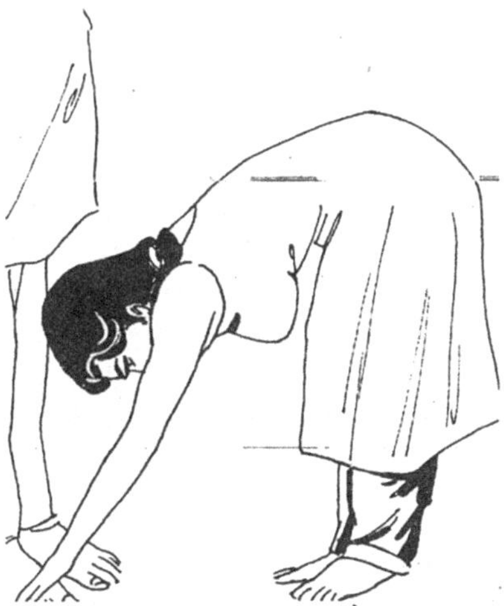

भली भाँति झुककर सम्मुख खड़े व्यक्ति के चरणों को छूकर मस्तक से लगाने वाले लोग सच्चे मन से सामने वाले व्यक्ति विशेष के प्रति आत्मिक रूप से समर्पण भाव रखते हुए चरण स्पर्श करते हैं जिसके फलस्वरूप उन्हें प्राप्त होता है सच्ची आत्मा से निकला हुआ आशीर्वाद, जो वास्तव में फलीभूत भी होता है। ऐसे लोग परोपकारी, संयमी, मधुरभाषी और कल्पनाशील प्रवृति वाले होते है। इन पर आँख मूंदकर विश्वास किया जा सकता है। धार्मिक प्रवृत्ति के ये लोग बुद्धिमान होते हैं और व्यसनो से दूर रहने का प्रयास करते हैं। ये जल्दी किसी को अपना मित्र नहीं बनाते इसलिए इनके मित्रों की संख्या सीमित ही होती है। समाज में परिवार में मिलने जुलने वालों में इनके आचरण और व्यवहार की सदैव प्रशंसा ही की जाती है इसीलिए लोकप्रिय भी होते हैं। परनिंदा और चापलूसी से सदैव दूर रहने का प्रयास करते हैं। ऐसे लोग चाहे पुरुष हो अथवा स्त्री दूसरों से सीख लेते है और उसका पालन भी करते है। प्राय: किसी न किसी विषय के विशेष जानकार होते है।

उकड़ूं मुद्रा

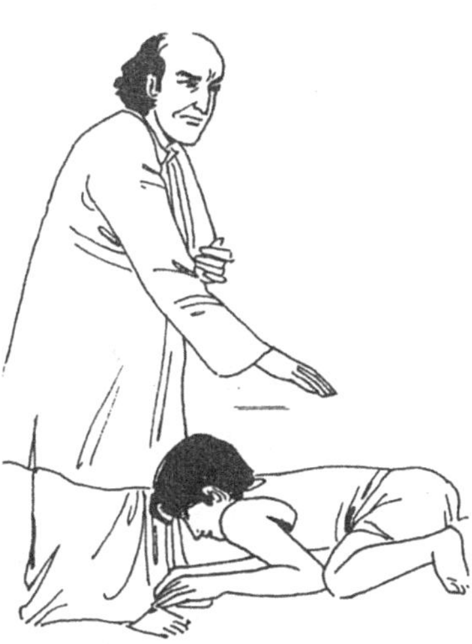

तन से, मन से, धन से, आत्मा से सभी प्रकार से समर्पित होकर चरण स्पर्श करते हैं, ऐसे लोग। उनकी किसी बात से किसी कर्म से किसी प्रकार की अभिव्यक्ति से अन्य किसी को दुख न पहुंचे इस बात का सदैव ध्यान रखते हैं। प्राय: सादगी पसंद और भोली-भाली प्रवृत्ति के होते हैं इसलिए प्रत्येक स्थिति परिस्थिति में संतुष्ट रहते है। धार्मिक प्रवृत्ति इनमे कूट-कूटकर भरी होती है। भगवान से डरकर रहते

हैं, परोपकार का कोई मौका हाथ से निकलने नहीं देते। प्राय: धैर्य खो देते है और कोई भी कार्य प्रारम्भ में तो अति शीघ्रतापूर्वक करते हैं किन्तु उसे अंजाम तक पहुंचाने से पहले धैर्यहीन भी हो जाते हैं। इनकी कल्पनाशक्ति अत्यंत प्रबल और तीव्र होती है इसीलिए इनकी कही अनेको बातें स्वयं ही सत्य हो जाती हैं क्योंकि ये मन के सच्चे होते है इसलिए सभी का भला करने की कामना रखते हैं और यथा सामर्थ्य प्रयास भी करते हैं। शांति, सद्भावना, प्रेम, भाईचारा, त्याग की भावना इनमें सदैव विद्यमान रहती है इसलिए व्यर्थ के झंझटों से, कुंठाओं से व्यसनो से, परनिंदा से, बुराइयों से सदैव दूर रहते हैं। इनसे मित्रता करना गौरव की बात है। परन्तु ऐसे व्यक्ति धनवान नहीं होते। समाज में फूंक-फूंककर कदम रखते हैं।

साष्टांग दण्डवत् प्रणाम करना

चरण स्पर्श करने की यह मुद्रा अति प्राचीन है। गुरु-शिष्य परंपरा के अंतर्गत इस प्रकार प्रणाम करना एक परंपरागत अनुशासित नियम है जो शिक्षा-दीक्षा का एक महत्वपूर्ण हिस्सा ही है। यह प्राचीन परंपरा प्रत्येक युग में विद्यमान है। अत: एव परंपरागत प्रणाम की परंपरा से जुडे लोग ही इस प्रकार की मुद्रा में प्रणाम करते हैं।

मंदिरो में, मस्जिदों में, गुरुद्वारों में अथवा प्रवचन स्थलों आदि में इस प्रकार के दृश्य प्राय: देखने को मिल जाते हैं जहां लोग इसी प्रकार अपनी आस्था की अभिव्यक्ति करते हैं। अत:एव इस प्रकार की स्थिति परिस्थिति में व्यक्ति विशेष के व्यक्तित्व की विशेषता का अध्ययन नहीं किया जा सकता।

साष्टांग दंडवत् प्रणाम की मुद्रा में चेहरे के भावों और व्यक्ति विशेष की शारीरिक भाषा अर्थात क्रियाओं पर विशेष ध्यान दिया जाना आवश्यक है।

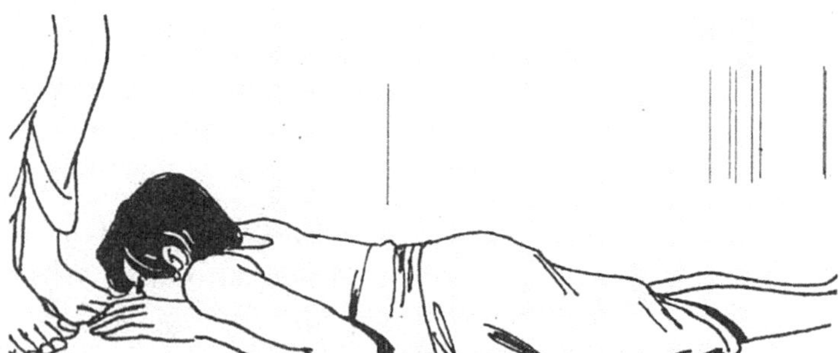

वार्तालाप की मुद्राएं

प्रत्येक मनुष्य अपनी भावनाओं क्रियाओं प्रतिक्रियाओं आदि की अभिव्यक्ति बोलचाल अर्थात वार्तालाप के रूप में करता है। इस वार्तालाप का माध्यम होता है उसका मुखारविन्द, जिसमें जिव्हा और तालू का विशेष महत्व होता है। अभिव्यक्ति के इस सर्वाधिक महत्वपूर्ण माध्यम अर्थात मुख के अतिरिक्त अन्य शारीरिक अंगों की क्रियाएं एवं प्रतिक्रियाएं भी इसकी अभिव्यक्ति में विशेष भूमिका निभाती हैं। जिनके द्वारा पता चलता है व्यक्ति विशेष के व्यक्तित्व की विशेषताओं का उसकी प्रवृत्ति का उसके चाल चलन का, उसकी पारिवारिक संस्कृति का, उसकी बुद्धि व ज्ञान आदि का।

वार्तालाप में ध्वनि का विशेष महत्व है जैसे धीमा अत्यंत धीमा मध्यम, उंचा, अत्यंत उंचा बोलना आदि। इस सभी प्रकार की ध्वनियों की भिन्नताओं के समान ही इस प्रकार की ध्वनि वाले व्यक्तियों में भी अनेक भिन्नताएँ पाई जाती हैं। चूंकि हमारा उद्देश्य शारीरिक क्रियाओं प्रतिक्रियाओं की भाषा का बोध कराना है अतएव उसी पर ध्यान देंगे।

कोई उचित दूरी पर रहकर बात करता है तो कोई बिल्कुल पास अर्थात सटकर और कोई सामने वाले के शरीर के किसी न किसी अंग को छूकर तो कोई गले में हाथ डालकर आदि आदि। तो कोई कानाफूसी भी करता है।

सिर झुकाकर अथवा उठाकर वार्तालाप करना

सिर अथवा गर्दन उठाकर बातें करने वाला व्यक्ति आत्मविश्वास से भरपूर होता है। वह जानता है कि उसने क्या बात करनी है और किस प्रकार करनी है तथा उसका निर्णय क्या होगा। वह अपनी बात का प्रभाव भली भांति जानता है। ऐसे व्यक्ति धनवान, सुखी संपन्न तो होते हैं किंतु अभिमानी भी होते हैं। दूसरों की आंखों में आंखे डालकर बात करना इनकी आदत में शामिल होता है जिससे ये सामने वाले व्यक्ति के मनोभावों को तुरन्त पहचानकर उसी अनुसार अपना आचरण व व्यवहार भी परिवर्तित कर लेते हैं। ऐसे व्यक्ति मेहनती तो होते हैं साथ ही क्रोधी भी होते हैं। इनकी निर्णय लेने की क्षमता अत्यंत तीव्र होती है।

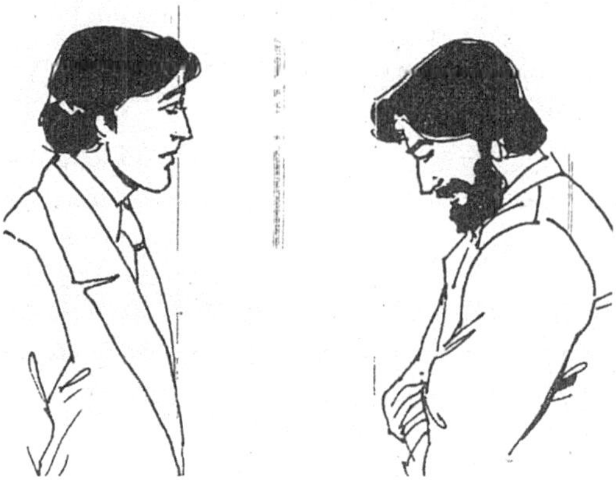

इसके विपरीत सिर झुकाकर बात करने वाले व्यक्ति में आत्मविश्वास की कमी होती है वह निरुत्साहित और हीन भावना से ग्रस्त रहता है। ऐसा व्यक्ति अपनी कार्य प्रणाली का निर्धारण ठीक प्रकार से नहीं कर पाता। वह गंभीर सोच विचार अवश्य करता है परन्तु निर्णय लेने में असफल रहता है। ऐसे लोग नीची निगाहें करके वार्तालाप करते हैं। ताकि सामने वाला उनके मनोभावों को न पढ़ पाए ऐसे व्यक्ति कल्पनाओं के ताने बाने तो बहुत बुनते हैं परन्तु उन्हें यथार्थ में उतार पाना उनके बस की बात नहीं होती। इनके मन की थाह लेने के लिए अनेकानेक प्रयन्त करने पर ही सफलता मिल पाती है। निराशावादी प्रवृत्ति के ऐसे लोग कुंठाओ से ग्रसित जीवन जीते हैं।

बाहें पकड़कर वार्तालाप करना

वार्तालाप करने वाला व्यक्ति जब अपने सम्मुख खड़े व्यक्ति की बाहों को थामकर अथवा पकड़कर वार्तालाप करता है तो इसका तात्पर्य यह है कि वह सामने वाले व्यक्ति पर अधिकार रखता है अर्थात उसे विश्वास होता है कि वह उसका कहना मान ही लेगा बांह पकड़ने वाला व्यक्ति स्वयं को अधिक बुद्धिमान और चतुर समझता है। वह अपनी वाणी द्वारा प्रभावित करने का प्रयत्न करता है। यह मुद्रा एक प्रकार से यह प्रदर्शित करती है कि बांह पकड़ने वाला व्यक्ति दूसरे

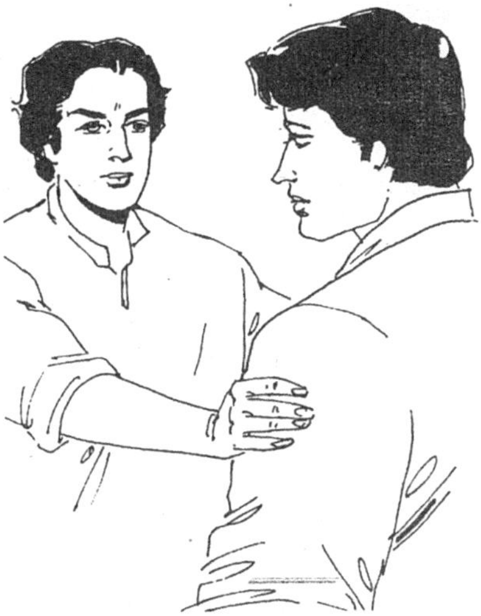

व्यक्ति को कुछ समझाने का प्रयास कर रहा है। अत:एव यदि किसी को इसके अतिरिक्त इसी प्रकार बातें करने की आदत हो तो उसमें उपरोक्त वर्णित गुणों का समावेश होगा, ऐसा समझना चाहिए। ऐसा भाव प्रेमी और प्रेमिकाओं में अधिक होता है एवं ऐसे बड़ों में जो अपने से हर हाल में बड़े है वह अपनत्व प्रदर्शित करते हुए ऐसा प्रतिक्रियात्मक स्नेह भाव के कारण करते है जैसे पिता और पुत्र, माता और पुत्र, चाचा-भतीजा, मामा-भांजा आदि.।

बाहें भींचकर वार्तालाप करना

यह चित्र प्रदर्शित करता है कि बाहें भीचने वाली महिला अपने पूरे आत्मविश्वास में है और उसे पूरा विश्वास है कि वह सामने वाली महिला से आखिर अपनी बात मनवाने में सफल हो ही जाएगी क्योंकि वह उस पर इतना हावी होकर वार्तालाप कर रही है कि उसे सोचने समझने का मौका ही नहीं मिल पाएगा। इसी प्रकार वह महिला जिसकी बाँह भींची जा रही है स्वयं को असहाय पा रही है। वह दूसरी महिला के दबाव से दबी हुई है जिससे उसे फिलहाल उसकी बात माननी ही पड़ेगी।

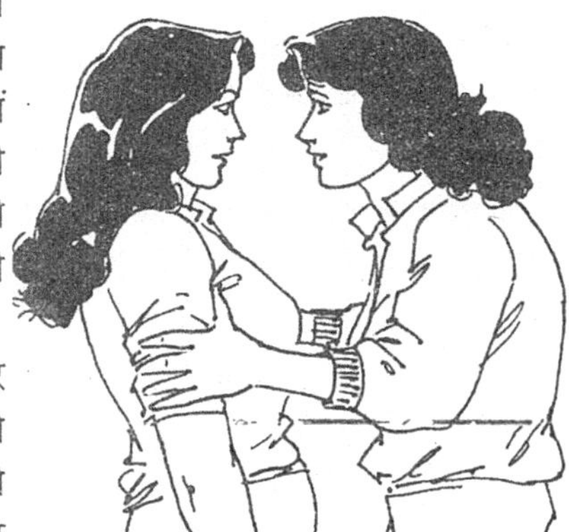

अतएव दूसरो की बाहें भीचकर वार्ता करने वाले लोग अपनी बात को इतना महत्त्वपूर्ण मानते हैं कि वे चाहते हैं सामने वाला व्यक्ति मानसिक और शारीरिक दोनों प्रकार से उनकी ओर केंद्रित व एकाग्रचित होकर उनकी बात सुने। उन्हें सदैव यह मानसिक भय रहता है कि दूसरे उनकी बात को तरजीह नहीं देते जिसकी पूर्ति के लिए ऐसा करना उनकी आदत में शुमार हो जाता है ऐसे लोग बहुत अधिक चालाक और धूर्त प्रकृति के होते हैं। इनसे सावधान रहना ही श्रेयस्कर होता है।

नृत्य करने की मुद्रा

नृत्य तन, मन और मस्तिष्क में स्फूर्ति और उल्लास का संचार करता है। संगीत की लय पर शारीरिक मुद्राओं द्वारा तन और मन की प्रसन्नता की अभिव्यक्ति का माध्यम है नृत्य। इसका चलन संपूर्ण विश्व में व्याप्त है। भिन्न-2 भाषाओं एवं क्षेत्रों के लोगो की अपनी 2 परंपरागत नृत्य शैलियां हैं, जो उनकी पहचान की भी द्योतक है। नामकरण अनुसार नृत्य अनेकानेक प्रकार के होते हैं परन्तु इनमे समानता यही है कि सभी प्रकार के नृत्यों में शारीरिक मुद्राएं एवं हावभाव का ही प्रयोग किया जाता है यह हमारी सांस्कृतिक धरोहर भी है। देवी देवता भी अछूते नहीं रहे जैसे भगवान शिव का तांडव नृत्य स्टेज पर, सांस्कृतिक कार्यक्रमों में, उत्सवों में, फिल्मों में, किए जाने वाले नृत्य देश काल और परिस्थिति अनुसार तय किए जाते हैं इनमे नृत्यकर्त्ता की अपनी मानसिक तंरगे कार्य नहीं करती, उसे मात्र बताए गए संदेशों के आधार पर नृत्य की प्रस्तुति करनी पड़ती है।

इसके विपरीत हमारी पारिवारिक संस्कृति में खुशियों के मौकों पर नृत्य आदि आयोजित किए जाते है जैसी शादी-विवाह, जन्मदिन आदि जिसमें एकत्रित सभी लोग चाहे वे स्त्री हो अथवा पुरुष अपनी 2 शैली में नृत्य प्रस्तुत करते हैं। उनकी यह शैली निर्मित होती है। उनके अवचेतन मस्तिष्क के आदेशानुसार जिसमें वे अपनी प्रकृति, अपनी प्रवृत्ति, अपनी रुचि अनुसार नृत्य प्रस्तुत करते हैं। उनके नृत्य की इस शैली में ही छिपी होती है उनकी शारीरिक भाषा जो उनके व्यक्तित्व के कुछ पहलुओं को उजागर करती है। आवश्यकता मात्र उनकी नृत्य शैली का अध्ययन करने की है।

तो आइए नृत्य मुद्राओं के आधार पर व्यक्ति विशेष के व्यक्तित्व की जानकारी प्राप्त करें।

विशेषः- नृत्य मुद्राओं के आधार पर अपने मन में किसी के प्रति किसी प्रकार की अवधारणा का निर्धारण करने से पूर्व इस बात का ध्यान अवश्य रखें कि व्यक्ति विशेष की नृत्य मुद्रा नियमित होनी चाहिए अर्थात वह सदैव उसी प्रकार की मुद्रा में ही नृत्य करता है।

दोनों हाथ ऊपर उठाकर नृत्य करना

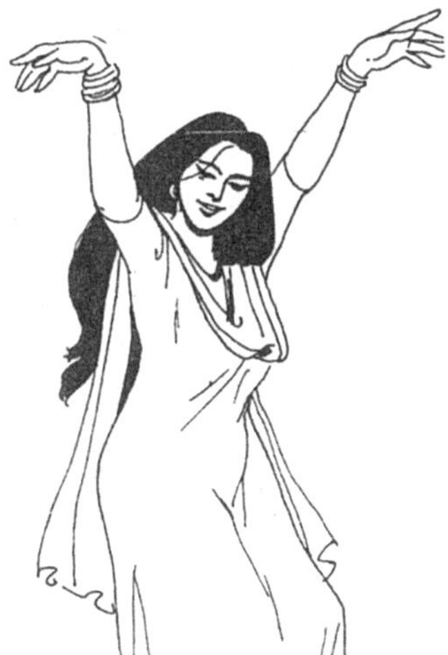

इस प्रकार नृत्य करने वाली स्त्रियां स्वभाव से विनोदी, चंचल प्रवृति वाली, शीघ्र ही सभी से हिल मिल जाने में निपुण होती हैं। अपने परिजनो व मित्रों में लोकप्रिय होती हैं। इनके नृत्य में हाथों और कमर की मुख्य भूमिका रहती है। ऐसी स्त्रियां चरित्रवान होती हैं और अपने परिवार के लिए अपना सर्वस्व न्यौछावर करने को तत्पर रहती है। जीवन भर दूसरो के लिए करती रहती है किन्तु अंत मे इनके किये कराए पर पानी फिर जाता है। नृत्य संगीत का शौक इन्हें बहुत अधिक होता है। खान-पान और वस्त्रों का भी इन्हे बहुत शौक होता है।

दोनो टांगे फैलाकर नृत्य करता पुरुष

दोनों हाथों और दोनों पैरो को फैलाकर नृत्य करने वाला व्यक्ति स्वच्छंद प्रवृत्ति का होता है। प्रदर्शन प्रिय और लीडर प्रवृत्ति से कार्य करना अधिक पसंद करते है इनके नृत्य में पैरों व हाथों की भूमिका प्रमुख होती है। इनको मित्रता करना अधिक अच्छा लगता है इसलिए इनके मित्रों की संख्या भी अधिक होती है। ऐसे लोग दूसरो को शीघ्र अपनी ओर आकर्षित कर लेते हैं।

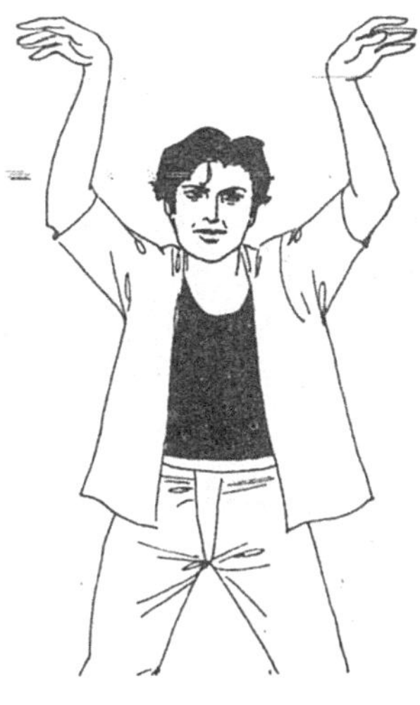

कमर पर हाथ रखकर मटकना

जो स्त्रियां इस प्रकार कोहनियां मोड़कर कमर पर हाथ रखकर नृत्य करती है वे कंजूस होती हैं। स्वयं को दूसरों की अपेक्षा श्रेष्ठ समझती हैं व बुद्धिमान

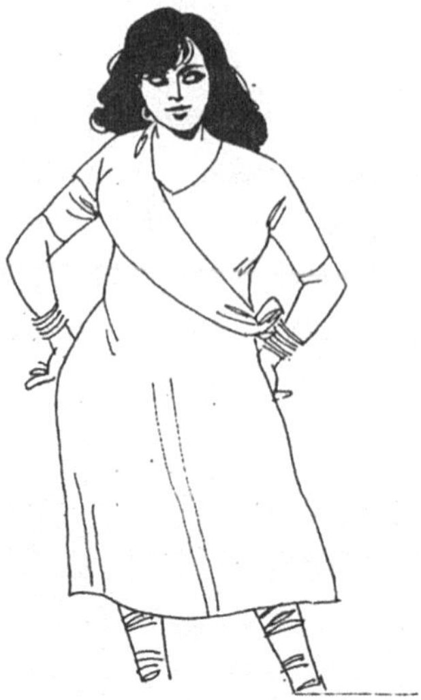

भी। तर्क वितर्क और बात-बात में कटाक्ष करना इनकी आदत बन जाती है। व्यर्थ का प्रदर्शन करती हैं साथ ही अभिमान व घमंड भी अधिक करती हैं। दूसरो की भावनाओं की कद्र करना इन्हें आता ही नहीं और न ही इनके जीवन में छोटी-2 बातों का कोई महत्व होता है इनके चेहरे के भावों का अध्ययन इनके अंतर्मन की कलई स्वयं खोल देता है।

दोनों हाथ ऊपर उठाकर नृत्य करता पुरुष

दोनों हाथों को ऊपर आकाश की ओर उठाकर व पैरो को आगे पीछे व ऊपर उठा उठाकर नृत्य करने वाले पुरुष स्वभाव से परोपकारी, शांतिप्रिय, और सरल होते हैं। ऐसे लोग कल्पनाशील प्रवृत्ति के होते हैं। दूसरो के दुख दर्द में स्वयं दुखी होने वाले ये लोग यथासामर्थ्य दूसरो की सहायता भी करते हैं। ऐसे लोग बुद्धिमान, विद्वान और चरित्रवान भी होते हैं। इनके मित्रों की संख्या सीमित होती है। सभी को मान सम्मान व आदर देते हैं जिससे सभी इन्हें बहुत पसंद करते हैं। ऐसे लोग स्त्रियों में विशेष तौर पर लोकप्रिय होते हैं। किसी न किसी विषय के खास जानकार भी होते हैं। धार्मिक प्रवृत्ति और सज्जनता इनमें विद्यमान रहती है।

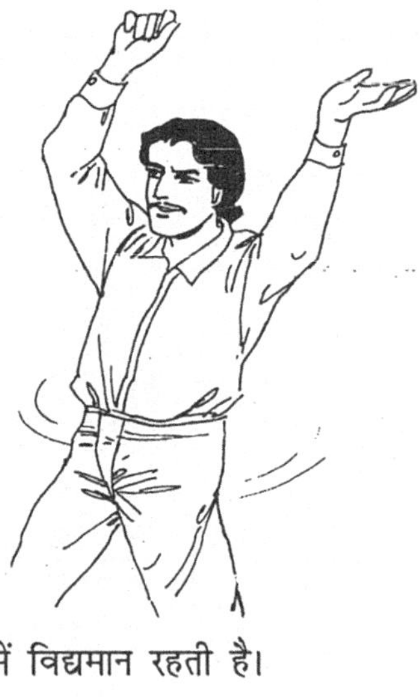

नृत्य में हाथों की उंगलियों का प्रदर्शन

ऐसी नृत्य करने वाली महिलाएं आधुनिकता से ओत-प्रोत होती हैं। वे स्वयं को आधुनिक और दूसरों को पिछड़ा समझती हैं। तर्क वितर्क में इन्हें महारत

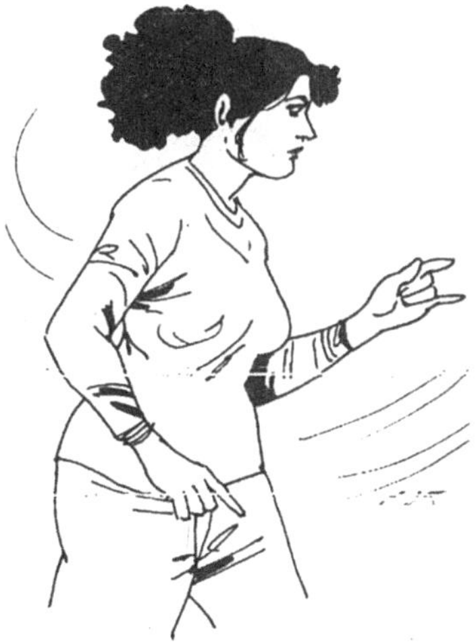

हासिल होती है। बुद्धि से तीव्र और योजनाएं बनाने के निपुण होती हैं। विचारों से स्वतंत्र और प्रत्येक स्थिति परिस्थिति का हिम्मत से सामना करती हैं। चुनौतिपूर्ण कार्यो को करना इन्हें बहुत अच्छा लगता है। छोटी-2 बातों को महत्व नहीं देती; इनकी महत्वाकांक्षा अत्यंत उच्च स्तर की होती है। सभी प्रकार की सुख सुविधाओं को भोगना चाहती हैं। इन्हें किसी प्रकार के बंधन में बांधा नहीं जा सकता क्योंकि ये स्वच्छंद प्रवृत्ति से जीवन जीना ही पसंद करती हैं। अपने निर्णय ये स्वयं लेती है। सामाजिक व नैतिक मूल्यों की अधिक परवाह नहीं करती।

स्त्रियोचित मुद्रा में नृत्य करता पुरुष

स्त्रियों की भांति नृत्य करने वाले पुरुष रंगीली तबीयत वाले होते हैं इन्हें स्त्रियों की संगत अधिक प्रिय होती है, स्त्रियों को रिझाना और अपनी ओर आकर्षित करना एवं अपनी बड़ाई सुनना बहुत भाता है। इनमें कही न कही स्त्रियोचित गुणों का समावेश रहता है। सजने संवरने व कला के अधिक शौकिन होते हैं ऐसे लोग बात-2 में मजाक करते हैं और हंसना हंसाना इनकी आदत सी बन जाती है। जहां ये रहते हैं वहां का माहौल हंसी-ठहाकों से भरा होता है। इन्हें पारिवारिक संस्कृति, तीज त्योहारों की अच्छी समझ होती है इसलिए ऐसे मौको पर ये प्रमुख हो जाते हैं और लीडर प्रवृत्ति से कार्य करते हैं। ये लोग उच्च महत्वाकांक्षी नहीं होते इसलिए प्रत्येक स्थिति व परिस्थिति से समझौता कर जीवन का निर्वाह करते हैं। मेहनती होते हैं साथ ही अनेक प्रकार के शौक भी पाले रहते हैं। ऐसे लोग किसी न किसी विशेष आदत के शिकार होते हैं।

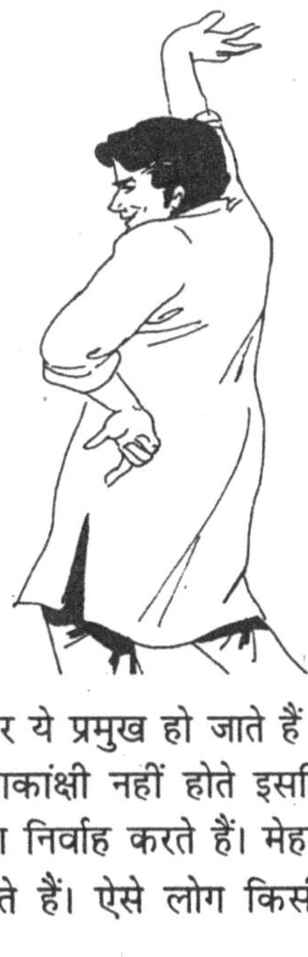

दोनों हाथ आगे फैलाकर नृत्य करती महिला

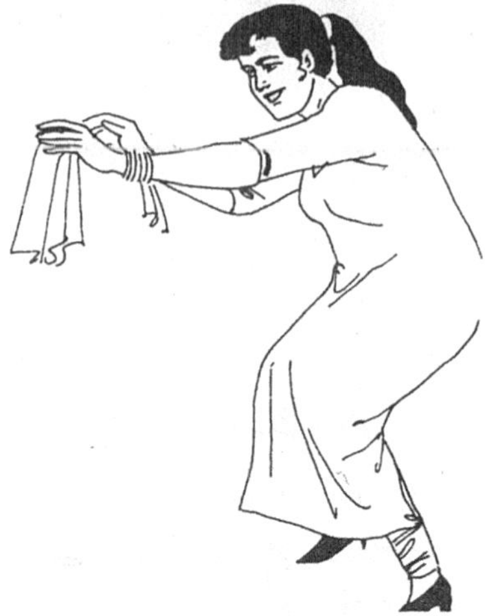

इस प्रकार नृत्य करती महिलाएं जो अपने दोनों हाथों को आगे की ओर फैलाकर नृत्य करती हैं साथ ही उनके घुटने व कमर भी झुकी सी रहती है तुनक मिजाज वाली होती हैं। अपनी बढ़ाई सुनकर खुश रहती हैं जहां ये उपस्थित हो वहां इनकी चर्चा न हो तो ये मायूस हो जाती हैं मेहनती होती हैं साथ ही प्रदर्शन प्रिय भी। प्रवृत्ति से चंचला और स्वभाव से विनोदी ये कब किस बात से नाराज हो जाएं पता ही नही चलता। इनका शरीर फुर्तीला और दुबला पतला होता है इसलिए प्रत्येक कार्य स्फूर्ति से करती हैं। इनकी अपनी धारणाएं इन पर हावी रहती हैं जिससे प्राय: इनका पारिवारिक जीवन प्रभावित रहता है और उसमें अनियमितताएं आती रहती हैं।

हाथ आगे जोड़कर नृत्य करता पुरुष

ऐसे व्यक्ति जो अपने शरीर से आगे की ओर (लगभग पेट के सामने) मिलाकर भिन्न मुद्राओं द्वारा नृत्य करते हैं साथ ही उनका एक पैर भी क्रियाशील अवस्था में रहता है दिखावे की प्रवृत्ति में इतना तल्लीन होते हैं कि भीतर भले की कुछ न हो बाहर ऐसा प्रदर्शित करते हैं मानो इनके पास सब कुछ है। झूठी शान शौकत में अपना जीवन व्यतीत करते हैं इसलिए प्राय: कर्जदार भी हो जाते है। धन कमाने व अपनी गृहस्थी का पालन पोषण करने के लिए इन्हे अतिरिक्त मेहनत मशक्कत की आवश्यकता होती है। छोटी-छोटी बातों को इतना अधिक महत्व देते हैं

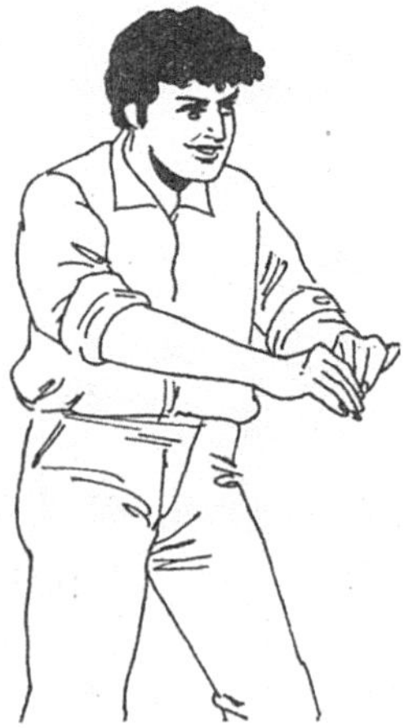

कि बड़ी-बड़ी बातों का महत्व ही समाप्त हो जाता है। अपनी ही सोचो व अवधारणाओं में इतना अधिक ग्रसित रहते हैं कि उन से पार नहीं पा सकते शायद इसीलिए जीवन में अधिक तरक्की नहीं कर पाते। महत्वाकांक्षाएं तो बहुत होती है परन्तु उन्हें यथार्थ में उतार पाने में प्रायः असफल ही रहते हैं। अपनी सोच समझ के आगे इन्हें दूसरों की सोच तुच्छ प्रतीत होती है। यदि इनमें ये परिवर्तन कर पाएं तो जीवन में बहुत उन्नति कर सकते हैं।

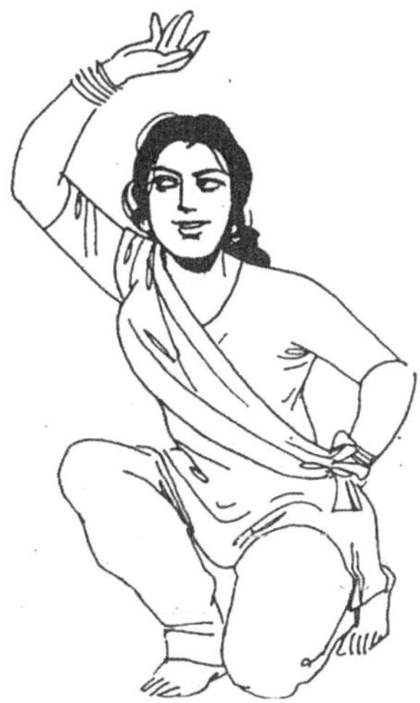

बैठकर नृत्य करती महिला

कला की शौकीन और निपुण महिला ही इस प्रकार का नृत्य कर सकती है। उपरोक्त चित्र में महिला का बायां हाथ कमर पर एवं दायां हाथ सिर से ऊपर है, एक घुटना सीधा वह दूसरा मुड़ा हुआ है। स्त्रियों के नृत्य में इस प्रकार की मुद्राएं प्रायः कम ही देखने को मिलती हैं, परंपरागत नृत्य की शैलियों में तो इस प्रकार के नृत्य की मुद्रा दिख ही जाती है परन्तु उसके अतिरिक्त पुरुषों में ऐसी मुद्रा देखने में आती हैं। ऐसी स्त्रियां प्रायः over smart होती हैं। दूसरों की अपेक्षा स्वयं को अधिक चतुर व बुद्धिमान समझती हैं। बात को बढ़ा चढ़ाकर कहना, व्यर्थ का प्रदर्शन करना, वास्तविकता को छिपाना इनकी आदत में शुमार होता है। छोटी-छोटी बातों की इन्हें कतई भी परवाह नहीं होती। मात्र अपने स्वार्थ की पूर्ति करना ही इनका उद्देश्य होता है।

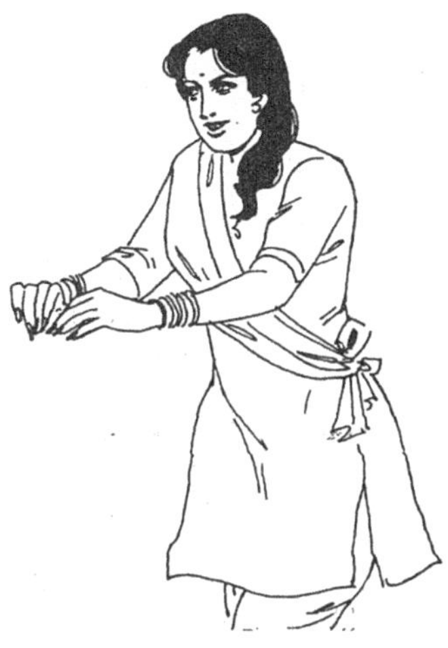

दोनों हाथ आगे फैलाकर नृत्य करती महिला

उपरोक्त चित्र अनुसार नृत्य करने वाली महिलाएं काम काज में निपुण, तीव्रता से काम करने वाली और अत्यंत चंचल प्रवृत्ति की होती हैं। इन्हें उत्सव

समारोह, गीत संगीत, पार्टियों इत्यादि का बहुत शौक होता है, कला की शौकीन होती हैं। नाचने गाने का कोई मौका हाथ से नहीं जाने देतीं। इसलिए अपने पारिवारिक दायरे में अत्यंत लोकप्रिय होती हैं। इनका शरीर इतना दुबला-पतला होता है कि आश्चर्य होता है, मोटापा इन पर कभी हावी नहीं हो पाता। इनकी विडंम्बना यह है कि इतने गुणों के बावजूद इनका पारिवारिक जीवन सुखी नहीं होता। दिखने में सामान्य श्रेणी वाली होती हैं। इनके होंठ व नाक प्राय: पतले होते हैं। ये मेहनती बहुत होती हैं, भाग-भागकर काम करती हैं।

कमर झुकाकर नृत्य करता पुरुष

झुकाकर, हाथों को फैलाकर दायें-बायें अथवा घूमकर नृत्य करने वाले लोग प्राय: सामान्य स्तर का जीवन व्यतीत करते हैं। इनकी शिक्षा और पारिवारिक स्तर भी सामान्य श्रेणी का होता है। नाचने गाने के बहुत शौकीन होते हैं। इन्हें स्त्रियों का संसर्ग बहुत अच्छा लगता है। ऐसे लोग यदि संगत खराब हो जाए तो गलत रास्तों पर भी चल पड़ते हैं। अंदर से डरपोक किन्तु ऊपरी तौर पर हिम्मती होने का दिखावा करते हैं। इनमें गंभीरता का अभाव होता है। ऐसे लोग प्राय: नौकरी शुदा अथवा कोई छोटा-मोटा व्यवसाय करने वाले होते हैं। कला के प्रति इनका विशेष झुकाव होता है।

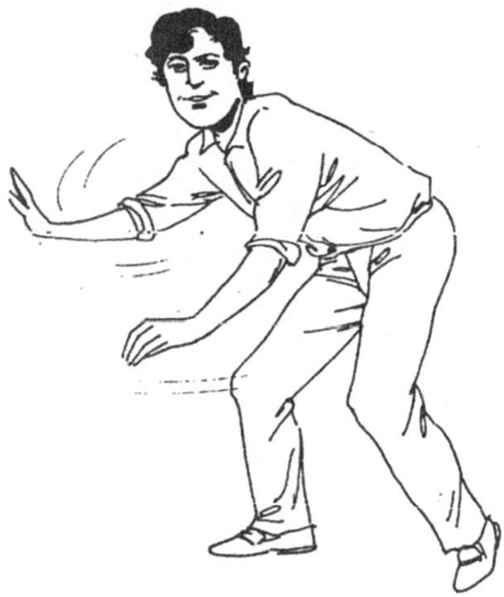

कंधे उचकाकर नृत्य करती महिला

जो महिलाएं कंधे उचका-उचका कर नृत्य करती हैं वे कंजूस प्रवृत्ति की होती हैं। ये लेना ही ज़ानती है देना इनकी किस्मत में होता ही नहीं। जीवन भर धन जोड़ने की कोशिश में लिप्त रहती हैं परन्तु उसका सुख नहीं भोग पातीं। स्वभाव से ईष्यालु, संकोची होती हैं। इनका जीवन जीने का दृष्टिकोण सीमित होता है। गृहस्थी के कामकाज में निपुण होती हैं और मेहनती भी। इनकी बातों

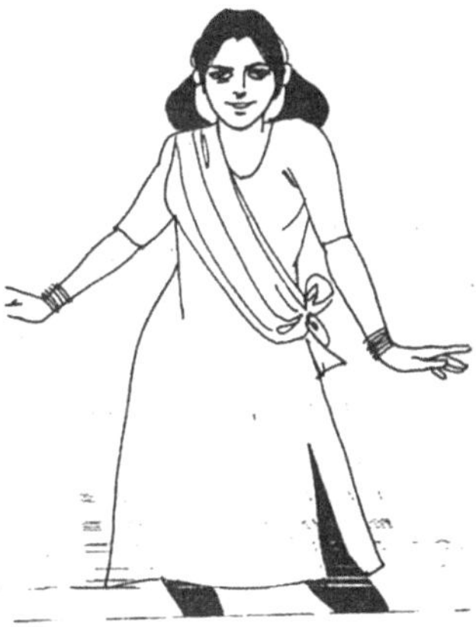

से इनकी कटाक्ष करने की प्रवृत्ति का स्पष्ट पता चलता है। इन्हें हर बात को कटाक्ष में करके कहना ही अच्छा लगता है। इनकी बातों में गंभीरता कम और बचपना अधिक होता है इसलिए इनकी आवाज़ भी भर्राई सी रहती है।

उंगलियों द्वारा नृत्य अभिव्यक्ति करता पुरुष

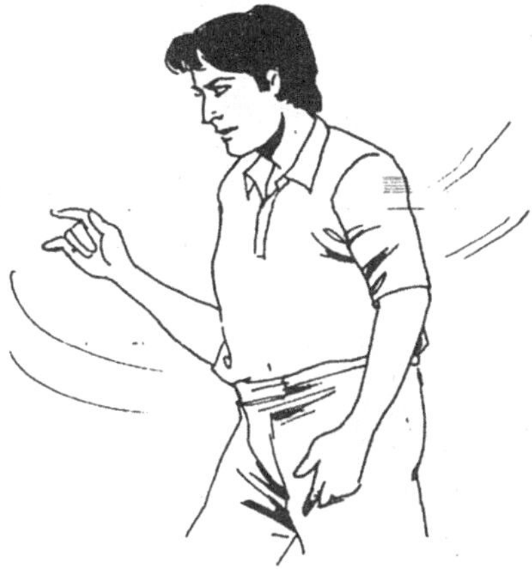

ऐसे पुरुष जो नाचते समय अपने हाथों की उंगलियों को भिन्न-भिन्न मुद्राओं द्वारा दूसरों की ओर संकेत करते हैं दूसरों की भावनाओं की कद्र करना नहीं जानते। स्वयं को दूसरों की अपेक्षा अधिक समझदार एवं चालाक समझते हैं। ऐसे लोग थोड़ा उचक-उचक कर चलते हैं मानों ऊंट चल रहा हो। ये लोग सदैव कोई न कोई शौक पाले रहते हैं। इनका आचरण व व्यवहार स्थिति-परिस्थिति के अनुसार होता है। इसलिए इनके व्यवहार में समानता नहीं होती। इन पर आसानी से विश्वास नहीं करना चाहिए क्योंकि कब किस करवट हो जाएं इन्हें स्वयं भी नहीं पता होता क्योंकि जहां फायदा हो वही को राह करेंगे। आमतौर पर मुंहफट होते हैं, कहने वाली और न कहने वाली सभी बातें कह जाते हैं।

कंधे उचकाकर नृत्य करता पुरुष

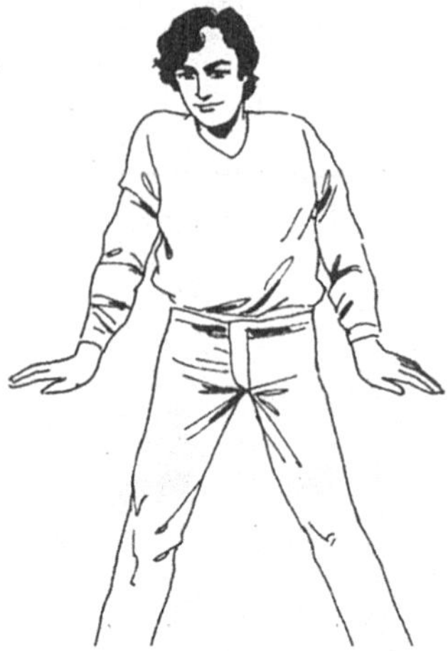

कंधे उचकाकर नृत्य करने वाले व्यक्ति अभिमानी और घमंडी प्रवृत्ति वाले होते हैं। इन्हें अपनी बड़ाई सुनना और स्त्रियों के बीच बैठना बहुत अच्छा लगता है। इनकी विचारधाराएं इनकी अपनी ही निर्मित की गई होती है। इनका व्यवहार सामान्यतया ठीक ठाक लगता है परन्तु इनकी विचारधारा संकुचित होने के कारण व्यवहारिक नहीं हो पाते। दूसरों को दबाकर रखना और निडर प्रवृत्ति से कार्य करना इनकी आदत होती है। कंजूस प्रवृत्ति के ये लोग बहुत संभलकर और मजबूरीवश ही खर्च करते हैं। ऐसे लोगों की प्रायः अपने ससुराल वालों से नहीं बनती।

एक हाथ ऊपर व दूसरा कमर पर रखकर नृत्य करती महिला

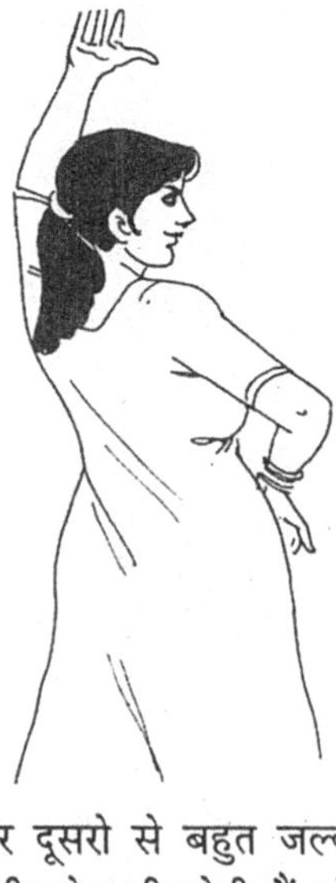

ऐसी महिलाएं जो बायां हाथ कमर पर एवं दायां हाथ ऊपर आकाश की और उठाकर नृत्य करती हैं नाचने गाने की बेहद शौकीन और अपने पारिवारिक दायरे में अत्यंत लोकप्रिय होती हैं। ये विनोदी स्वभाव और चंचल प्रवृत्ति की होती हैं। ऊपर से जितनी चंचल भीतर से उतनी ही गंभीर भी होती हैं। ऐसी स्त्रियां चरित्रवान होती हैं और साथ ही उतनी ही गंभीर भी होती हैं। ऐसी स्त्रियां चरित्रवान होती हैं और साथ ही मिलनसार भी होती हैं। इनके मित्रों की संख्या अधिक होती है। ये किसी भी स्थिति परिस्थिति में तीव्रता से घुसपैठ कर अपना स्थान बनाने में निपुण होती हैं और दूसरो से बहुत जल्दी हिलमिल जाती हैं। न कंजूस होती है न अधिक खर्चीली। मेहनती होती हैं और–"जैसा भी है" भाग्य को नियति मानकर उसी में

संतोष कर लेती हैं। अपनी गृहस्थी को बनाने संवारने में ही अपनी पूरी जिन्दगी लगा देती हैं और पारिवारिक जीवन का निर्वाह भली भांति करने में सफल रहती हैं।

16. ट्विस्ट

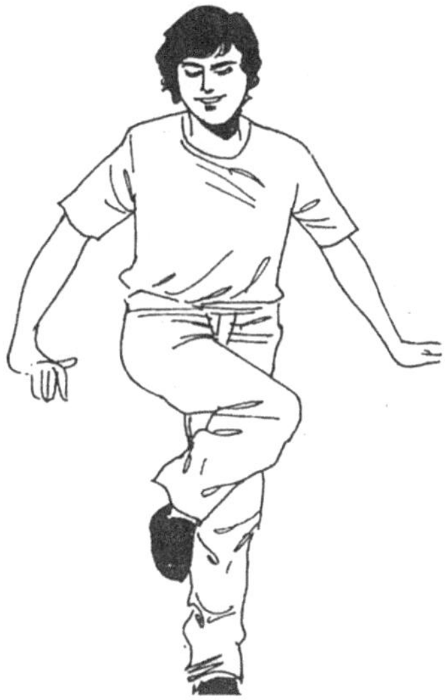

इस प्रकार नृत्य करने वाले लोग मेहनती होते हैं परन्तु इनके भाग्य की विडम्बना है कि ये जितनी मेहनत करते हैं उतना प्रतिफल इन्हें प्राप्त नहीं हो पाता। ऐसे लोग घर में और बाहर अलग-अलग भूमिकाएं निभाते हैं। घर में इनकी विचारधारा कुछ और होती है और घर से बाहर कुछ और। गृहस्थी के बोझ तले ही सारा जीवन दबे रहते हैं। इन्हें समझ पाना आसान नहीं है इनकी शारीरिक भाषा इनके व्यक्तित्व से बिलकुल विपरीत होती है। गुस्सा कभी-2 आता है परन्तु जब आता है तो ये स्वयं पर नियंत्रण नहीं कर पाते। व्यसनों से दूर रहने का प्रयत्न करते हैं। अच्छा खाना और पहनना इनका शौक होता है। इनके क्रियाकलाप धीमी गति से चलते हैं अर्थात् नाचने के अतिरिक्त सभी कार्य इतनी धीमी गति से करते हैं कि आश्चर्य होता है क्योंकि धीमी गति के बावजूद कार्य को पूरा अवश्य करते हैं।

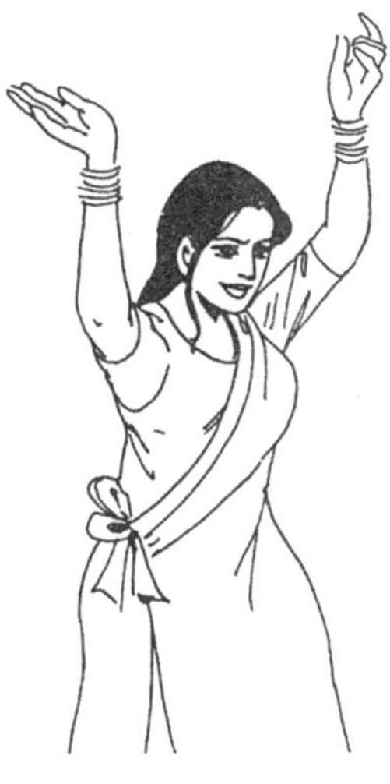

दोनों हाथ ऊपर करके नाचती महिला

इस प्रकार दोनों हाथों को ऊपर आकाश की ओर उठाकर नृत्य करने वाली महिलाएं दो श्रेणियों की होती हैं। प्रथम वे जो नाचना गाना भली भांति जानती है एवं द्वितीय वे जो नाचना गाना बिलकुल नहीं जानतीं। इन दोनों में एक समानता है कि दोनों ही चरित्रवान होती हैं और प्रत्येक स्थिति परिस्थिति में अपने पारिवारिक जीवन

का निर्वाह करती हैं। इनका प्रत्येक कार्य सराहनीय होता है। पाक कला में निपुण होती हैं। धार्मिक, परोपकारी और दयावान होती हैं और यथा सामर्थ्य दसरों की सहायता करने के लिए सदैव तत्पर रहती हैं। इनसे मित्रता करना सदैव लाभदायक रहता है।

ट्विस्ट करती महिला

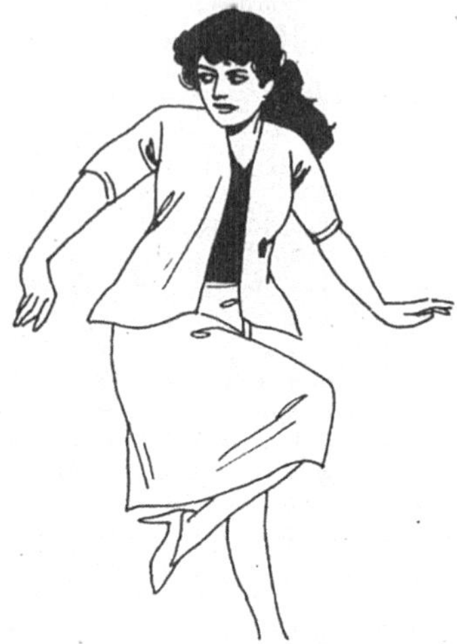

इस प्रकार का नृत्य करने वाली महिला प्रदर्शन प्रिय होती हैं अर्थात दिखावा बहुत करती हैं इन्हें आधुनिकता और स्वच्छंदता अधिक प्रिय होती है। खर्चीली और खाने पीने की शौकीन होती हैं। जीवन में बहुत कुछ करना चाहती हैं परन्तु सफलता यदा-कदा ही मिल पाती हैं। उत्सवों, पार्टियों में जाना, घूमना फिरना इन्हें बहुत भाता है। इनकी बुद्धि तार्किक होती है बिना तर्क के इनकी बुद्धि किसी बात को ग्रहण नहीं करती। इनकी शिक्षा सामान्य से अच्छी होती है। प्रायः नौकरी करने की इच्छुक होती हैं।

टांगें चौड़ी करके नाचता पुरुष

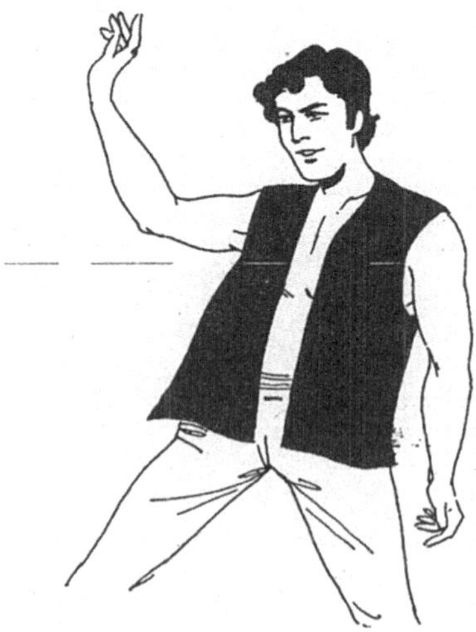

ऐसे पुरुष जो टांगें चौड़ी करके नाचते हैं उनके हाथ भी अधिक स्थान घेरते हैं। ऐसे व्यक्ति प्रायः कोई न कोई व्यवसाय ही करते हैं नौकरी कम ही करते हैं। घूमने फिरने के शौक़ीन होते हैं व मेहनत से जी नहीं चुराते। ऐसे लोग जीवन में अनेकों बार अथवा एक से अधिक बार अपना व्यवसाय बदलते हैं। ऐसे लोग पेट के पक्के होते हैं साथ ही निजी स्वार्थ को वरीयता देते हैं। संकुचित विचारधारा वाले ऐसे लोग घर में जो विचारधारा लागू करते

हैं बाहर उसके विपरीत चलते हैं। ऐसे लोगों की पत्नियां उन पर हावी रहती हैं। ऐसे लोग या तो मित्रता करते नहीं और करते हैं तो पूरी तरह निभाते हैं।

तिरछी नाचती महिला

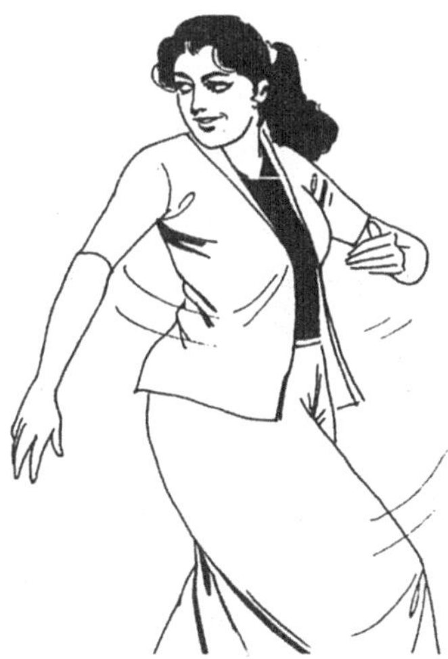

तिरछा घूम-घूमकर नाचने वाली स्त्रियां अनेक गुणों-अवगुणों से भरपूर होती हैं। प्रत्येक बात की स्थिति परिस्थिति को अनेक प्रकार से जांच परख करना इनकी आदत होती है। अन्य स्त्रियों की अपेक्षा अधिक चतुर और सतर्क रहती हैं अपने चारो ओर के वातावरण व स्थिति का ध्यान रखती हैं। शीघ्र घुलमिल जाती हैं इस कारण इनके मित्रों की संख्या अधिक होती है। घूमने फिरने का इन्हें अधिक शौक होता है। इन्हें खाने पहनने व फैशन आदि का भी शौक होता है। इनका जीवन विवाह से पूर्व व विवाह के पश्चात् भिन्न-2 प्रकार से व्यतीत होता है। प्राय: प्रेम विवाह करती हैं व सभी प्रकार के भोगों को भोगने की इच्छा रखती हैं।

घूम घूमकर नाचता पुरुष

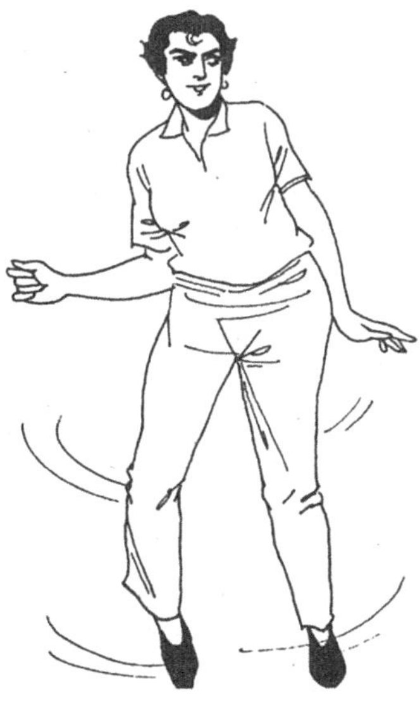

ऐसे व्यक्ति जो लुभावनी आकर्षक मुद्राओं में नृत्य करते हैं स्वयं भी आकर्षक और लुभावने होते हैं। इन्हें बनने संवरने व कपड़ों आदि का बहुत शौक होता है। कला प्रिय होते हैं और कला के क्षेत्र में किसी न किसी रूप से जुड़े होते हैं। उन्हें मित्रता करने का इतना शौक होता है कि अपने मित्रों की संख्या का ही पता नहीं होता। स्त्रियां भी इनकी मित्र होती हैं। भावनात्मक प्रवृत्ति वाले ये लोग उच्च कल्पनाशक्ति वाले भी होते हैं। इनकी वाणी मधुर होती है। जिससे इनकी

विचारधारा मेल नहीं खाती उससे दूर रहने का सदैव प्रयत्न करते हैं। स्त्रियों में लोकप्रिय होते हैं। हमेशा कुछ कर दिखाने की भावना इनके मन में घर किए रहती है, जिसके लिए प्रयत्नशील भी रहते हैं। इनके संबंध एक से अधिक स्त्रियों से होते हैं।

शान्त भाव से नाचती महिला

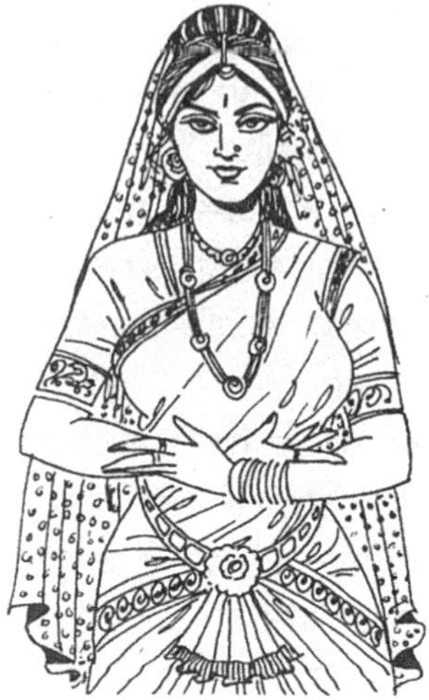

इस प्रकार की वेशभूषा यह प्रदर्शित करती है कि यह महिला किसी परंपरागत नृत्य शैली के अंतर्गत शान्त भाव का प्रदर्शन कर नृत्य कर रही है। इसके विपरीत जो स्त्रियां परंपरागत अथवा प्रोफेशनल नृत्य की अपेक्षा अन्य मौको आदि पर इस प्रकार शान्त भाव से नाचती हैं वे दयावान, परोपकारी, सहृदय और सभी का भला चाहने वाली होती हैं। ये अपने परिवारिक जीवन का निर्वाह भली भांति करती हैं व प्रत्येक स्थिति परिस्थिति में गृहस्थी को बनाए रखती हैं ये उच्च चरित्र वाली होती हैं। इन्हें प्राय: उदर संबंधी रोगों से परेशानी होती है। परिवार के लिए करते-करते इन्हें अनेक बीमारियां घेर लेती हैं। इस प्रकार की स्त्रियां सहानुभूति की पात्र हैं।

विस्मय मुद्रा में नृत्य करती महिला

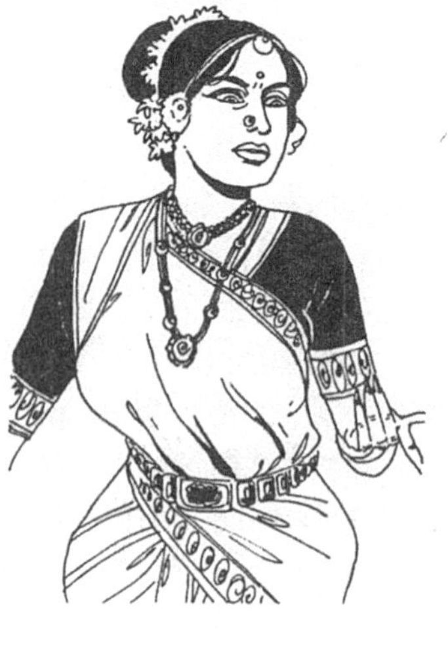

यूं तो अनेकों नृत्य शैलियों में इस प्रकार की विस्मय मुद्राएं प्रदर्शित की जाती हैं किन्तु वे व्यवसायिक अथवा प्रदर्शन हेतु किए जाने वाले नृत्यों में होती हैं। इसके विपरीत यदि सामान्य स्थिति परिस्थिति में कोई पुरुष अथवा महिला विस्मय की मुद्रा अपने नृत्य में प्रस्तुत करती है तो इसके कई अर्थ हो सकते हैं जैसे किसी को नाचना नहीं आता और जबरदस्ती खींचातानी द्वारा उसे नृत्य के लिए प्रोत्साहित किया

जाता है और नाचना न आने के बावजूद वह जैसा भी नृत्य करती है उसके प्रत्युत्तर में दूसरों को खुश देखकर उसे स्वयं पर ही विस्मय होता है कि वह स्वयं नहीं जानती थी कि वह भी नाच सकती है।

मनुहार मुद्रा

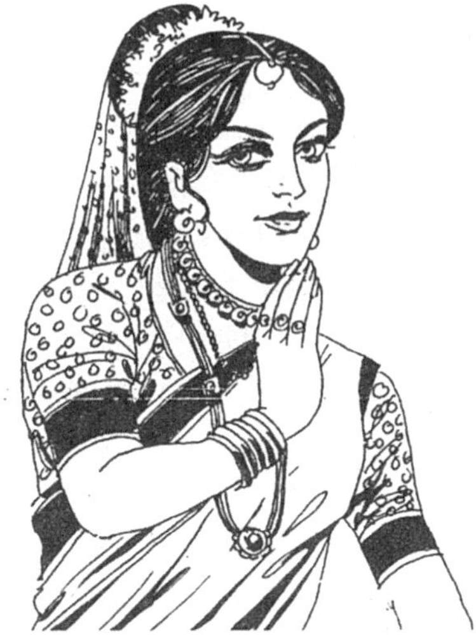

नृत्य मुद्राओं में यह एक मशहूर और प्रचलित मुद्रा है सामान्यत: अनेकों नृत्य शैलियों में इसका बहुत प्रयोग किया जाता है किन्तु प्रदर्शन हेतु किए जाने वाले नृत्य में नृत्यकर्त्ता की विशेषताओं का पता नहीं चलता। यदि कोई सामान्य जन अर्थात स्त्री अथवा पुरुष इस प्रकार की मुद्रा नाचते समय बनाता है तो इसका तात्पर्य यह है कि वह किसी भी प्रकार का स्वांग रच सकने में प्रवीण है ऐसे लोग प्रदर्शन अधिक करते हैं वैसे खर्च खुले हाथों से करते हैं और अपनी इसी आदत से परेशान भी रहते हैं। यह बात उन्हीं लोगों पर लागू होती है जो मनुहार मुद्रा में नाचते हुए हाथों के साथ ही आंखों को भी नचाते हैं इसके विपरीत जो लोग ऐसे में अपनी आंखें नहीं नचाते अथवा नीची रखते हैं वे सद्‌गुणों से भरपूर और बुद्धिमान, विद्वान होते हैं।

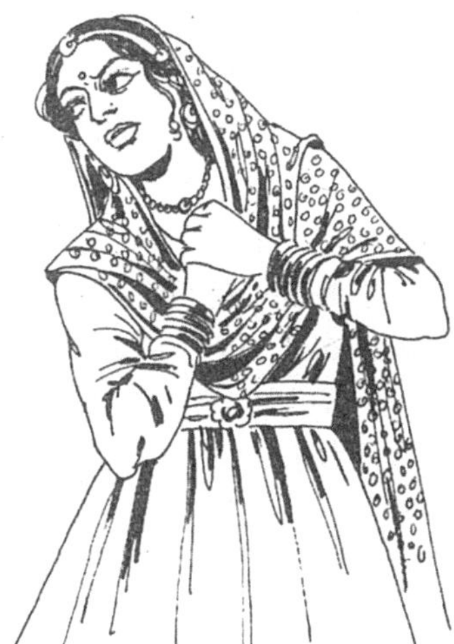

अभिव्यक्ति मुद्रा

उपरोक्त चित्र में नाचती महिला के दोनों हाथ इस प्रकार अपने हृदय से बंधे हुए है जैसे वह अपने मन से नाच रही है। ऐसे लोग सच्चे मन से मुक्त हृदय से अपनी अभिव्यक्ति प्रकट करते हैं। नृत्य कला कौशल में निपुण होते हैं इनका नृत्य बहुत आकर्षित और लुभावना होता है जो काफी लंबे समय तक देखने वालों के अन्त:करण में विद्यमान रहता है यदि प्रोफेशनल नर्तकी ऐसा

नृत्य करती है तो यह आवश्यक नहीं कि उसमें भी यह गुण विद्यमान हों। इस प्रकार नाचने वाले पुरुष व्यवहार कुशल और मेहनती होते हैं।

प्रसन्नचित्त नृत्य मुद्रा

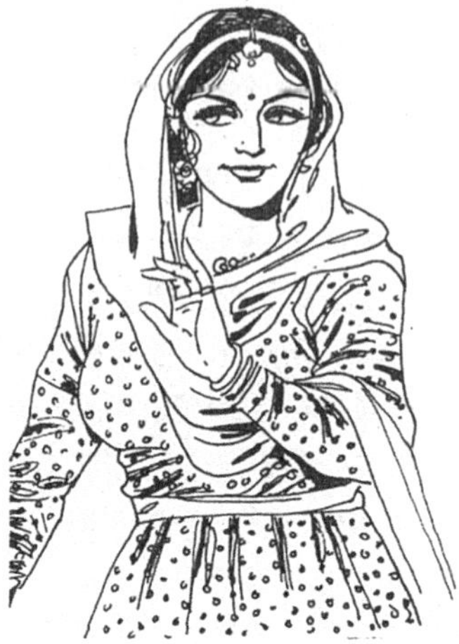

इस प्रकार नृत्य करने वाली महिलाएं अधिकतर प्रसन्नचित्त रहती हैं मुस्कान इनके चेहरे पर सदैव विराजमान रहती है। ये अपने पारिवारिक दायरे में लोकप्रिय होती हैं। जहां यह रहती हैं वहां का माहौल खुशनुमा हो जाता है। चंचल और विनोदी स्वभाव की होती हैं। सभी से शीघ्र हिलमिल जाती हैं। इनके अनेक मित्र होते हैं। दिखने में आकर्षक होती हैं। इन्हें कपड़े पहनने का शौक और सलीका होता है। अपनी भावनाओं को छिपा सकने में सक्षम होती हैं। परिवार में खुशी के मौकों पर इन्हें सदैव याद किया जाता है।

परंपरागत नृत्य मुद्रा

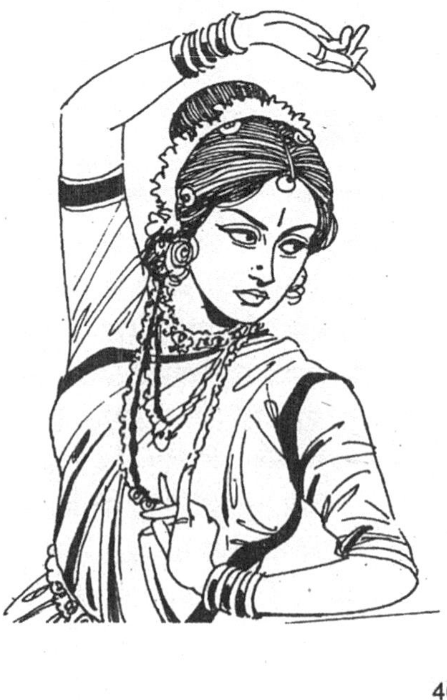

इस प्रकार की नृत्य मुद्राएं प्रायः परंपरागत नृत्य शैलियों में पाई जाती हैं, जिनका प्रदर्शन कुशल नर्तकी ही भली भांति कर सकती है। आम पारिवारिक खुशी के मौकों पर इस प्रकार की मुद्रा का नृत्य प्रायः कम ही देखने को मिलता है एवं जो ऐसा कर पाने में सक्षम भी होते है वे कुशल नर्तक होते हैं, सीखे सिखाए नृत्य का प्रदर्शन करते हैं इसलिए इनकी स्वयं की शारीरिक भाषा का बोध नहीं हो पाता।

शयन मुद्राओं की भाषा

प्रकृतिप्रदत्त नियमों में सर्वाधिक महत्वपूर्ण नियम है सोना अथवा शयन करना, नींद लेना, निद्रा आदि। 24 घंटे के दैनिक काम में प्रत्येक प्राणी जो चराचर जगत का हिस्सा है एक तिहाई अर्थात लगभग 8 घंटे निद्रादेवी की गोद में व्यतीत करता है।

सूर्यास्त से सूर्योदय के मध्य के ये 8 घंटे मानव को उसके आने वाले दिन के लिए शारीरिक ऊर्जा और शक्ति प्रदान करते हैं। जो व्यक्ति जितनी सुखद नींद लेता है वह मानसिक और शारीरिक दोनों प्रकार से स्वस्थ रहता है किन्तु अधिक समय तक सोना समय के विपरीत चलने के समान है इससे आलस्य बढ़ता है और शारीरिक ऊर्जा शक्ति क्षीण हो जाती है। इसीलिए कहा गया है कि जल्दी सोना और जल्दी उठ जाना अच्छे स्वास्थ्य की निशानी है। ऐसा भी कहते हैं "जो सोएगा सो खोएगा और जागेगा सो पावेगा" यही सच्चाई है।

सोते समय मनुष्य का शरीर निष्क्रिय अवस्था में रहता है उसका मानसिक और शारीरिक संबंध अवचेतन अवस्था में रहता है। जिस प्रकार प्रत्येक मनुष्य का चेहरा अलग-2 दिखलाई पड़ता है उसी प्रकार प्रत्येक मनुष्य की शयन मुद्रा भी भिन्न-भिन्न होती है। प्रत्येक मनुष्य अपनी प्रकृति, अपनी प्रवृत्ति, अपनी आदतों एवं रुचियों, अपनी सोच, अपनी विचारधारा के अनुसार ही अपनी शयन मुद्रा का चयन करता है। इसका तात्पर्य है कि उसकी शयन मुद्रा का अध्ययन किया जा सकता है और उससे उसके गुणों-अवगुणों को जाना जा सकता है। किसी को भी सोता हुआ देखकर तुरंत हमारा मस्तिष्क उसके संदर्भ में कुछ न कुछ उद्घोषणा अवश्य करता है और उसी उद्घोषणा के आधार पर तुरंत निर्णय कर लेते हैं कि हमें उस समय विशेष पर सोते व्यक्ति के संबंध में क्या व्यवहार करना है।

भिन्नताओं के आधार पर शयन मुद्राएं इतनी अधिक हो सकती हैं कि उन पर पूरा ग्रंथ लिखा जा सकता है। परन्तु हम यहां कुछ प्रचलित मुद्राओं का वर्णन करेंगे जिस से आप ज्ञानार्जन भी करें और लाभान्वित भी हों।

आइए इनका अध्ययन करें।

सोच पूर्ण मुद्रा

उपरोक्त चित्र अनुसार दोनों हाथ सिर के पीछे की ओर बांधकर व दायां पैर मोड़कर सोने वाले पुरुष अथवा स्त्रियां उस समय अपने ही विचारों व व्यवहार का आकलन करते हैं वे अपने भूतकाल पर विचार करते समय इस प्रकार की

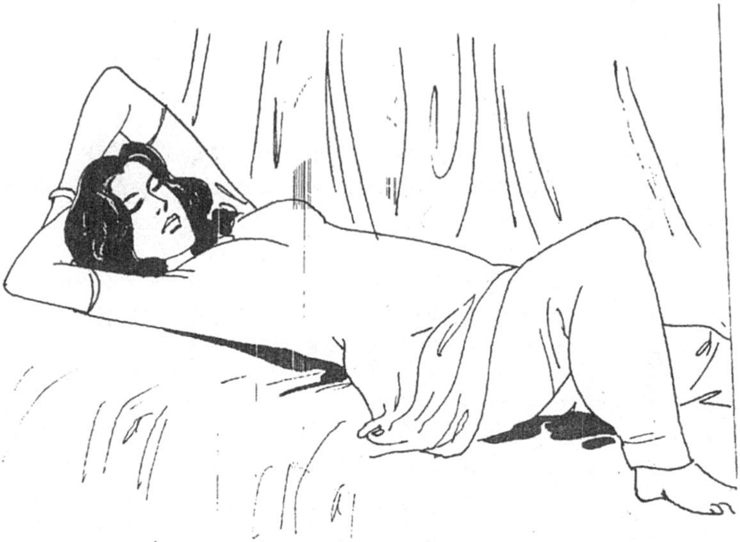

मुद्रा बना लेते हैं अथवा स्वयं ही इस मुद्रा का निर्धारण हो जाता है। यही बात सत्य भी प्रतीत होती है क्योंकि उस समय जबकि मनुष्य संपूर्ण रूप से अवचेतन अवस्था में न सो रहा हो किसी न किसी प्रकार की विशेष अवस्था में होता है। इसलिए इस प्रकार की शयन मुद्रा का तात्पर्य यह है कि ऐसे पुरुष एवं महिलाएं अपना स्वयं का ही आकलन करने में लगे होते हैं कि उन्होंने क्या सही किया अथवा क्या गलत।

घुटने पर पैर रखकर लेटना

इस प्रकार की मुद्रा चाहे पुरुष की हो अथवा स्त्री की यह प्रदर्शित करती है कि दोनों ही बुद्धिमान और विद्वान हैं। ऐसे लोग सामाजिक मूल्यों की परवाह करते हैं। दूसरो को सलाह देना, परामर्श देना और समस्याएं सुलझाना इन्हें बहुत पसंद है। यदि वह अकेला हो तो किसी न किसी सोच विचार में व्यस्त समझना चाहिए और-यदि कई लोगों की उपस्थिति में ऐसी मुद्रा में इस प्रकार लेटा हो तो इसका तात्पर्य है कि वह उपस्थित लोगों में स्वयं को सर्वाधिक बुद्धिमान और

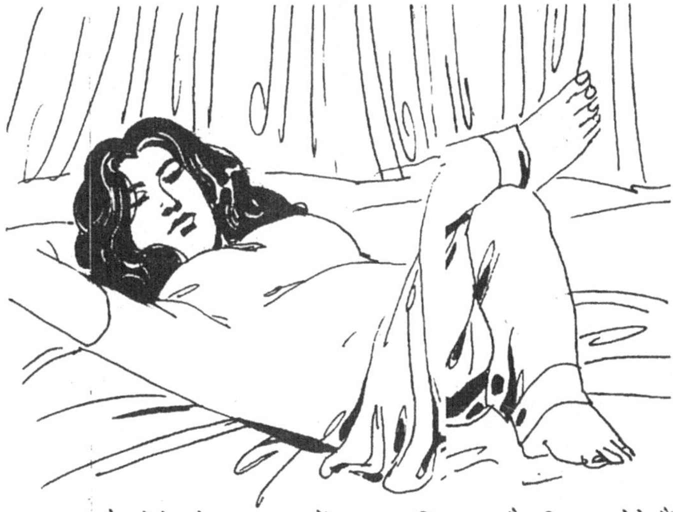

विद्वान समझता है। ऐसे लोग वास्तव में चतुर, बुद्धिमान और विद्वान होते हैं, दूसरों की सहायता करना, परोपकार करना इनकी विशेषता है। निडर प्रवृत्ति वाले ऐसे लोग लीडर की भूमिका भली भांति निभाते है।

घुटने मोड़कर लेटना

घुटने मोड़कर सोने वाले स्त्री अथवा पुरुष डरपोक स्वभाव के होते हैं। ऐसे लोग किसी भी स्थिति में शीघ्र घबरा उठते हैं। इनका दायां अथवा बायां हाथ सदैव दबा रहता है। अपनी भावनाओं और विचारों की अभिव्यक्ति करने में स्वयं को असफल पाते हैं इसलिए भीतर ही भीतर कुंठित रहते हैं। सोच विचार तो बहुत करते हैं परन्तु उसे अभिव्यक्त नहीं कर पाते। ऐसे लोग सहानुभति के पात्र

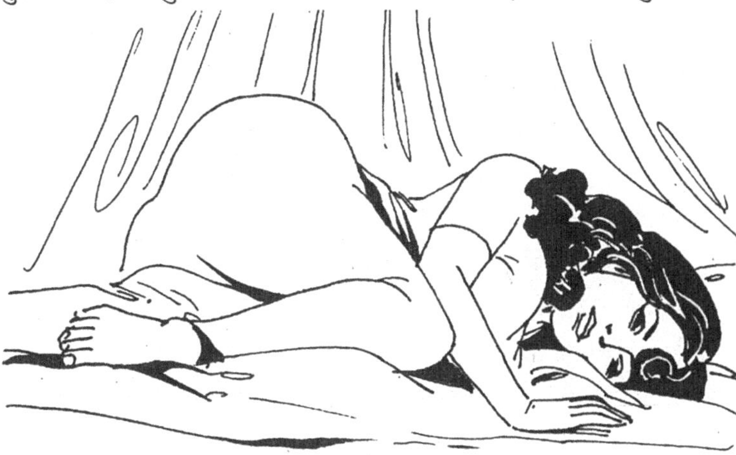

होते हैं। व्यर्थ के झंझटों से दूर शांतिप्रिय वातावरण इन्हें बहुत प्रिय है। किसी भी परिस्थिति में सदैव समझौतावादी होते हैं। दूसरों के दुख देखकर स्वयं दुखी हो जाते हैं। भगवान से डरते हैं और धार्मिक प्रवृत्ति वाले होते हैं। ऐसे लोग प्रत्येक स्थिति-परिस्थिति में संतुष्ट रहने का प्रयास करते हैं।

पेट के बल सोना

पेट के बल सोने वाले पुरुष अथवा स्त्री अपने दोनों हाथ सिर के नीचे करके सोते हैं तो इसका तात्पर्य यह है कि समस्याओं से आंखें मूंद रहे हैं। ऐसे लोग सब कुछ समय के हाथों छोड़ देते हैं और सोचते है कि जो होगा देखा जाएगा।

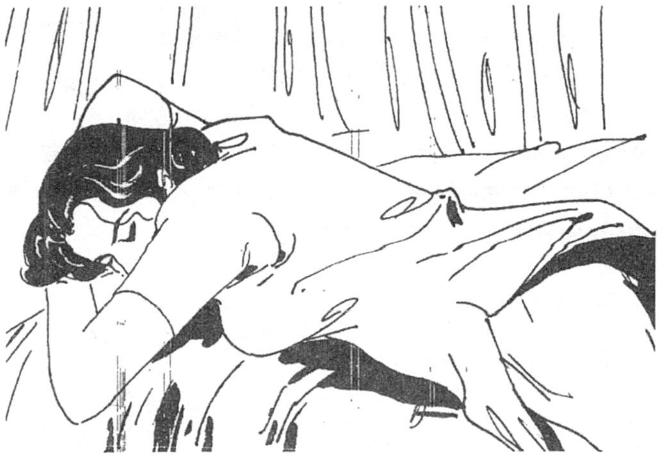

इनमें धैर्य की कमी होती है हर बात को अनेकों बार सोचते-विचारते हैं और मन ही मन कुंठित रहते हैं। स्वभाव से डरपोक प्रवृत्ति वाले होते हैं। कभी-कभी जिद कर बैठते हैं। मेहनत तो बहुत करते हैं परन्तु फल इन्हें प्राप्त नहीं होता। दयालु और परोपकारी भी होते हैं। मारपीट, लड़ाई-झगड़ा, भीड़ में स्वयं को असहज अनुभव करते हैं।

चैन की नींद सोना (सुखद शयन मुद्रा)

उपरोक्त मुद्रा में सोया हुआ पुरुष अथवा स्त्री उस समय किसी भी प्रकार के सोच विचार से मुक्त होकर चैन की नींद सोने की अभिलाषा लिए इस प्रकार की मुद्रा का निर्धारण कर लेते हैं। सिरहाने अथवा तकिये के लिए अपना बाजू मोड़कर उसी से काम चला लेते हैं। ऐसे में किसी प्रकार का व्यवधान इन्हें

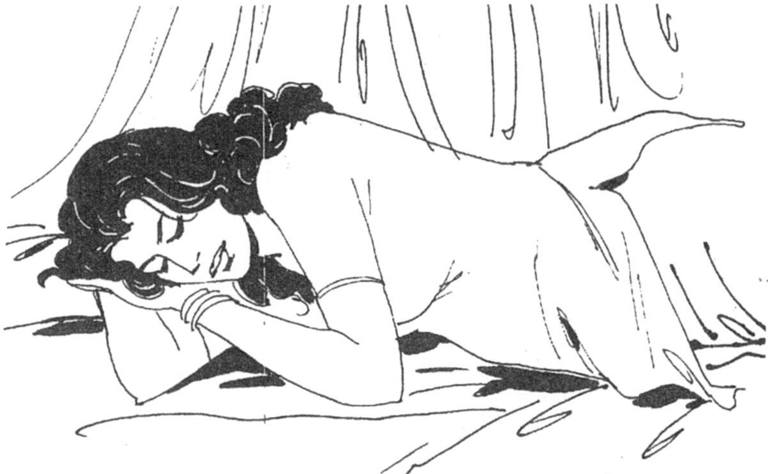

अच्छा नहीं लगता और न ही कोई कार्य करने का मन होता है। मात्र सुखद नींद लेना ही इनका एकमात्र उद्देश्य होता है। प्रायः मानसिक रूप से थका हुआ व्यक्ति इस प्रकार सोने का इच्छुक होता है और स्त्रियां प्रायः शारीरिक एवं मानसिक दोनों प्रकार की थकानों के पश्चात् इस मुद्रा में सोने की इच्छा करती हैं।

आधी करवट लेकर सोना (असहाय मुद्रा)

आधी करवट लेकर सोने वाली स्त्रियां एवं पुरुष मानसिक और शारीरिक रूप से अस्वस्थता की स्थिति में होते हैं, ऐसी स्थिति में उनका एक हाथ स्वतः

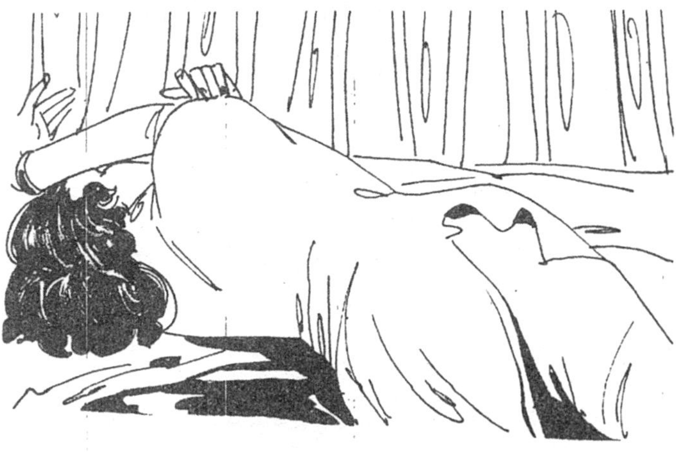

ही मस्तक पर आ जाता है। वे जिस उलझन में होते हैं उसका निर्णय करने में स्वयं को असमर्थ पाते हैं इसीलिए अपनी असमर्थता की अभिव्यक्ति इस प्रकार असहाय मुद्रा में करते हैं ऐसे लोग बेचैन रहते हैं और बार-बार करवटें बदलते रहते हैं। दूसरों से सहायता की आस मन में लिए सोचमग्न रहते हैं। यदि किसी शारीरिक पीड़ा के कारण उनकी यह स्थिति हो तो उनके बारे में किसी बात का निर्धारण नहीं करना चाहिए।

आंखें ढ़ककर सोना

जो लोग इस प्रकार आंखों के आगे हाथ करके सोते हैं समस्याओं का निवारण करने की अपेक्षा उनसे दूर भागने का निरर्थक प्रयास करते हैं। क्योंकि मात्र आंखें ढ़ंक लेने से ही किसी समस्या का अंत नहीं हो सकता। वे स्वयं जानते भी है कि वे क्या और क्यों कर रहे हैं। फिर भी अपनी प्रवृत्ति वश वे

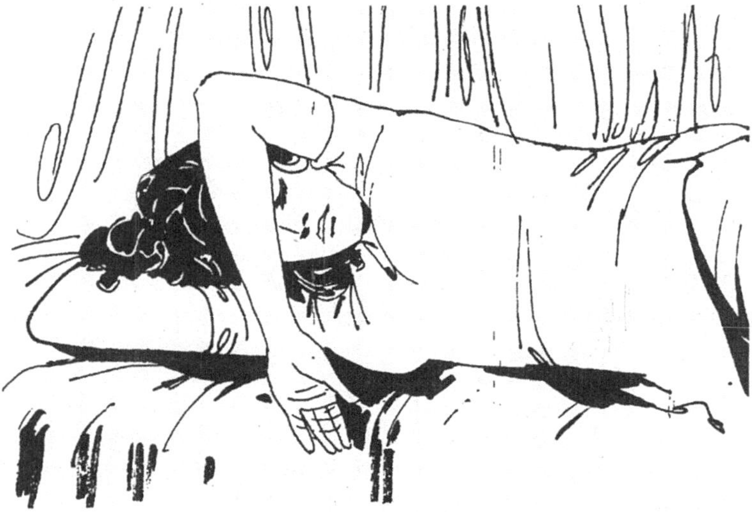

ऐसा करने को मजबूर होते हैं। ऐसे लोग अपनी बुराई जानकर भी उसे अच्छाई में बदलने का प्रयास नहीं करते। वे एक कान से सुनते हैं और दूसरे कान से निकाल देते हैं। ऐसे लोग प्राय: स्वार्थी प्रवृत्ति वाले होते हैं इसलिए केवल अपनी चिंता में ही मग्न रहते हैं, दूसरों की परवाह कम करते हैं।

सिर के पीछे हाथ बांधकर सोना

इस प्रकार सोने वाले लोग चाहे पुरुष हो अथवा स्त्री सब कुछ भूलकर सोना चाहते हैं जबकि ऐसे में विचार बार-बार उनके मस्तिष्क में प्रविष्ट करने का

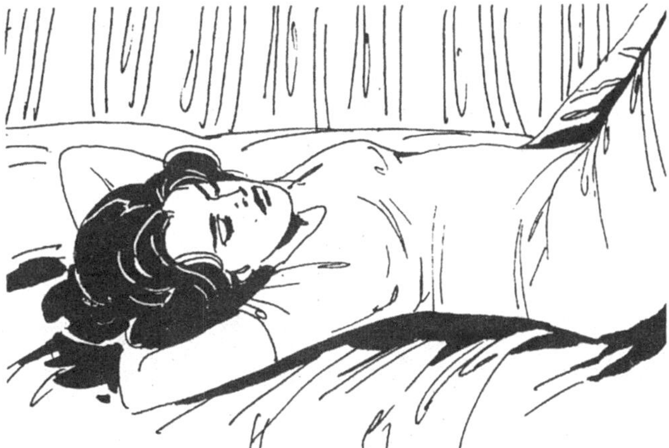

प्रयास करते हैं और ये उन्हें बाहर निकालने में लगे रहते हैं। ऐसे लोग स्वभाव से क्रोधी और धैर्यहीन होते हैं। वे अपना कार्य अपने ही हाथों बिगाड़ लेते हैं। दूसरों की भावनाओं की कद्र नही करते और आसानी से कभी हार नही मानते। सामाजिक और नैतिक मूल्यों की इन्हें कम ही परवाह होती है। समय से पहले ही सब कुछ पाना चाहते हैं इसलिए मेहनती तो होते हैं परन्तु निजी स्वार्थ के लिए ही।

दोनों हाथ सिर के ऊपर बांधकर सोना

विशेष स्थिति परिस्थिति में इस प्रकार की मुद्रा का निर्धारण होता है। अपनी मानसिक ऊर्जा को व्यापक आधार देने की कोशिश में लगा व्यक्ति इस प्रकार की मुद्रा बनाता है। ऐसा व्यक्ति या तो दूर की सोचने का प्रयास करता है या फिर सोचो से बाहर निकलने का प्रयास करता है। शारीरिक थकान से चूर व्यक्ति

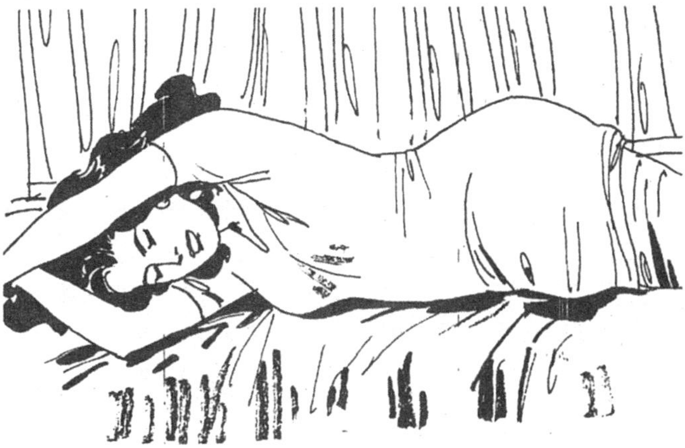

भी इस प्रकार की मुद्रा में सोते हैं चाहे वे पुरुष हों अश्वा स्त्री यदि इनकी कोहनियां थोड़ा मुड़ी हुई होती हैं। इसके विपरीत दोनों हाथ सीधे सिर के ऊपर व नीचे से जाकर पीछे मिलते हो तो विशेष उलझन का संकेत करते हैं जिसका निवारण उसके पास नहीं होता।

दोनों घुटने ऊपर की तरफ मोड़कर सोना

इस प्रकार की मुद्रा में लेटी स्त्रियां अक्सर अपनी नाराजगी की अभिव्यक्ति हेतु लेटती हैं ऐसे में उनकी गर्दन एक ओर होती हैं। पुरुष हो अथवा स्त्री ऐसी मुद्रा उनकी झल्लाहट का प्रतीक है जो यह दर्शाता है कि जैसा वे चाहते हैं वैसा

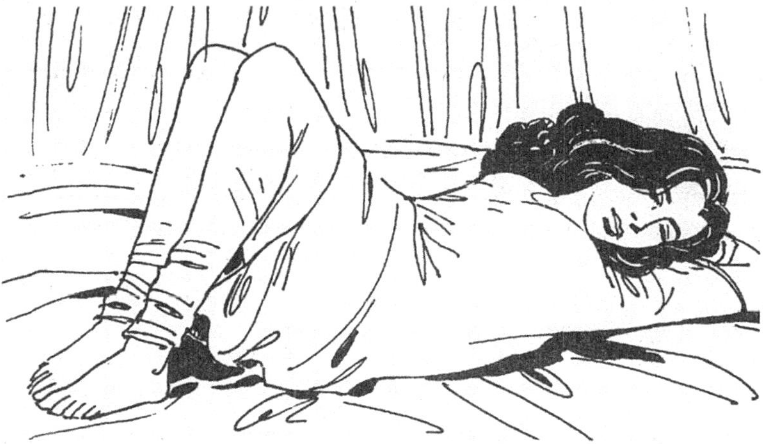

नहीं हो रहा हैं उनके हिसाब से गलत हो रहा है और वे उसे रोक पाने में स्वयं को असमर्थ महसूस कर रहे हैं। अपनी बेचारगी व असमर्थता को व्यक्त करने का उनके पास एकमात्र यही साधन होता है जो उन्हें मानसिक पीड़ा तो देता है परन्तु शारीरिक रूप से राहत प्रदान करता है।

दोनो घुटने मोड़कर एक करवट लेटना

जिद्दी और हठी स्त्रियों अथवा बच्चों में इस प्रकार की मुद्रा देखी जाती है। ऐसी स्त्रियां अधिक भोजन करती हैं। इनकी कोशिश रहती है कि साम, दाम, दण्ड, भेद किसी भी प्रकार से अपनी बात मनवायी जाए। इन्हें निजी स्वार्थ की चिंता रहती है। कंजूस प्रवृत्ति की होती हैं। सदैव दूसरों से अपेक्षा करती हैं। पुरुष प्रायः इस मुद्रा में कम ही सोते हैं। जो पुरुष इस मुद्रा में सोते हैं वे जीवन के

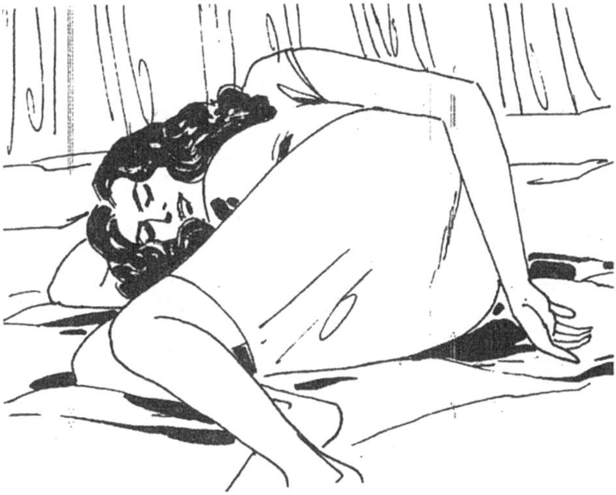

प्रति लापरवाह होते हैं। ऐसे लोग योजनाएं तो बहुत बनाते हैं परन्तु सफलता कभी-कभी ही मिल पाती है।

रूठकर सोना

स्त्रियों में विशेष तौर पर बच्चों में यह मुद्रा अधिक देखने में आती है जो किसी बात से नाराज होकर अथवा रूठकर इस मुद्रा द्वारा अपनी भावनाओं को व्यक्त करते हैं। एक हाथ से दूसरे हाथ को पकड़ने का अर्थ है दूसरे को संकेत करना कि मैं मानसिक रुप से मानने के लिए तैयार नहीं हूँ, कोशिश करना व्यर्थ है। ऐसे में इन्हें समय देना चाहिए क्योंकि इनमें धैर्य की कमी होती है। इसलिए

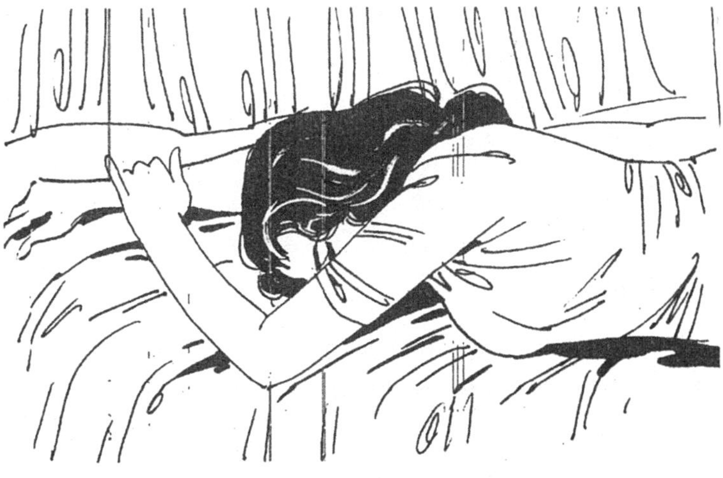

थोड़े समय पश्चात् ही मनाने का प्रयास करना चाहिए। इसके विपरीत यदा-कदा गहरी नींद में सोने पर भी इस प्रकार की मुद्रा स्वयं बन जाती हैं जब आदमी बहुत थक गया हो। वह अपने बाजुओं द्वारा अपने दोनों कान इस प्रकार ढ़ंक लेते है कि वे इनकी निद्रा में किसी प्रकार का व्यवधान न उत्पन्न करें अतः इस मुद्रा में अतिरिक्त सावधानी रखने की आवश्यकता है।

शालीन शयन मुद्रा

इस प्रकार एक हाथ सिर के नीचे सिरहाने के रूप में एवं दूसरा घुटने तक तथा घुटने मुड़े हुए। इस स्थिति में शयन करने वाली स्त्रियां एवं पुरुष सामान्य से अधिक जागरूक होते हैं प्रायः गहरी निद्रा में नहीं सो पाते। अपने चारों ओर की स्थिति पर मानसिक नर्जर रखते हैं। बोलचाल में निपुण और मधुर भाषी होते हैं। कभी-2 इन्हें गुस्सा आता है तो स्वयं पर नियंत्रण रखना इनके लिए मुश्किल

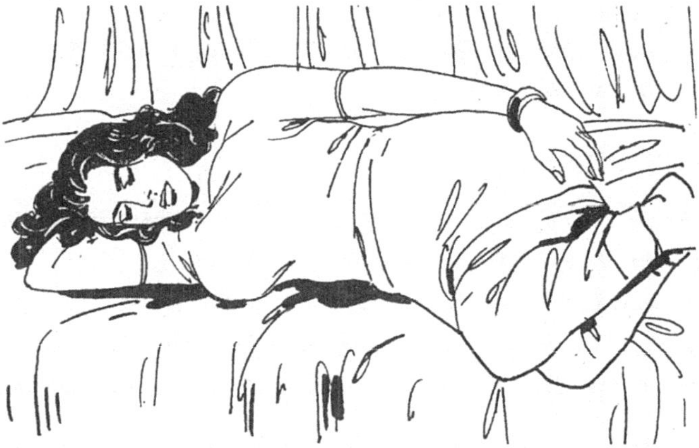

हो जाता है। धार्मिक प्रवृत्ति वाले होते हैं साथ ही दयालु भी। दूसरो की यथासामर्थ्य सहायता करने के लिए तत्पर रहते हैं। ऐसी स्त्रियां चरित्रवान होती हैं व अपने पारिवारिक जीवन को बनाए रखने में अपना सर्वस्व न्यौछावर कर देती हैं। इन्हें नाचने गाने का शौक होता है एवं अपने पारिवारिक दायरे में और मिलने जुलने वालों में लोकप्रिय होती हैं। पुरुषों में प्रायः इस प्रकार के गुण नहीं होते।

माथा ढ़ककर सोना

अपनी मानसिक तरंगों को, अपने विचारों को रोकने का प्रयास करते पुरुष अथवा स्त्रियां प्रायः अपने माथे पर हाथ रख लेते हैं अथवा हाथ ऐसी स्थिति में स्वतः ही माथे पर पहुंच जाते है। शोकाकुल अवस्था में या निराशा की स्थिति

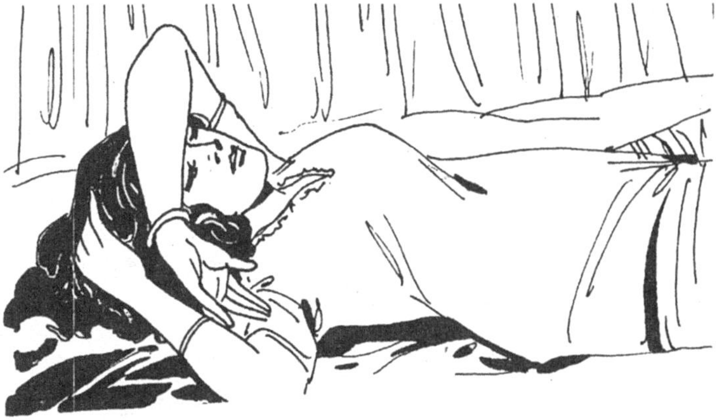

में भी इस प्रकार की मुद्रा स्वतः ही निर्मित हो जाती है। इस समय व्यक्ति अपनी सोचो पर अंकुश लगाने का भरसक प्रयास करता है परन्तु सफल न हो पाने के कारण और अधिक तीव्रता से माथा दबा लेता है। सफल होते ही वह निद्रादेवी की गोद में चला जाता हैं।

अस्त-व्यस्त शयन मुद्रा

कोई भी पुरुष अथवा स्त्री जब मानसिक रुप से अस्त-व्यस्त हो जाते हैं तो प्रायः इसी प्रकार की मुद्रा में शयन करते हैं। ऐसे में उनकी शारीरिक स्थिति अव्यवस्थित हो जाती हैं अत्यधिक शोक, थकान अथवा गम की स्थिति में इस प्रकार की मुद्रा स्वतः ही बन जाती है। ऐसे में उसे अपनी मर्यादा का बिलकुल भी ख्याल नहीं रहता और-कुछ-कुछ सुधबुध सी खोए रहता हैं। दूसरी स्थिति यह भी हैं कि मानसिक अस्वस्थता से पीड़ित स्त्री-पुरुष भी इस प्रकार की मुद्रा में शयन करते हैं।

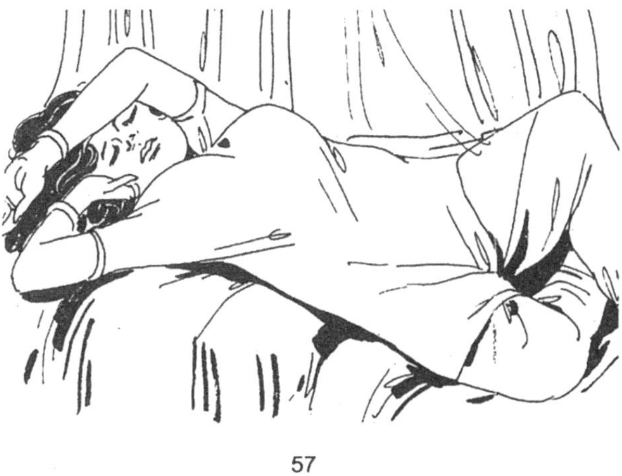

रोना अथवा क्रंदन करना

कभी खुशी-कभी गम दोनों स्थितियां एक-दूसरे की विपरीत हैं परन्तु फिर दोनों ही स्थितियों में आंखों में आंसू आ जाते हैं। भावनाओं की अभिव्यक्ति जब अपनी चरम सीमा पर पहुंच जाती है। जिसे हम भावातिरेक होना कहते हैं तब आंखों के आंसू रोक पाना अत्यंत मुश्किल हो जाता है। ऐसे में कुछ बोलकर अभिव्यक्त करना नामुमकिन सा प्रतीत होता है और जो कुछ बोलती हैं आंखे ही बोलती हैं।

यह प्रकृति प्रदत्त है इस पर मनुष्य का कोई नियंत्रण नहीं है इसके बावजूद भी वह इसमें परिवर्तन करने में सफल हो जाता है और अपने अभिनय के माध्यम से बिलकुल ऐसा आभास करा देते हैं कि वास्तविकता और झूठ में फर्क करना मुश्किल हो जाता है। जिसके परिणाम स्वरूप अनेकों प्रकार के नुकसान की संभावनाएं उत्पन्न हो जाती हैं। अतः रोने अथवा क्रंदन करने की वास्तविकता जानने के लिए शारीरिक भाषा का ज्ञान होना आवश्यक है।

भिन्न-2 प्रकार से रोने अथवा क्रंदन करने वाले पुरुष एवं महिलाएं उनकी शारीरिक भाषा क्या दर्शाते हैं। आइए जानते हैं चित्रों के माध्यम से।

मुंह ढ़ांप कर रोना

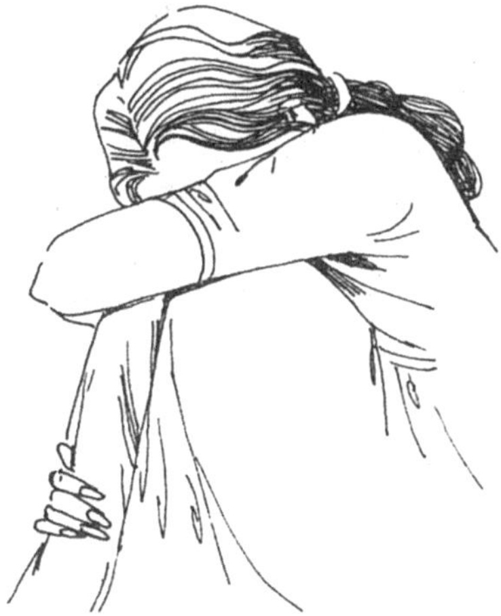

ऐसे लोग जो मुख ढ़ांपकर रोते हैं मन ही मन इस बात से शंकित रहते है कि जिस कारणवश वे रो रहे हैं उसकी अभिव्यक्ति वे शायद ठीक प्रकार से नहीं कर पाएंगें। किसी भी व्यक्ति का चेहरा उसकी शारीरिक भाषा का सबसे आसानी से पढ़ा जा सकने का माध्यम होता है अतः जो लोग अपने अंदर की भावनाओं को चेहरे से प्रकट नहीं कर सकते वे प्रायः अपना चेहरा ढ़क लेते हैं। इससे दूसरों को पता नहीं चल पाता कि वे क्या अभिव्यक्त करना चाहते हैं। ऐसे लोग कब किस बात को अपने मन में लेकर नाराज हो जाएं पता ही नहीं चल पाता। काफी अनुनय-विनय अथवा मनुहार के पश्चात् ही ये अपनी नाराजगी का कारण बताते हैं। ऐसे लोग चाहे पुरुष हों अथवा स्त्री अपनी भावनाओं की अभिव्यक्ति करने में असमर्थ होते हैं।

आंखें छुपाकर रोना

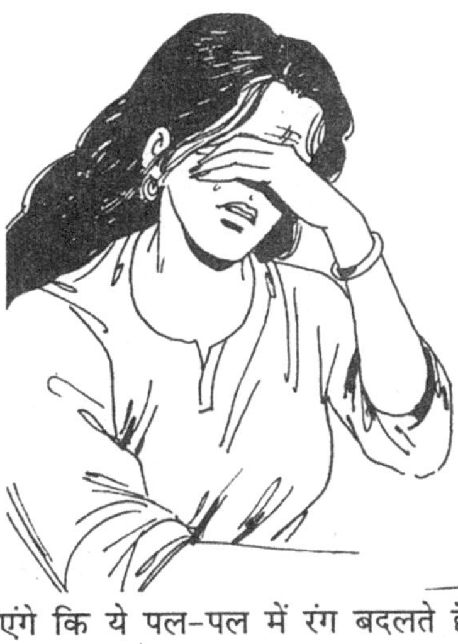

आंखे मन की दर्पण होती हैं। लाख छिपाने पर भी ये सब कुछ कह जाती हैं इनसे अधिक समय तक वास्तविकता को छिपाया नहीं जा सकता। ये किसी के भी मन का राज तुरन्त खोल देती हैं चाहे वह पुरुष हो अथवा स्त्री क्योंकि इनकी भाषा प्रायः सभी आसानी से समझ लेते हैं। अतएव जो लोग अपनी आंखें छिपाकर रोने का स्वांग करते हैं, उनके मन के भीतर कुछ और होता है तथा बाहर कुछ और। इनकी वास्तविकता जाननी हो तो ध्यान से देखेंगे तो आप पाएंगे कि ये पल-पल में रंग बदलते हैं कब रोते हैं और कब चुप हो जाते हैं पता ही नहीं चलता। इस बात का विशेष ध्यान रखना चाहिए कि व्यक्ति विशेष रोते समय अधिकतर इसी मुद्रा का प्रयोग करता है।

चेहरा छिपाकर दीवार आदि से सटकर रोना

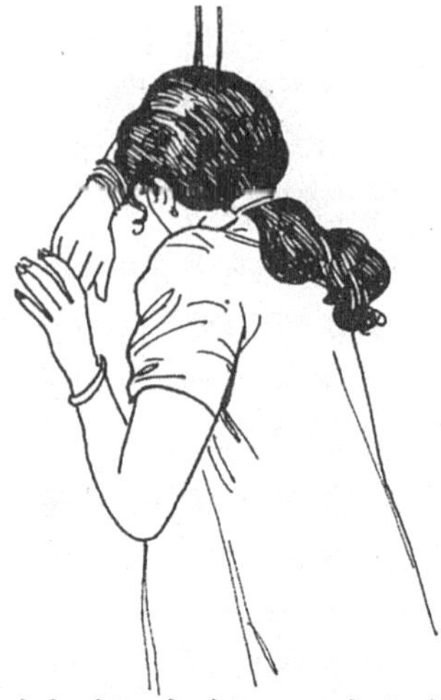

ऐसे लोग जो किसी दीवार, खंभा अथवा अन्य किसी स्थान का सहारा लेकर रोते हैं। दो प्रकार की श्रेणियों में आते हैं प्रथम वे जो सभी की उपस्थिति में ऐसा करते हैं एवं द्वितीय वे जो अकेले स्थान में ऐसा करके रोते हैं। प्रथम स्थिति में ऐसा करने वाले प्राय: अपनी भावनाओं को छिपाने के लिए ऐसा करते हैं तथा द्वितीय स्थिति में इंसान वास्तव में गम से इतना बोझिल होता है कि वह अकेले में रोकर अपनी भावनाओं को अभिव्यक्त कर लेता है क्योंकि वह दिखावे में यकीन नहीं रखता। दोनों श्रेणियों में प्रथम श्रेणी में आने वाले लोग प्रदर्शन करते हैं एवं द्वितीय श्रेणी में आने वाले लोग वास्तव में रोते हैं उनका मन भीतर से बहुत द्रवित होता है।

आंखें रगड़-रगड़कर रोना

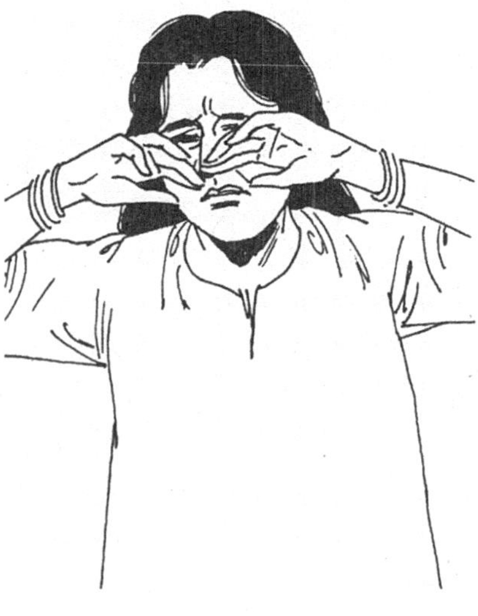

इस मुद्रा में प्राय: अव्यस्क बच्चे ही रोते हैं, बड़े लोगों को इस प्रकार रोते हुए कम ही देखा गया है। ऐसे में बच्चे सुबक-सुबक कर रोते हैं जो प्राय: किसी के द्वारा पीट दिए जाने पर, शारीरिक चोट लगने पर अथवा उनकी इच्छा के विरुद्ध कोई कार्य हो जाने पर या फिर बड़ो से अपनी बात मनवाने के लिए इस प्रकार रोते हैं। इन्हें सांत्वना देकर अथवा इनकी इच्छा पूरी करके चुप कराया जा सकता है।

वास्तव में रोता आदमी

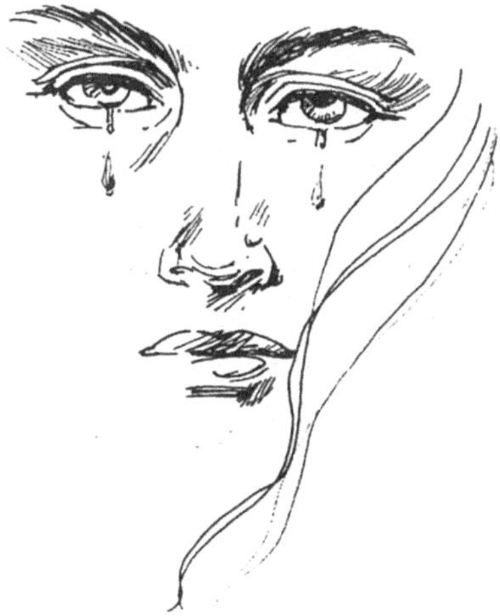

इस चित्र में आंखों का चित्रांकन विशेष तौर पर किया गया है जिसमें आंखों से आंसू तो गिरते दिखलाई पड़ रहे हैं परन्तु आंखे कुछ और कह रही हैं। यह वास्तविक रूप से दुःखी व्यक्ति की आंखें है जो भीतर ही भीतर अपना गम पीने की कोशिश कर रहा है परन्तु अपने आंसू रोक नहीं पा रहा है। इसलिए इसने दृढ़ता पूर्वक अपने होंठ भी बंद किए हुए हैं। अपने भीतर के गम को ऐसा व्यक्ति शब्दों में भी अभिव्यक्त नहीं करता जबकि वह वास्तव में भीतर ही भीतर अत्यंत द्रवित होता है।

रोने का दिखावा करता व्यक्ति

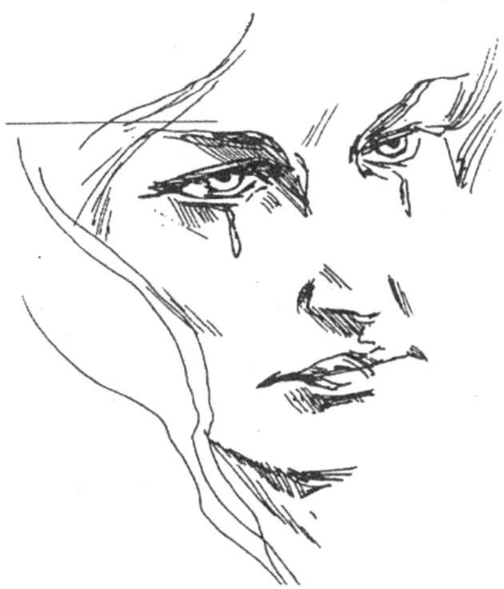

इस चित्र में दिखाई देने वाली शख्सियत के चेहरे की भाषा उसके आंसुओं से मेल नहीं खाती। ऐसा प्रतीत होता है कि यह शख्स अपने चेहरे पर बेचारगी की मुद्रा बनाकर सबको भ्रम में डालना चाहता है जिसका उद्देश्य यह दर्शाना है कि वह वास्तव में कितना दुखी है। इनकी विशेषता यह है कि ये लगातार एक सा भाव चेहरे पर बनाए रखने का प्रयास करते हैं और किसी के कुछ पूछने अथवा कहने पर उत्तर नहीं देते।

चोट खाई महिला का रोना

यह महिला रो तो वास्तव में रही है परन्तु सामने वाले पर अपने रोने के प्रभाव का आकलन भी मन ही मन कर रही है। इस प्रकार की मुद्रा में रोने वाली स्त्री किसी के द्वारा उसकी भावनाओं को आहत करने पर रोती है जिससे उसे लगता है कि उसके साथ धोखा हुआ है अथवा उसने कुछ समझने में भूल की है। जिसके लिए वह रो रही है उससे उसे भीतर ही भीतर लगाव भी है।

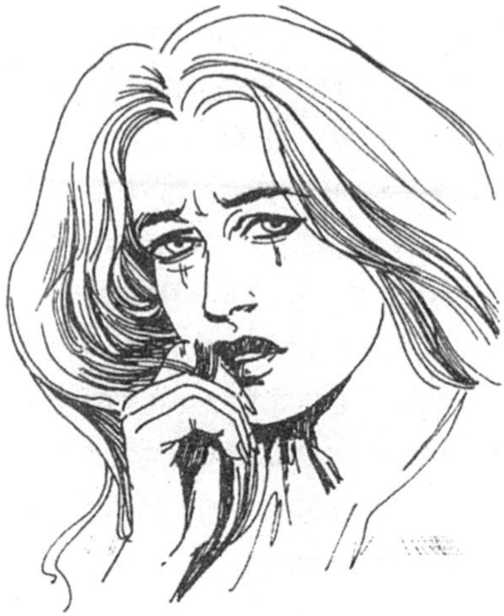

चुपचाप रोता आदमी

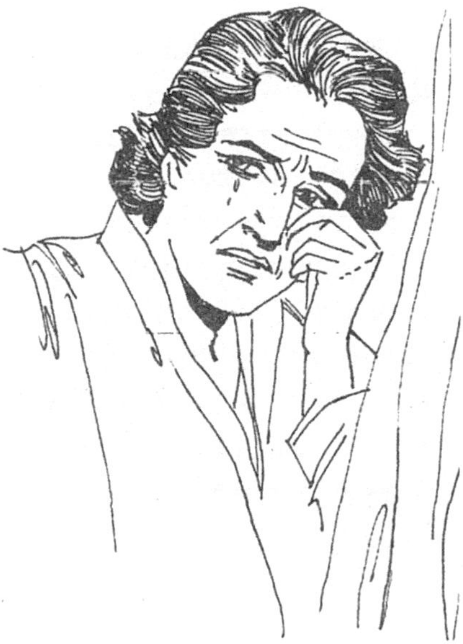

इस चित्र में रोता व्यक्ति भीतर से कठोर प्रवृत्ति का है वह चुपचाप रोकर अपना गम पीने की कोशिश कर रहा है उसका प्रयास है कि कोई उसके आंसू न देख पाए। ऐसे व्यक्ति चुपके से अपने आंसू छिटक देते हैं। इनके भीतर का दर्द भीतर ही समाप्त हो जाता है, उसकी अभिव्यक्ति न तो वे आंसुओं से और न ही बोलचाल से करते हैं।

भावुकतापूर्ण रोना

भावनाओं का आहत होना, दिल पर चोट लगना अथवा किसी नजदीक व्यक्ति द्वारा धोखा देना जैसी स्थितियों में इस प्रकार भावातिरेक होकर रोता है पीड़ित व्यक्ति। ऐसी स्त्रियां प्राय: रोकर ही अपना गम हल्का कर लेती हैं और-रोने के कारण को भविष्य के लिए सबक मानकर सहन कर लेती हैं। ये सहानुभूति की पात्र हैं इन्हे सांत्वना देना ही उचित है।

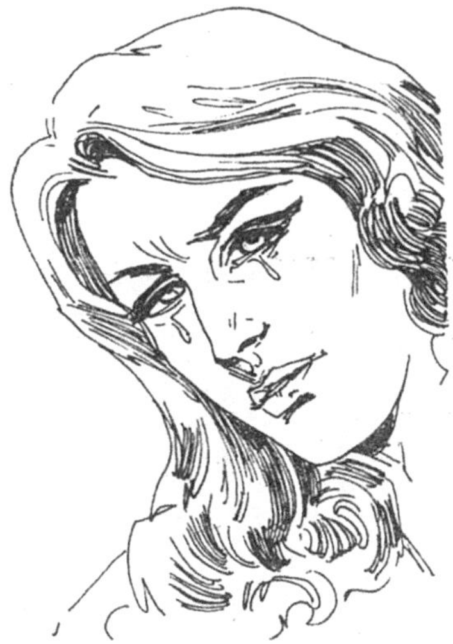

क्रंदनपूर्ण रोना

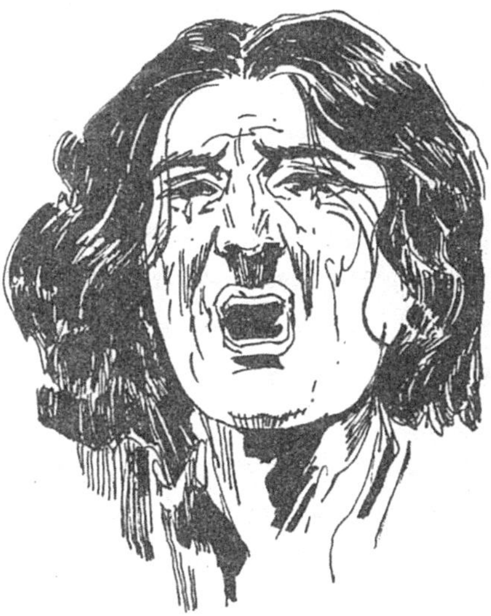

ऐसा व्यक्ति जो या तो बहुत अधिक आहत हो मुंह खोलकर क्रंदन करता है, वह चुपचाप नहीं रोता, उसका उस समय स्वयं पर नियंत्रण नहीं रहता चाहे फिर पुरुष हो अथवा स्त्री। दूसरी स्थिति में प्रदर्शन की भावना उसके मन मस्तिष्क पर इतनी हावी रहती है कि वह हर संभव प्रयास करता है यह दिखाने का कि उसका गम औरों से कहीं अधिक है। इनकी आंखों को ध्यान से देखा जाए तो वास्तविकता का पता आसानी से चल सकता है।

हंसी एवं मुस्कान की भाषा

मानवीय जिज्ञासाओं का कोई अंत नहीं है। ये अनंत हैं। हंसना एवं प्रसन्न रहना अच्छे स्वास्थ्य, अच्छी मानसिकता एवं सुख समृद्धि का प्रतीक है। हंसने से शरीर में रक्त संचार भली भांति संचालित होता रहता है। शारीरिक कोशिकाओं को ऊर्जा मिलती है साथ ही शरीर के सभी अव्यव खुल जाते हैं और ठीक प्रकार से कार्य करते हैं।

यूं तो हंसते रहना प्रसन्नता की निशानी है परन्तु हंसने से अनेकों बीमारियों का इलाज खोज लिया गया है। प्रातः काल जोर-जोर से हंसने से फेफड़े और हृदय एवं रक्त सभी बीमारियों में फायदा होता है। इस विषय पर अनवत खोजें संपूर्ण विश्व में जारी हैं।

जैसा कि आप जानते ही हैं कि जिस प्रकार अभिनय द्वारा मनुष्य अपनी अनेकों अभिव्यक्तियों को परिवर्तित कर सकता है उसी प्रकार वह अपने हंसने और मुस्कराने में भी बनावटीपन लाकर धोखा दे सकता है और ऐसी घटनाएं सभी के जीवन में प्रायः घटती ही रहती हैं। एक मिलनसार व्यक्ति हंसते, हंसाते, मुस्कराते हुए आपके साथ धोखा कर जाता है और आपको पता तब चलता है जब बाजी आपके हाथों से निकल चुकी होती है। यदि आप पहले से इस भाषा को जानते कि वास्तविक हंसी और बनावटी हंसी में क्या फर्क है तो शायद धोखा खाने से बच सकते थे।

इसी उद्देश्य की पूर्ति हेतु चित्रो की सहायता से हंसी एवं मुसकान संबंधी कुछ गुप्त संकेतों का वर्णन किया जा रहा है ताकि आपका ज्ञानार्जन भी हो और आप लाभान्वित भी हो सकें। आइए इनका अध्ययन करें।

सामान्य हंसी

सामान्य हंसी का तात्पर्य है कि इसमें न तो अधिकता होती है, न आवाज और न ही धीमापन, इसमें मात्र सामने वाले की खुशी के लिए अपनी सहमति या प्रसन्नता प्रकट करना ही मुख्य उद्देश्य होता है जिसका अर्थ सामने वाले को सहारा देना अथवा उसकी बात या उसके कार्य के लिए उसे शाबाशी देना एवं उसका उत्साह बढ़ाना होता है। ऐसी हंसी प्रायः सभी आसानी से प्रकट कर लेते हैं अतएव यदि इस प्रकार की हंसी की वास्तविकता को जांचना हो तो आंखो पर विशेष ध्यान दिया जाना आवश्यक है तथा सामने वाला यदि आवश्यकता के विपरीत कम अथवा अधिक दर्शाने का प्रयास करता है तो इसका अर्थ हुआ कि वह बनावटी दिखावा कर रहा है। ऐसे लोग मन ही मन आपसे जलते हैं और ऊपर से दिखावा करते हैं। इनसे सावधान रहना चाहिए।

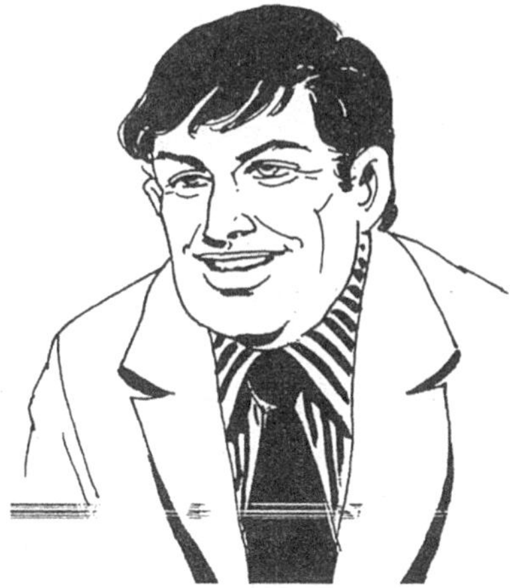

उन्मुक्त हंसी

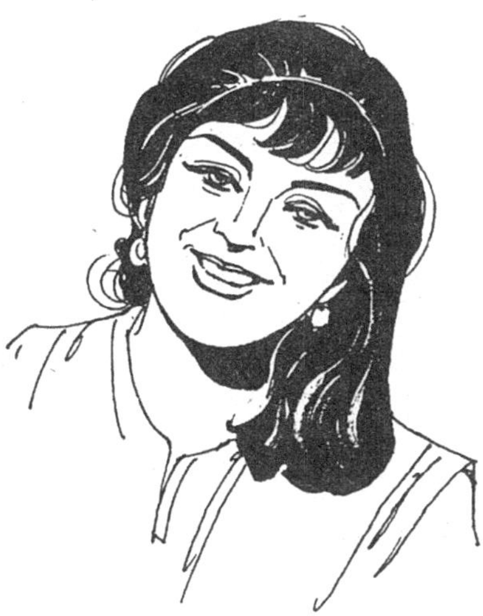

ऐसे लोग जो हंसते समय वास्तविक रूप से हंसते हैं आपके हितैषी होते हैं। इनकी पहचान यह है कि हंसते समय इनके दांत भी दिखाई पड़ते है और आंखे विशेषतौर पर हंसती प्रतीत होती है। बिना किसी हीन भावना और जलन के उन्मुक्त हृदय से हंसते है ऐसे लोग जिस प्रकार चित्र में दिखाई गई स्त्री उन्मुक्त हृदय से हंस रही है। सच्चा हमदर्द, हितैषी, सच्चा मित्र ही इस प्रकार की हंसी हंसते हैं, इनकी सलाह मानना अच्छी बात है।

प्रफुल्लित मुद्रा

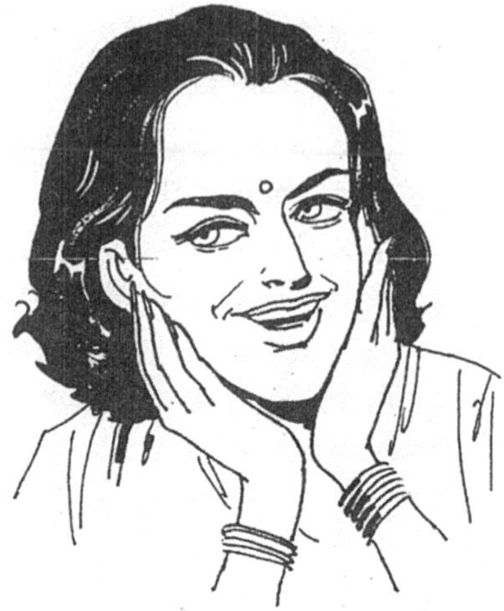

जब कोई व्यक्ति विशेष अपनी संभावित सफलता को प्राप्त कर लेता है तो प्राय: इसी प्रकार की मुद्रा बनाकर अपनी प्रसन्नता की अभिव्यक्ति करता है। विशेषतौर पर स्त्रियां तो अधिकतर इसी मुद्रा द्वारा अपनी भावनाओं को प्रदर्शित करती हैं और पुरुष एक बार गर्दन आकाश की ओर उठाकर भगवान का शुक्रिया अदा करते हैं और चेहरे व कानों को हाथ लगाते हैं। ऐसे लोग अपनी सफलता और असफलता के बीच संशय की स्थिति में रहते हैं कभी उन्हें लगता है कि वे ही सफल होंगे और कभी लगता है कि शायद नहीं। इस समय उनका आत्मविश्वास डोल रहा होता है और जैसे ही निर्णय उनके पक्ष में आता है वे भावातिरेक होकर प्रफुल्लित मुद्रा बनाती हैं। इसमें बनावटीपन अथवा दिखावे की कोई गुंजाइश अथवा संभावना नहीं होती।

खुलकर ठहाका लगाकर हंसना

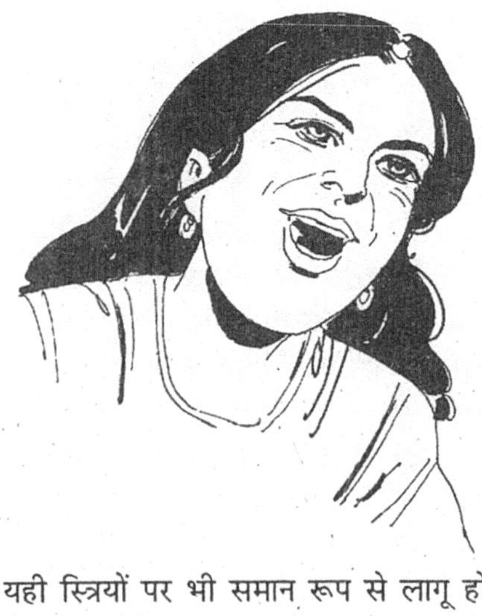

चिंताओं से मुक्त, अनुकूल वातावरण और अपने लोगों के बीच लोग ठहाका मारकर हंसते हैं उस समय विशेष तौर पर वे अति प्रसन्न और शारीरिक एवं मानसिक रूप से उन्मुक्त और स्वच्छंद होते हैं यद्यपि सदैव सभी के साथ ऐसा नहीं होता फिर भी जिन लोगों को अधिकतर ठहाका मारकर और पूरा मुख खोलकर हंसने की आदत होती है वे अपने जीवन में प्राय: सभी प्रकार के भोगों को भोगने वाले और जीवन से संतुष्ट व सुखी होते हैं। प्राय: यही स्त्रियों पर भी समान रूप से लागू होता है। ऐसे लोग अपने विनोदी स्वभाव से शीघ्र ही वातावरण को अपने अनुकूल बना लेते हैं।

जबरदस्ती मुस्कराना

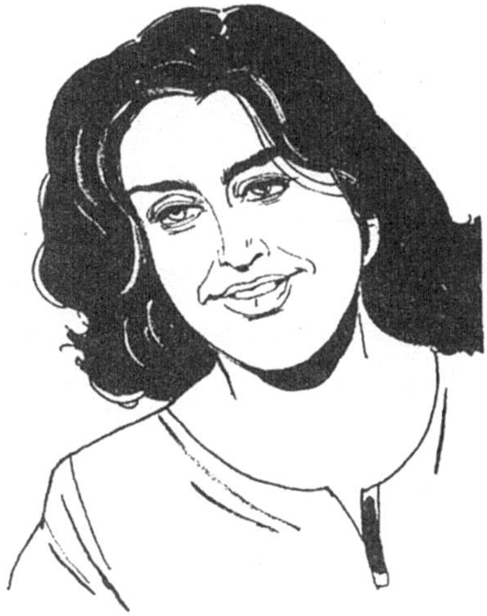

इस स्त्री का चित्र देखिए इसके होंठ तो मुस्कराते प्रतीत हो रहे हैं। परन्तु आंखे इसके विपरीत अभिव्यक्त कर रही हैं। ऐसी महिला अथवा पुरुष जिनके चेहरे से इस प्रकार की भावनाएं प्रकट हो वे प्राय: इसी प्रकार की स्थिति में होते हैं। वे अपनी भावनाओं को छिपाने का भरसक प्रयास करते हैं परन्तु ध्यान से देखा जाए तो इनकी भावनाओं को समझा जा सकता है। इनकी आंखों के माध्यम से। ऐसी स्त्रियां खुले दिल से चाहकर भी नहीं मुस्करा पातीं क्योंकि वे स्वयं किसी न किसी चिंता में रहती हैं जो उनके मन मस्तिष्क पर इतना हावी रहती हैं कि वे चाहे तो भी दूसरो के सुख में पूर्ण रूप से शामिल नहीं हो पातीं।

गमगीन मुस्कान

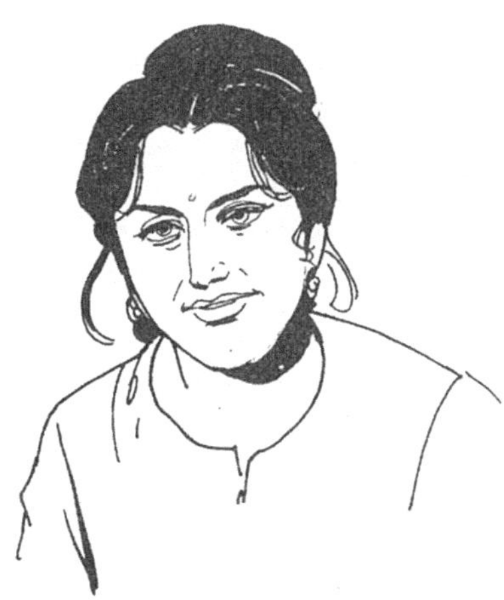

आंखो में गम की परछाई और होठों पर मुस्कान लिए एक लाचार और विवश स्त्री का यह चित्र यह दर्शाता है कि वह भीतर ही भीतर दुखी है परन्तु अपना दुख प्रदर्शित नहीं करना चाहती इसलिए निरर्थक मुस्कराने का प्रयास कर रही है जिसका प्रमाण है इसके भीचे हुए होंठ जो खुलकर मुस्कराने में उसका साथ दे पाने में स्वयं को असमर्थ पा रहे हैं। ऐसे लोग खुलकर मुस्करा भी नही पाते क्योंकि इनकी आंखें और चेहरा इनके भीतर के भावार्थ को छिपा सकने में असफल रहते हैं। जीवन में समझौता दर समझौता करती चली जाती हैं जिससे उनकी बेचारगी स्पष्ट झलकती है।

अपनी प्रशंसा सुनकर मुस्कराना

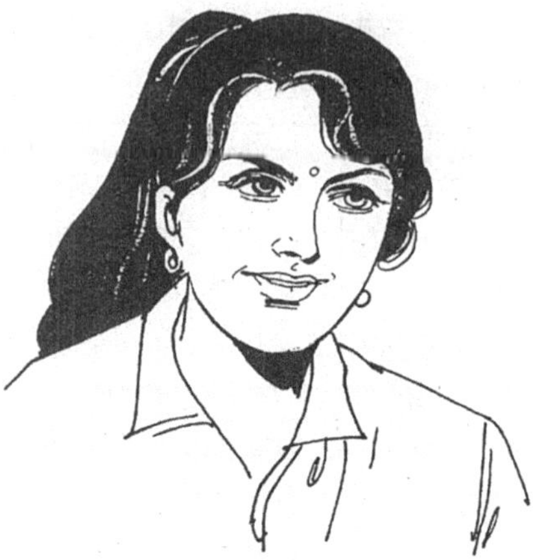

इस चित्र में प्रदर्शित स्त्री इस समय ऐसी मुद्रा में है मानो इसके सामने इसी की प्रशंसा के पुल बांधे जा रहे हैं और यह अपनी आंतरिक प्रसन्नता को प्रदर्शित नहीं करना चाहती इसलिए केवल मुस्कराकर अपनी भावनाओं को अभिव्यक्त कर रही है। ऐसे लोग आत्मा से सुदंर होते हैं और वह जहां तक संभव हो सभी का हित करने की सोचते हैं और यथा सामर्थ्य दूसरो की सहायता भी करते हैं।

गर्दन टेढ़ी करके मुस्कराना

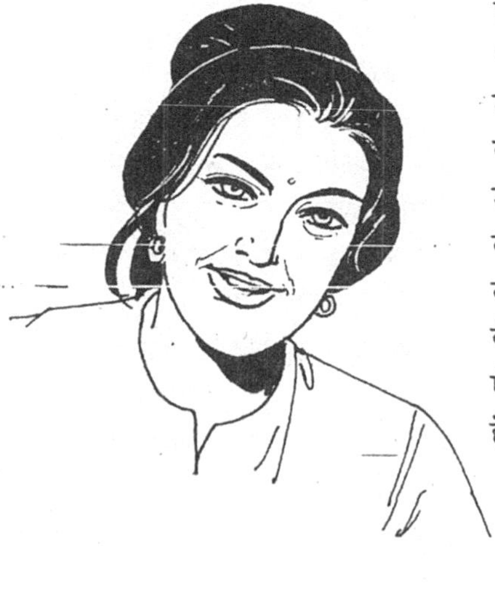

ऐसी महिलाएं बहुत वाकपटु होती हैं और ऐसा दिखाती है मानो तन्मय भाव से दूसरो की बातें सुन रही हैं व उसका परिपूर्ण आनन्द ले रही हैं परन्तु वास्तव मे ऐसा नहीं होता। ऐसे लोग उस वातावरण से टलने की कोशिश करते हैं और जहां तक संभव होता है बात को संक्षिप्त रूप देकर समाप्त कर देते हैं और मुस्कराकर चल देते हैं। ऐसे लोग बनावटी व्यस्तता प्रकट करते हैं परन्तु किसी को आघात नहीं पहुंचाते।

टकटकी बांधकर मुस्कराना

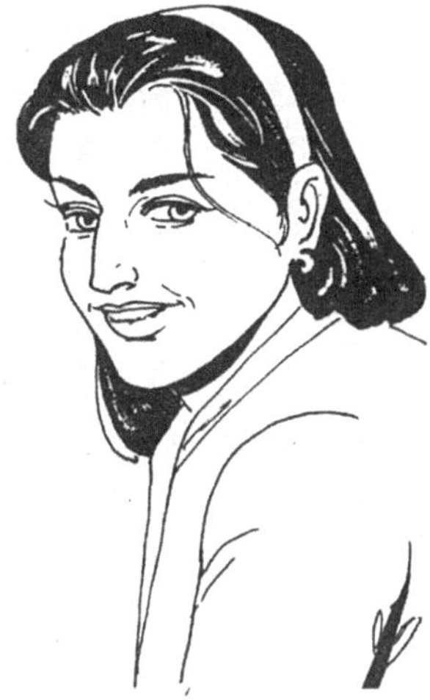

ऐसे लोग स्त्री हो अथवा पुरुष जब भी टकटकी बांधकर देखते व मुस्कराते हैं तो इसका तात्पर्य यह होता है कि वे अपने अतर्द्वंद से लड़ते हैं। सामने वाले को ऐसा प्रतीत होता है कि सुनने वाला यथार्थ का आनंद ले रहा है परन्तु सुनने वाला जो टकटकी बांधकर देख व हंस रहा है वह कहने वाले की मूर्खता पर हंसता है। सच्चाई क्या है यह उसकी समझ में शीघ्र आ जाती है। उसके हंसने का प्रयास इस प्रकार का होता है कि सामने वाले से उसकी हंसी यह कह रही हो कि ज्यादा गप्पे मारना अच्छा नहीं होता इसलिए चुप हो जाओ। ऐसे स्त्री व पुरुष भावुक और गंभीर होते है व किसी भी निर्णय को सोच समझकर लेते हैं।

कंधे झुकाकर मुस्कराना

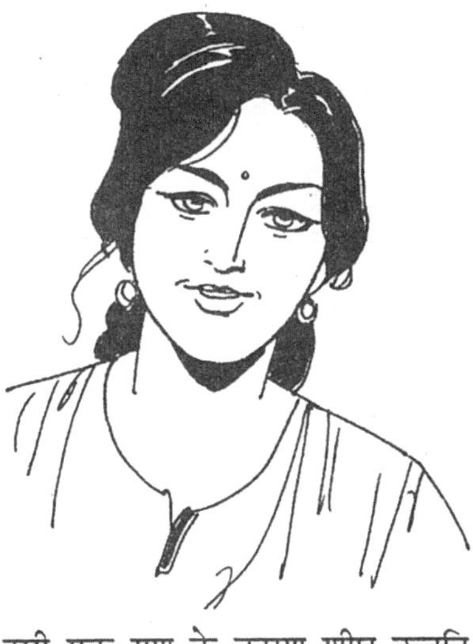

ऐसे स्त्री पुरुष बहुत अधिक चतुर व चालाक होते हैं। दूसरे के मन की अंतरंग गहराइयों को कुरेद-कुरेद कर झंकृत कर देना इनके बायें हाथ का काम होता है और उसके अंतर्मन की सब बातें उगलवाकर आनंदित होने लगते हैं। इस प्रकार के स्त्री-पुरुष पर्याप्त उन्नति करते हैं और दूसरों को यह प्रदर्शित करते हैं कि वे लापरवाह है और उन्हें किसी से कुछ भी लेना देना नहीं है। मिलने-जुलने वालों के मर्मस्थल की कमजोरी को जानकर यह उनसे पूरा फायदा उठाने का प्रयास करते हैं। इसी एक गुण के कारण शीघ्र उन्नति कर जाते हैं।

गर्दन आगे करके हंसना

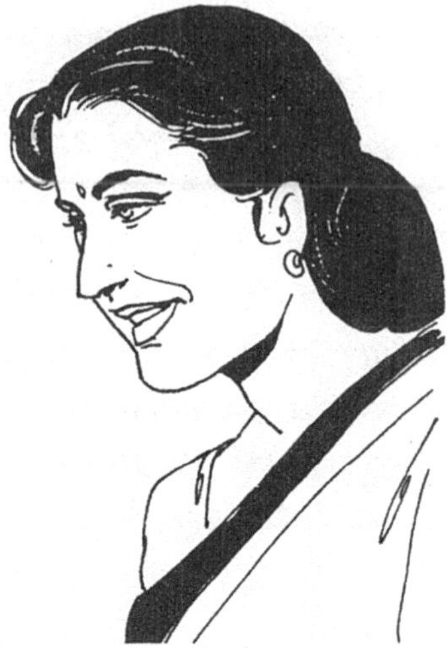

ऐसे स्त्री पुरुष अपने दुखों से इतने दुखी होते है कि उन्हे प्राय: हंसने का मौका ही नहीं मिलता और जब हंसने का मौका आता है तब बिना शब्दों की हंसी हंसते हैं। ये मूक हंसी इस बात का संकेत देती है कि वह तुम्हारी खुशियों में परिपूर्ण रूप से शरीक तो हैं परन्तु दुखी इतने हैं कि उनका इस मौके पर हंसने को जी नहीं चाहता परन्तु जबरदस्ती हंस रहे हैं ऐसे स्त्री पुरुष बहुत अधिक शालीन गंभीर होते हैं। अपने मन की वेदनाओ को छिपाना इनका सहज कार्य होता है। ऐसे स्त्री पुरुष अपने जीवन के अनेकों उतार चढ़ाव देखते हैं व अनुभवशील होते हैं।

पथराई आंखों से हंसना

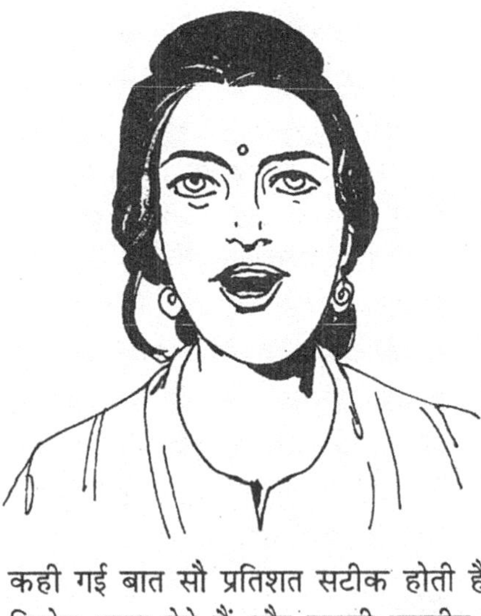

ऐसे स्त्री पुरुष किसी की बात सुनकर अचानक ही स्तब्ध होते हैं और उसकी स्तब्धता के कारण अनायास ही हंस पड़ते हैं और वह हंसी एक लय और स्वर लिए होती है। उस लय और स्वर में उनका आत्मिक आनंद छिपा होता है। ऐसे स्त्री पुरुष प्राय: किसी के बुरे नहीं होते और मन के बहुत साफ होते हैं। हंसने के पश्चात् ये अपनी प्रतिक्रिया भी अभिव्यक्त नहीं करते और जब तक हंसते हैं हंसते ही चले जाते हैं। ऐसे लोगों को निर्णय न्यायपूर्ण होता है। कोई माने या न माने इनकी कही गई बात सौ प्रतिशत सटीक होती है। ऐसे स्त्री पुरुष अपने रख-रखाव पर विशेष ध्यान देते हैं और काफी शालीन प्रवृत्ति वाले होते हैं।

छलपूर्ण हंसी

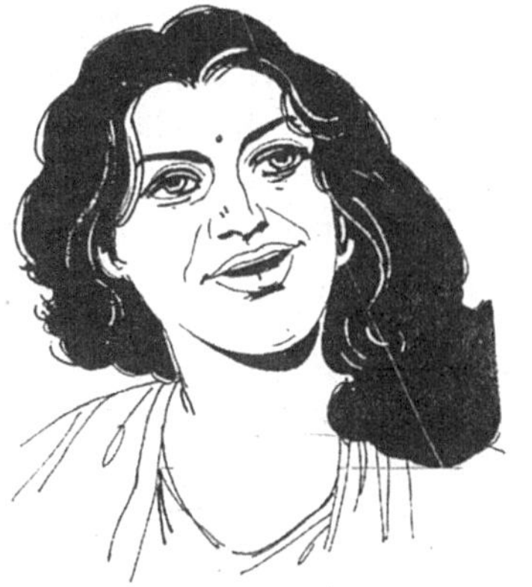

ऐसे स्त्री पुरुष छदम् वेशधारी होते हैं। दूसरों को अपनी ओर आकर्षित करने के लिए वे अपनी भावभंगिमा इस प्रकार अभिव्यक्त करते हैं मानो वे बहुत चतुर और विद्वान हो तथा छदम् रूप से वे शिकारी गिद्द की भांति अपने शिकार पर निरंतर नज़र रखते हैं और मौका मिलते ही अपने शिकार को दबोच लेते हैं व उससे अपना उल्लू सीधा कर आगे का रास्ता पकड़ते हैं। ऐसी प्रवृत्ति वेश्याओं में, कामुक स्त्रियों में, और अनेकों प्रकार से समस्याओं से उलझे हुए स्त्री-पुरुषों में प्राय: देखने को मिल जाती है। ऐसी स्त्री पुरुष न तो मन के धनी होते है और न ही तन के। सभी कुछ इनका कृत्रिमतापूर्ण होता है व मिथ्यापूर्ण आडम्बरों से भरा होता है। इस प्रकार के ये लोग किसी की मित्रता के योग्य नहीं होते और घातक सिद्ध होते हैं।

सहज व असहज भावपूर्ण मुस्कराहट

सहज भाव से कथनकर्त्ता जब अपनी अभिव्यक्ति को वार्ता का रूप देता है तो वह अपनी भाव-भंगिमाओं में शर्मिलापन लिए हुए परिपूर्ण आनंद के साथ

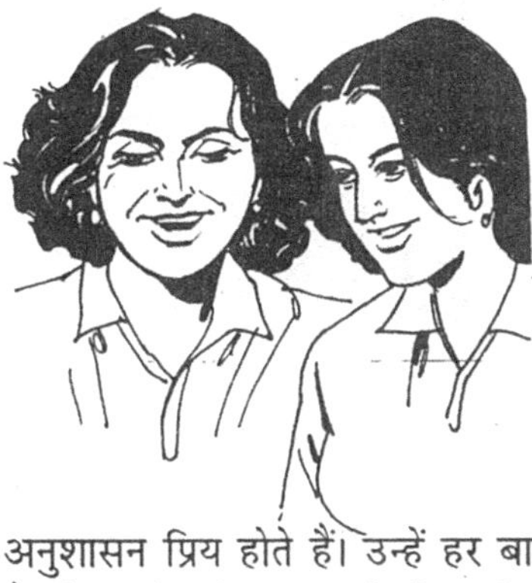

अपने भावो की अभिव्यक्ति करता है और आत्मविभोर होते हुए अपनी अभिव्यक्ति को पूर्ण कर देता है। इस प्रकार के लोग स्त्री हो अथवा पुरुष आत्मा से सुंदर होते हैं और लोक लाज के कारण बहुत मर्यादित और लज्जालु होते हैं। वे अपने धर्मो द्वारा कोई भी ऐसा कार्य नहीं करते जिससे कि समाज की मर्यादा भंग हो। ऐसे स्त्री पुरुष अनुशासन प्रिय होते हैं। उन्हें हर बात अनुशासनात्मक प्रकार की ही भली लगती है। वे दूसरों की भावनाओं से भली-भांति परिचित होते हैं और कोई भी बात ऐसे नही करना चाहते जिससे किसी की आत्मा को ठेस पहुंचे। इनके विपरीत आंखें बंद करके और तनिक जोर से अट्टहास करते हुए हंसना इस बात का प्रतीक है कि यह ज़िससे भी बात कर रहे हैं अथवा सुन रहे हैं इनका ध्यान उनकी बातों की और आकर्षित नहीं हैं। क्योंकि उस समय इनके पास कोई और औचित्य नहीं

होता। ऐसे लोग विश्वास योग्य नही होते और न ही मित्रता के योग्य होते हैं। ये चुगलखोर प्रवृत्ति के लोग बहुत अधिक रहस्यमय ढ़ंग से जीते हैं और समय अनुसार अपनी बातों से पलट जाते हैं। ये हर क्षेत्र में घातक ही सिद्ध होते हैं। मित्र नहीं।

गहरी हंसी

ऐसे स्त्री पुरुष अपने रोब दाब के कारण कहते कुछ है और करते कुछ और उनके हंसने व मुस्कराने के अनेकों अर्थ होते हैं अपने रोबदार चेहरे का ऐसे लोग नाजायज फायदा उठाते हैं और नाजायज ही व्यसनों में लिप्त रहते हैं। इनका चरित्र चित्रण इस प्रकार होता है कि हाथी के दांत खाने के और व दिखाने के और होते हैं। कब कहां किसे डस लें कुछ पता नही चलता। ऐसी मुस्कराहट के स्वामित्व रखने वाले ये जीव अधिकतर गुप्तचरी संस्थाओं में अनैतिक कार्य व्यवहार करने वाली वेश्याएं और उंचे पदासीन अधिकारियों की स्त्रियां, कैबरे डांसर, नर्तकियां, अभिनेत्रियां होती हैं। ये अपने प्रेमी को भी डंक मारने से नहीं चूकतीं। आंतरिक मन से ये इतना लालची होती हैं कि अपनी स्वार्थपूर्त्ति के लिए किसी का खून बहा देना इनके लिए मच्छर मारने के समान है। ऐसे पुरुष प्रायः भ्रष्ट अधिकारी होते हैं और अनैतिक आचरण से अपनी जेबें भरते रहते हैं। समाज में प्रतिष्ठित कहलाने वाले ये चरित्र वास्तव में याद रखने योग्य नही होते। क्योंकि ये डसते इतना गहरा है कि इनका डसा हुआ या तो जीता ही नहीं यदि जी भी जाए तो वो मृतक समान अपने जीवन के दिन पूरे करता है। इनके दिए गए दर्द इतने अधिक संवेदनशील होते है कि हृदय की धड़कन को रोक देना इनके लिए व्यवहारिक खेल है। फुटबाल स्टेडियम में या क्रिकेट का मैदान, रेसकोर्स हो या कैसिनो जुआघर, इन स्थानों पर इस प्रकार के व्यक्ति प्रायः देखने को मिल जाते हैं।

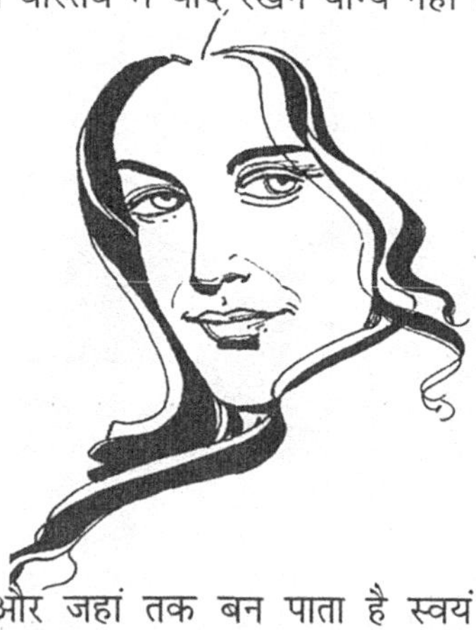

ये अक्सर लंबे लबादो से लदे रहते हैं और जहां तक बन पाता है स्वयं को संभ्रान्त प्रदर्शित करने की कुचेष्टाएँ करते हैं। रूप रंग के कारण ये लोकप्रिय हो जाते हैं और घिनौनी अपराध प्रवृत्ति और भी तीव्र गति से गतिमान होते हुए इनको दुष्कर्म करने को प्रेरित करती हैं। ये दुस्साहसी व दूरगामी होते हैं। उत्साह इनके जीवन की एक अमूल्य निधि होती है। वृद्धावस्था आते-आते या तो इनका कत्ल हो जाता है या किसी लंबी बीमारी से ग्रसित होकर दम तोड़ देते हैं। जहर से ज्यादा घातक चरित्र के ये लोग खूब ऐशो आराम से जीने वाले होते हैं। अतएव इनसे सावधान रहना ही श्रेयस्कर है।

बैठे हुए लोगों की शारीरिक भाषा

बैठना भी एक कला है। स्त्री हो अथवा पुरुष उनके बैठने की मुद्राओं द्वारा उनकी शालीनता, सभ्यता, संस्कृति, रुचि, विचारधारा एवं प्रवृत्ति आदि का शीघ्र पता चल जाता है। आप स्वयं महसूस करेंगे कि भिन्न-2 स्थानों पर आपके बैठने की मुद्राएं स्वत: ही भिन्न हो जाती हैं क्योंकि आपको अलग-2 स्थानों पर अलग-2 प्रकार का वातावरण अलग प्रकार के लोग मिलते हैं। इसमें स्थान विशेष की स्थिति परिस्थिति भी महत्वपूर्ण भूमिका निभाती हैं।

आप घर में मित्रों अथवा रिश्तेदारों के यहां अथवा किसी परिचित के यहां जितनी सहजता से अपनी वास्तविक मुद्रा में बैठ पाने में सक्षम होते हैं उतनी ही अनजान लोगों व नए लोगो के बीच सजग और असहज मुद्रा में बैठते हैं और जैसे-2 आपका आपसी संबंध प्रगाढ़ होता जाता है वैसे वैसे आप शनै: शनै: अपनी वास्तविक मुद्रा में आते रहते हैं।

पुरुषों में स्त्रियों की अपेक्षा बैठने की मुद्राएं कम हैं परन्तु स्त्रियों में बैठने की मुद्राएं गिनती की सीमा से परे हैं। पुरुषों की अपेक्षा स्त्रियों की शारीरिक भाषा को पढ़ना और समझना भी अत्यंत कठिन कार्य हैं क्योंकि प्रकृतिप्रदत्त कुछ आदतें ऐसी है जो लगभग सभी स्त्री वर्ग में समान हैं।

कई बार भिन्न-2 कार्यो हेतु भी भिन्न-2 प्रकार की मुद्राओं में बैठ्ना पड़ता है क्योंकि उन विशेष मुद्राओं के बिना वह कार्य भली भांति हो नहीं पाता। इसी प्रकार बैठने की कुछ प्रचलित मुद्राएं जो व्यवसायिक रूप से सभी अपनाते हैं अपने कार्य की प्रकृति अनुसार निर्धारित होती हैं अतएव इन स्थितियों में शारीरिक भाषा द्वारा संबंधित व्यक्ति के संबंध में कोई अवधारणा अपने मन मस्तिष्क में निर्धारित नहीं करनी चाहिए।

व्यक्ति विशेष की बैठने की नियमित मुद्राओं का चयन करके ही उसके व्यक्तित्व की विशेषताओं का निर्धारण किया जाना उचित है।

आइए बैठने की कुछ प्रचलित मुद्राओं का अध्ययन करें।

तकिये के सहारे हाथ बांधकर सुखासन में बैठना

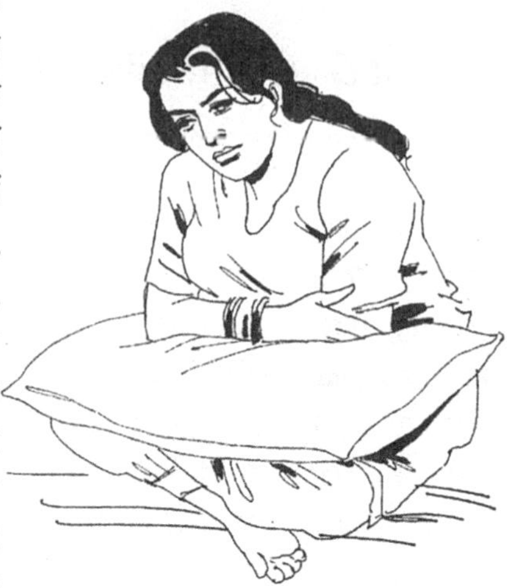

ऐसे लोग जो चित्र में प्रदर्शित मुद्रा में बैठे होते हैं, चाहे वे पुरुष हों अथवा स्त्री एक बात दोनों में समान होती है कि दोनो ही अपने अपने विषय में पारंगत होते हैं। ऐसे लोगो को दूसरों की सहायता करना, उन्हें सलाह देना, उनकी समस्याओं का निपटारा करना, और मदद करने में विशेष आनन्द की अनूभूति होती है। ऐसे लोगों की बाते अन्य लोग ध्यान से सुनते हैं और उनका पालन भी करते हैं। ऐसे लोग सभ्य परोपकारी, कल्पनाशील और भावनात्मक होते हैं। ऐसे लोग अच्छे मित्र साबित होते हैं इसलिए इनसे मित्रता करना अच्छा होता है। ऐसे लोग बहुत सोच विचार के पश्चात् कार्य करते हैं और छोटी-2 बातों को प्रायः कम ही महत्व देते हैं। यदि किसी की इस प्रकार बैठने की मुद्रा नियमित न हो तो इसका तात्पर्य यह है कि समय विशेष पर वह स्त्री या पुरुष किसी समस्या अथवा चिंता का समाधान खोज रहा है और वह अपने मन मस्तिष्क को इसके लिए तैयार कर रहा है। ऐसे लोग प्रायः अनियमित खर्चे करने के शौकीन होते हैं और ऐसे लोग अपनी अनियमितताओं के कारण कुछ क्षण के लिए चिंताग्रस्त तो होते हैं लेकिन बड़े सौभाग्यशाली एवं भाग्यवान होते हैं। बड़ी से बड़ी समस्याओं का हल चुटकियों में खोज निकालते हैं। इनका मनोबल ऊंचा होता है।

पैर पर पैर रखकर घुटना खड़ा करके बैठना

ऐसे स्त्री पुरुष विशेष चिंताओं में मग्न रहते हैं और हमेशा इस बात का गणित जोड़ते रहते हैं कि शत्रु पक्ष का विनाश कैसे किया जाए। इन्हें अपना अपमान बर्दाश्त नहीं होता और ये स्वभाव से भावुक होने के कारण अपनी योजनाएं इस प्रकार बनाते हैं कि सांप भी मर जाए और लाठी भी न टूटे। इनकी सभी योजनाएं गहन चिंता का विषय होती हैं। ये उसमें वक्त मिलते ही कामयाब भी हो जाते हैं। ऐसे लोग चिंता के कारण रोगग्रस्त और धनाभाव से ग्रसित तो होते ही हैं साथ ही इतने चिड़चिड़े स्वभाव के हो जाते हैं कि बात करते ही उल्टा जवाब देने को तत्पर रहते हैं। ऐसे व्यक्तियों की रुचि केवल अपने लक्ष्य को

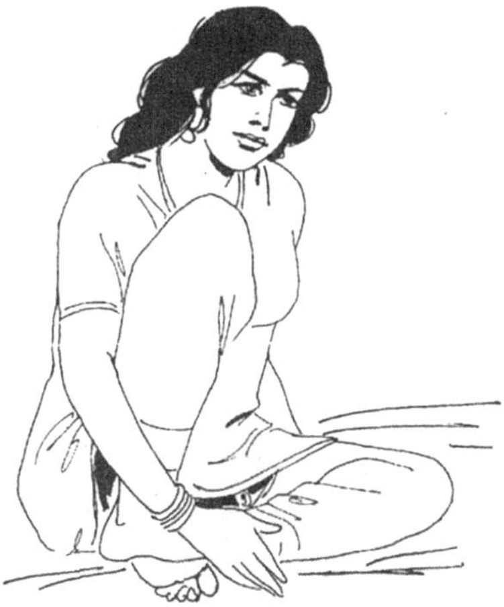

संघात करने की होती है। जब तक ये अपना बदला न ले लें तब तक चैन से नही बैठते। यदि नियमित ऐसी मुद्रा में बैठा जाए तो महाकंगाली योग आता है और ऐसे चरित्र चित्रण वाले व्यक्ति जीवन भर दुखों और संकटों से घिरे रहते हैं।

घुटने मोड़कर घुटनों पर हाथ बांधकर बैठना

ऐसे स्त्री-पुरुष जीवन में जब भी थकान का अनुभव करते हैं इस प्रकार ही बैठते हैं। इस चरित्र चित्रण के लोग बहुत परिश्रमी, मेहनती, और ईमानदार होते हैं। इसके पश्चात् भी इनके साथ छल होते रहते हैं और जिन पर ये विश्वास करते हैं वही इन्हें ठगते हैं। पारिवारिक चिंताएं इनको सदैव घेरे रहती हैं। अधिकतर समय इनका ऋण चुकाने व ब्याज देने में कट जाता है। ऐसे लोग चरित्रवान तो होते हैं परन्तु सरल हृदय भी होते हैं। गृहस्थी के नाना प्रकार के सुखों-दुखों से जुड़े ये लोग इस तरह की आस्था की जंजीरों में बंधे रहते हैं कि मृत्युपर्यन्त उससे

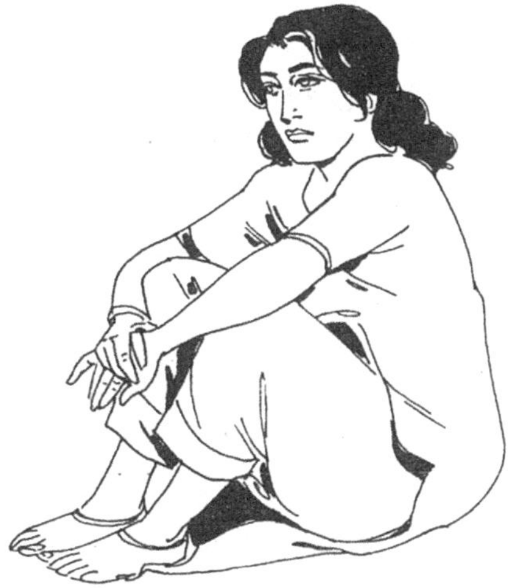

निकल नहीं पाते। ये दोनों समय पेट भरकर भोजन भी नहीं कर पाते और अपना भोजन दूसरों को देने में इन्हें बहुत सुख प्राप्त होता है। ये अपने गृहस्थ जीवन को बचाने के लिए पूरे जीवन की आहुति दे देते हैं। इनके त्याग और बलिदान का महत्त्व इनके स्वजन पहचानते हुए भी इनसे आत्मघात करते रहते हैं और इन्हे नाना प्रकार के संकटों में डालकर चिंता ग्रस्त करते रहते हैं। ऐसे व्यक्ति एकान्त

में इतना अधिक रो चुके होते हैं कि उनकी अंखो के आंसू भी सूख जाते हैं। पार्क में, बाग में, बगीचे में, किसी सार्वजनिक स्थान पर जलाशयों के तट पर इस प्रकार की मुद्रा में बैठने वाले व्यक्ति अपने चिंतन और मनन द्वारा प्रकृति का आनंद लेते हैं और अपने ख्यालों में खोए अपने अंतर्द्वंदो से जूझते रहते हैं।

घुटने पर कोहनी रखकर दूसरा घुटना उठाकर बैठना

यह इस बात का प्रतीक है कि ऐसे व्यक्ति के हृदय में बहुत बड़ा आघात पहुंचा है और उसकी मन:स्थिति बारंबार उसे रोने को प्रेरित करती है। वह न खुल कर रो सकता है और न ही ठंडी आहें भर सकता है। सिसक-सिसककर तिल तिल मिटते हुए ऐसे व्यक्ति आत्मसात की ओर सोचने लगते हैं। ऐसा व्यक्ति स्त्री अथवा पुरुष जमीन पर तभी हाथ रखेगा अथवा जमीन को तभी छुएगा जब उसका अंतर्मन भयानक वेदनाओ से ग्रस्ति होगा। ऐसी मन:स्थिति के व्यक्तियों को यदि कोई स्नेहित भाव से समझाने का और उसकी व्यथा सुनने की चेष्टा करे तो इनका आत्मिक

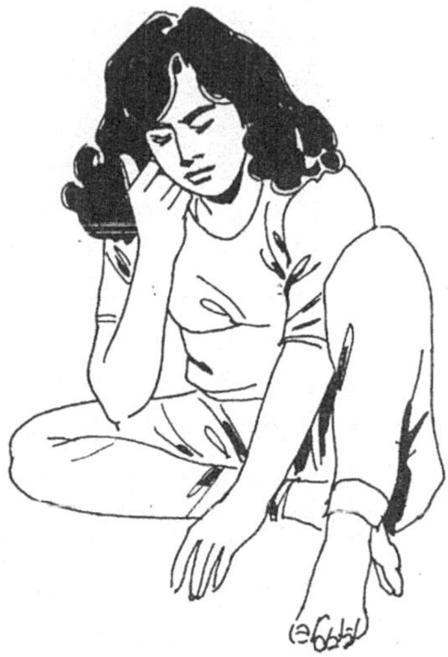

दुख थोड़ा कम हो जाता है। यह चिन्ता से मुक्त भी हो सकते हैं। मन की लगी हुई जब तक तन को न मिटा दे अथवा पूरी न हो जाए तब तक इन्हें संसार अच्छा नहीं लगता। इनकी गहन चिंता इस बात की प्रतीक होती है कि यह नहाना, धोना, खाना-पीना, विश्राम आदि से भी मुख मोड़ लेते हैं। आंतरिक मन से इतना चीत्कार करते हैं कि मानो पल में धरती फटेगी और भूकम्प आ जाएगा। अत: ऐसे व्यक्तियों को सौहार्दपूर्ण व्यवहार से उच्च मनोदशा में लाया जा सकता है।

मुड़े हुए घुटनों पर कोहनियां रखकर हाथ मोड़कर बैठना

ऐसे स्त्री पुरुष अपनी कल्पनाओं के साये में बुरी तरह खोए रहते हैं। न तो उनका विवेक कार्य करता है और न ही चिंतन। क्योंकि इनकी अपनी सोच विशेष प्रकार की होती है और ऐसे लोग ढीठ प्रवृत्ति के होते हैं और किसी का कहना भी नहीं मानते। ये अड़ियल होते हैं बहुत देर तक इनसे मगजपच्ची करने

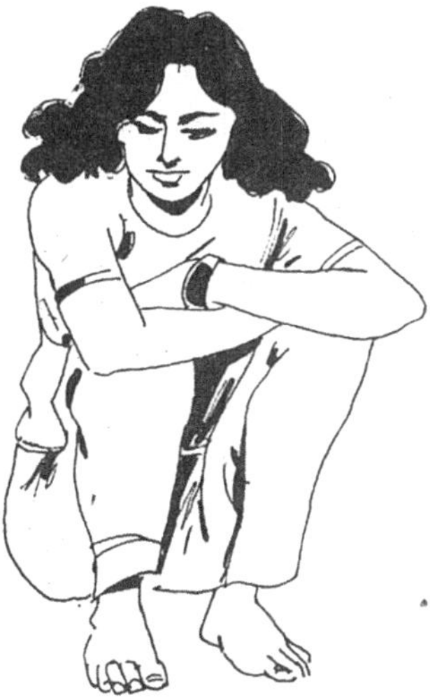

पर ही परिणाम सामने आते हैं। इनकी नीची नजरें यह बताती हैं कि जो भी इनसे बात करने वाला है ये उनकी बातों को अनसुना करते हैं और अपने ही पक्ष को उजागर रखते हुए अपनी जिद पर अड़े रहते हैं। ऐसा स्वभाव अपरिपक्व बालकों में अधिक देखने को मिलता है। ऐसे स्वभाव के स्त्री या पुरुष अपने आत्मिक कष्टों के कारण जो उनके स्वयं के कारण निर्मित होते है उसमें ही खोए-2 रहते हैं। संकोची होने का ये दिखावा मात्र करते हैं और ऐन वक्त पर ऐसा प्रहार करते हैं कि इनके सम्मुख खड़ा व्यक्ति खीज़ कर इनके मुंह नही लगना चाहता। ये इस प्रकार का प्रदर्शन करते हैं कि मानो कितने बड़े दुख से ग्रस्ति है परन्तु वास्तव में ऐसा नहीं होता।

आघाती मुद्रा

क्रोधावेश मुद्रा में पैर पर पैर रखकर घुटने को दोनों बाजूओं के बीच पकड़कर बैठना एवं बाल बिखेरकर टकटकी बांधकर एक ही ओर को देखना इस बात का प्रतीक है कि ऐसी स्त्री अथवा पुरुष भयंकर आघात के कारण जिससे उसकी अंर्तात्मा हिल गई हो और बुद्धि क्रोध में तिलमिला रही हो और बदले की भावना इतनी तीव्र हो कि वह दबाए से भी न दब रही हो तब इस मुद्रा में दृढ़ निश्चय करके स्त्री एवं पुरुष बैठ जाते हैं। ये मुद्रा इस प्रकार की होती है जिस प्रकार घायल शेरनी अपने शिकार पर ऐसा भरापूरा वार करती है कि शिकार एक ही बार में समाप्त हो जाता है। यह आघाती मुद्रा इतनी भयानक होती है कि इसमें मान अपमान और मर्यादा कुछ भी मायने नहीं रखती।

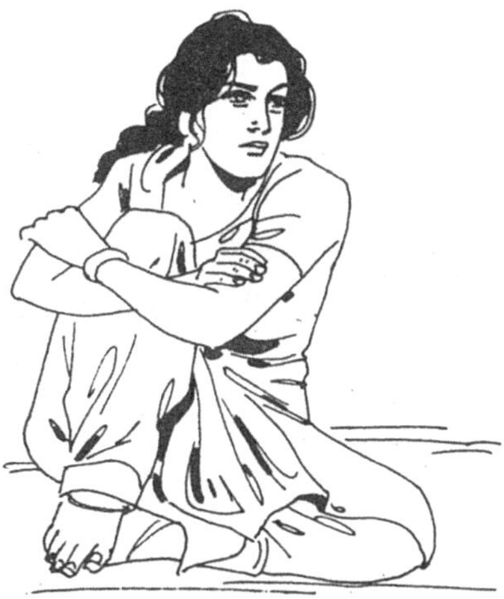

केवल मात्र शिकारी को अपने शिकार से मतलब होता है। ऐसे लोग घात का बदला प्रतिघात से लेकर ही शांत होते हैं। इनकी नजर में खून का बदला खून ही होता है। भावना और दूरदर्शिता इनके चरित्र चित्रण में नहीं होती। ऐसे लोग समाज से, घरेलू वातावरण से एवं संबंधियों के वातावरण से अनेको बार तिरस्कृत हो चुके होते हैं। जबकि तिरस्कार का कारण वह नहीं होते, केवल मात्र संदेह के दृष्टिकोण से एवं दरिद्रता के दृष्टिकोण से उनका बारंबार अपमान किया जाता है। मन, वचन, कर्म की स्थिति में ऐसे व्यक्ति दूसरे का दाह भी कर सकते हैं अथवा अपनी लक्ष्य पूर्ति न होने पर आत्महत्या भी कर सकते हैं। इनके क्रोध के ये क्षण वास्तव में बहुत ही नाजुक दौर से निकले हुए होते हैं और यही क्षण घातक भी सिद्ध हो सकते हैं। अतएव ऐसे प्राणियों से थोड़े समय के लिए दूर ही रहा जाए तो उचित है। इनको समझाने की चेष्टाएं भड़कती आग में पेट्रोल डालने का काम कर सकती है। अतएव इनकी आत्मशांति तक धैर्य रखना अनिवार्य हो जाता है।

पश्चातापी प्रतिशोध मुद्रा

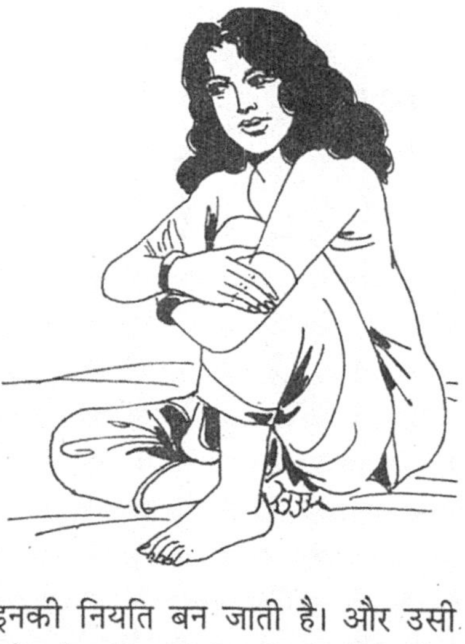

इस मुद्रा में आघाती मुद्रा की भांति ही स्त्री पुरुष बैठते हैं परन्तु उनका एक पैर दूसरे पैर को नहीं दबाता और क्रोध भी इतनी चरम सीमा तक नहीं होता कि किसी का जीवन ही नष्ट कर दिया जाए। अपने विचारो के उलझे हुए ताने-बानें में ये लोग ऐसी योजनाओं का निर्माण कर लेते हैं कि उन योजनाओं के अनुसार यह प्रतिघात करते हैं और आघात करने वाले को लंबे समय में जाकर एक ही आघात से धराशायी कर देते हैं। अपने शत्रुओं का काम बिगाड़ना, बारंबार उन्हें नीचा दिखाना इनकी नियति बन जाती है। और उसी के अंतर्गत चलते हुए ऐसे जीव अपने शत्रुओं को चुन चुनकर रसातल में दबाते रहते हैं। इनके इरादे और बुद्धि बहुत दूरदर्शी और दूरगामी होती है। यदि कोई समझदार व्यक्ति इनसे झुककर माफी मांग ले तो ये सहज भाव से माफ करके क्रोध छोड़ देते हैं।

अंतर्द्वंद मुद्रा

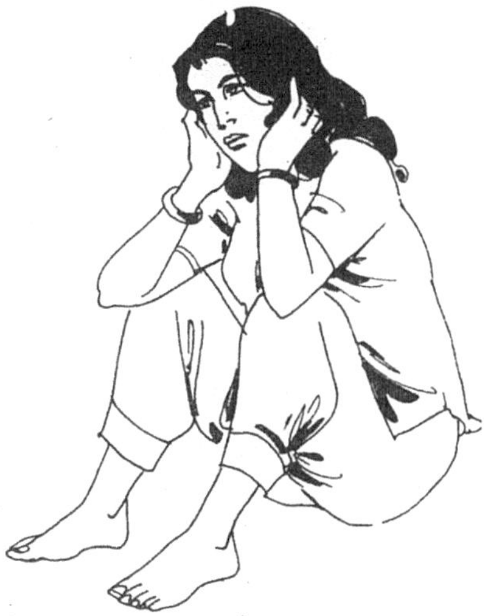

इस मुद्रा में दोनों घुटने मोड़कर और दोनों कोहनियां घुटने पर रखकर अपना चेहरा हाथों के बीच दबाकर बैठना और एक विशेष कोण पर दृष्टि गड़ाकर देखते रहना अंतर्द्वंद मुद्रा कहलाती है। इस मुद्रा के अनुरूप व्यक्ति की अंर्तात्मा चीत्कार क़रती हुई हाहाकार करती है। यह जीव बिना किसी कसूर किए हुए कसूर वार ठहरा दिए जाते हैं। चतुर और धूर्त लोग अपनी कमजोरियों पर पर्दा रखने के लिए सारे दोषारोपण इन्हीं के ऊपर कर देते हैं। इसी कारण ये इतने दग्ध होते हैं कि चाहते हुए भी बदला नहीं ले पाते और न ही सत्य बोल पाते हैं। चुप ही चुप अंदर ही अंदर घुटते रहते हैं और अपना स्वास्थ्य खराब कर लेते हैं। ऐसे लोग बहुत ज्यादा भावुक और उत्तेजित प्रवृत्ति वाले होते हैं। यदि ये अपनी पर आ जाएं तो कष्ट पहुंचाने वाले को यमलोक भी पहुंचा सकते हैं। अतएव सौहार्दपूर्ण व्यवहार ही इन्हें कटुता की ओर से मोड़कर मृदुता की ओर ला सकता है और इनकी कुंठाएं भी इस प्रकार शीघ्र दूर हो सकती हैं। यदि ये किसी से नफरत करने की ठान लें तो आजीवन उससे वार्तालाप नहीं करते, अपने को मिटा देना ही श्रेयस्कर समझते हैं। इनके दृढ़ संकल्प बहुत अधिक कठोर हो जाते हैं और संपूर्ण जीवन ये कठोरता से उसका पालन भी आजीवन करते हैं। इसीलिए ऐसे प्राणियों से बड़ा सचेत रहते हुए मधुर व्यवहार करना चाहिए और ऐसी कोई बात जो इन्हे आघात पहुंचाए नहीं कहनीं चाहिए।

दग्ध मुद्रा

इस मुद्रा में दोनों मुड़े हुए घुटनों पर दोनों मुड़ी हुई कोहनियां रखकर दोनो हाथ एक ही गाल के नीचे रखकर बैठना ही इस मुद्रा का प्रतीक हैं। ऐसे जीव समाज में और अपने सामाजिक जीवन में अनेकों उतार-चढ़ाव देख चुके होते हैं। ये किसी का बुरा नहीं करते परन्तु बुराई इन्हे घर बैठे ही मिलती रहती है। इन बुराइयों से इतना परेशान हो जाते हैं कि कभी-कभी अपनी सुध-बुध भी खो देते हैं और प्रतिशोध की ज्वाला में धीरे-धीरे सुलगने लगते हैं। उसके कारण इनका

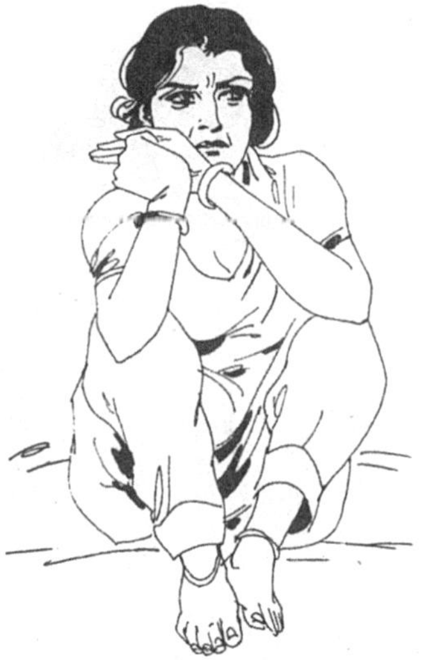

स्वास्थ्य अक्सर ख़राब रहता है और ये दवाईयों पर निर्भर रहते हैं। वक्त मिलते ही ये लोग अपनी कड़वी जुबान से ऐसा डसते हैं कि इनके शत्रु को उस समय ढूंढे पानी नहीं मिलता। अपने क्रोध के कारण ये मुंहफट हो जाते हैं और किसी के तनिक सा भी छेड़ने पर ये उसे मुंह तोड़ जवाब देते हैं। इसलिए इनकी कटु परिभाषा से भी लोग बाग दग्ध होकर इनके विषय में अनर्गल वार्ताएं करते रहते हैं विशेषतौर से ऐसे जीव अपने पुत्र एवं पुत्रवधु के द्वारा अथवा दामाद और उनके स्वजनों द्वारा बहुत अधिक दंशित होते हैं। उस दंश के कारण इनका मनोमालिन्य इतना विचित्र हो जाता है कि बातें करते हुए ये लोग अंगारे उगलने लगते हैं।

चिंता ग्रस्त मुद्रा

इस मुद्रा में मानव अपने अंतर्मन के द्वंद से स्वयं ही लड़ता रहता है और जब वह पैर मोड़कर बैठता है तो अपने विचारों को सुदृढ़ करने के लिए अचानक ही अपने हाथ से अपना पैर पकड़ लेता है और अपने पैर के पंजे को इस प्रकार कसकर पकड़ता है कि मानो पैर कहीं खो न जाए और धीरे-धीरे वह चिंताएं करते-करते अपने हाथों की मुट्ठी बांधकर गाल पर रख लेते हैं। इसी दुविधा में यह निर्णय कर पाना उसके लिए कठिन होता है कि वह क्या करे और क्या न करे। अपने लज्जालु और संकोची स्वभाव वश वह अपने हृदय के द्वंदों को न तो अभिव्यक्ति का बोध दे पाता है और न ही उन्हें छिपा पाता है। यह स्थिति तब उत्पन्न होती है जब मन किसी एक संकल्प को कर ले और उसके पश्चात् लोक लज्जा के भय से अथवा मर्यादा के भय से उसे कह न पाए। इसमें

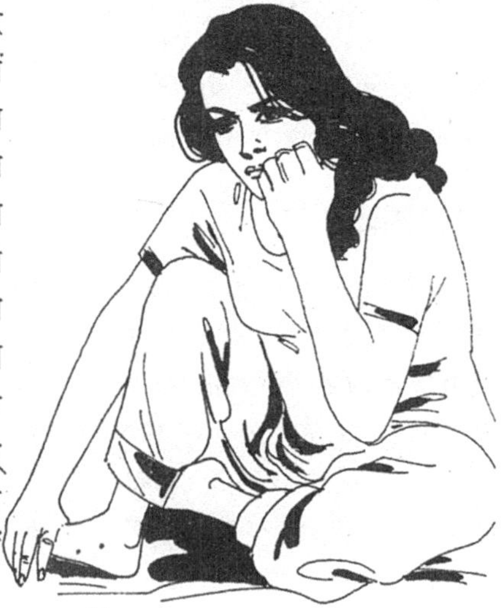

स्वाभाविक रूप कई प्रकार का होता है जैसे कुंवारी लड़कियां अपने माता-पिता से खर्चे के लिए पैसे मांगे या न मांगे। शादी शुदा स्त्रियां अपने मन की बात कहें या न कहें। बहुत अधिक सोच उन्हें इस बात की होती है कि उनका अपमान न हो जाए ऐसे स्त्री पुरुष अपने मान सम्मान का विशेष ध्यान रखते हैं और अपनी भावनाओं से इस प्रकार ग्रसित रहते हैं कि जब तक उन्हें कसम धर्म देकर पूछा न जाए तब तक वह कुछ नहीं बताते और उनकी सारी गतिविधियां उलझनपूर्ण रहती हैं।

गर्दन को हाथों का सहारा देकर बैठना

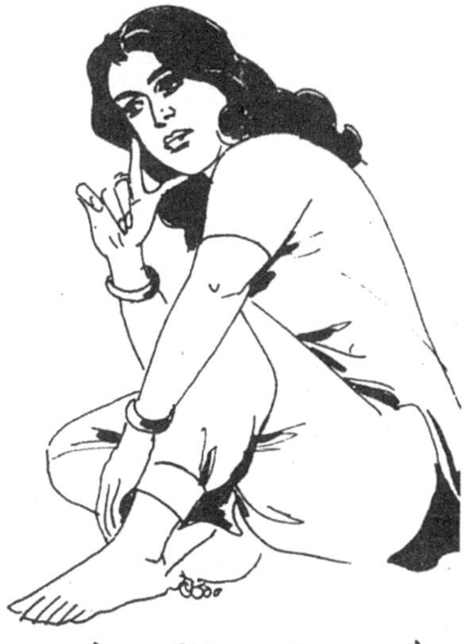

ऐसे स्त्री और पुरुष योजनाएं बनाने में चतुर होते हैं। उनकी योजनाएं इस प्रकार की होती है जिससे उनके महत्त्वपूर्ण व आवश्यक कार्य पूर्ण हों। एक घुटने को मोड़कर व उठाकर बैठना और उस पर अपना हाथ निढ़ाल छोड़ देना जैसे मानो पैंर का सहारा हाथ ले रहा हो और दूसरे हाथ की कोहनी को जांघ पर रखकर दो उंगलियों पर गाल का सहारा लेते हुए रखना इस बात का प्रतीक है कि ऐसे स्त्री पुरुष अपने गहन विचारों में परिपूर्ण रूप से खोए हुए हैं। इसमें वियोग, मिलन, आघात, प्रतिघात, बिछोह, आवश्यक कार्यो को पूरा करने का चिंतन एवं अन्य और भी विषय वस्तुओं पर चिंतन करते हुए यह मुद्रा स्वत: ही निर्मित हो जाती है। इसका अर्थ यह है कि हर प्रकार से अपनी योजनाओं में सफलता प्राप्त करने का साधन ढूंढना और लक्ष्य की प्राप्ति करते हुए सफल होना होता है। एक दिन ये अपने गहन चिंतन के कारण अपनी योजनाओं में सफल होकर अपने लक्ष्य की पूर्ति कर लेते हैं।

निढ़ाल बैठना

ऐसे स्त्री और पुरुष अपनी अर्द्ध आलती-पालथी मारकर बैठते हैं एक हाथ घुटने पर रखते हैं और दूसरा जमीन पर टेक लेते हैं व शरीर को ऐसे निढ़ाल छोड़ देते हैं कि मानों सदियों से बीमार हों और मुख को ऐसे लटका लेते हैं मानो

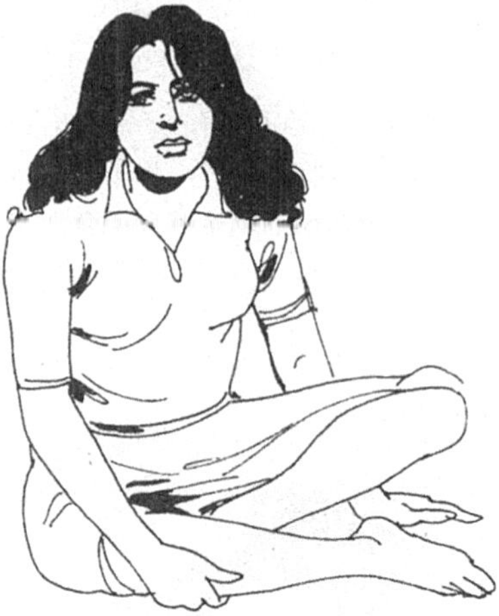

उन्हें दुनिया से कुछ लेना देना नहीं है। यह स्थिति तब उत्पन्न होती है जब अनेकों प्रयासों के बाद भी कोई कार्य नहीं बनता, उस कार्य की चिन्ता में ही शरीर निढ़ाल होता चला जाता है और सभी प्रयास विफल हो जाते हैं। यह मुद्रा कई बार रुठे हुए जीवनों की भी होती है मानो वे अपना दुराग्रह मनवाना चाहते हों, चाहे उसके परिणाम भले ही अच्छे न हों। इस मुद्रा द्वारा शरीर यह प्रदर्शन करता है कि एक न एक दिन हम लक्ष्य की पूर्ति की ओर अवश्य अग्रसर होंगे और एक दिन समाज की सारी मर्यादाएं भंग करके ऐसे लोग अपने लक्ष्य की प्राप्ति में सफल हो जाते हैं।

आनंदपूर्वक गर्दन टेढ़ी करके बैठना

ऐसे स्त्री और पुरुष जब भी आलती-पालथी मारकर गर्दन टेढ़ी करके दोनों हाथ पीछे की ओर जमीन पर टिकाकर बैठे हों तब यह मुद्रा परिपूर्ण संतुष्टि का परिचायक होती है। इसका अभिप्राय: यह होता है कि इस मुद्रा में बैठने वाला बहुत कठिन परिश्रम करके उससे मुक्ति पाकर अब निश्चिंतता की सांस ले रहा है और उसके मस्तक में भविष्य के लिए अब किसी प्रकार की कोई चिंता नही है, केवल मात्र वह पुरानी बातें याद करके दुखी रहता है। ऐसे जीव बड़े स्वाभिमानी, कठोर परिश्रमी और विनोदी स्वभाव के होते हैं। हंसकर किसी बात का जवाब देना इनका स्वभाव होता है। अपने स्वभाव अनुसार यह बड़े से बड़ा जोखिम भी उठा लेते हैं। भले ही बाद में पछताना क्यो न पड़े। ये कई बार इस प्रकार मनमानी कर जाते हैं कि इनकी मनमानी करने का ढ़ंग देखकर लोग चकित रह जाते हैं। अपने सुदृढ़ संकल्प के कारण ही ये अपना भविष्य

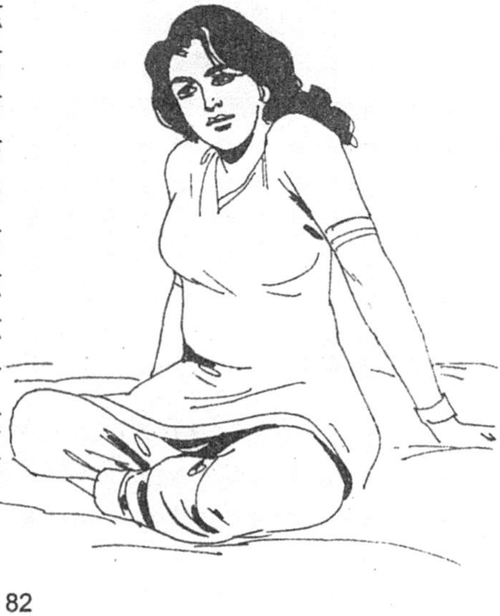

भी बनाते हैं यदि ये भटक जाएं तो अपना भविष्य बिगाड़ भी लेते हैं। क्योंकि इन्हें क्रोध अतिशीघ्र आता रहता है और क्रोध के कारण इनकी मनो विनोद करने की सुंदर आदत से लोग आनंदित तो होते ही हैं। साथ ही धीरे-धीरे भय भी खाते रहते हैं।

घुटने मोड़कर बैठना

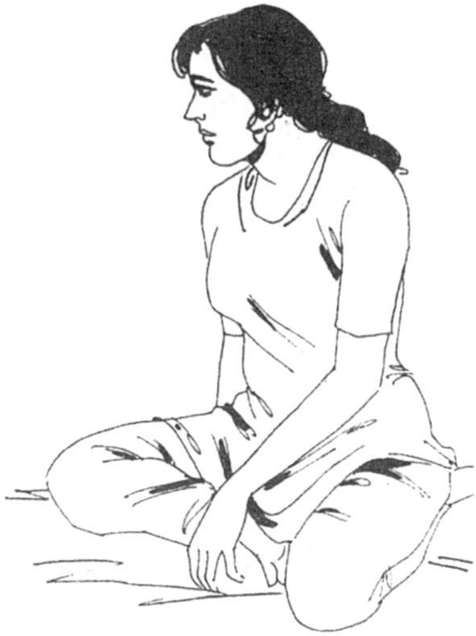

ऐसे स्त्री पुरुष जो कि पीछे की ओर पैर करके घुटने मोड़कर बैठते हैं और उसके पश्चात् शरीर को निढ़ाल छोड़ देते हैं इस बात का प्रतीक है कि वह अपने किए गए कार्यों से स्वयं संतुष्ट नहीं हैं और थकान के कारण निढ़ाल होकर बैठ गए हैं। इसी अवस्था में यह अपने भविष्य की योजनाएं बना बैठते हैं और मनोबल के उच्च होते ही अपने क्रिया कलापों द्वारा यह सफल होने लगते हैं। इनका उतावलापन और जल्दबाजी ही इनको अनेक क्षण असफलताएं दिलाती हैं। ऐसे लोग अनेकों शुभ अवसरों पर या तो बीमार हो जाते हैं या फिर दुखी और उदास हो जाते हैं क्योंकि कई बार प्रसन्नता के वातावरण में इन्हें उदासीनता छाई हुई नजर आती है। ऐसे स्त्री पुरुष सभी को मन से चाहते हैं और जहां तक इनका प्रयास होता है दूसरो की सहायता भी करते हैं।

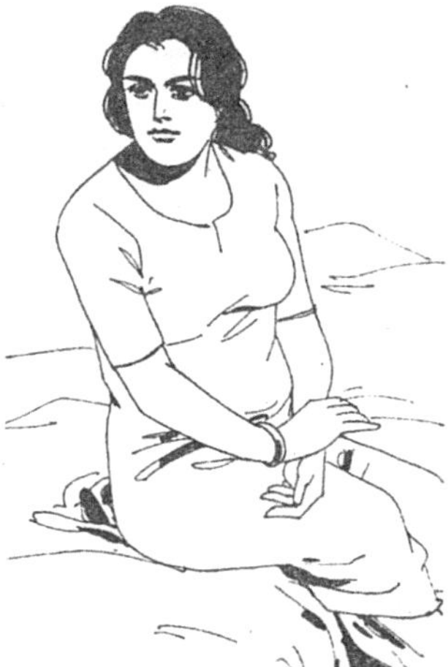

प्रतीक्षारत मुद्रा

ऐसे स्त्री पुरुष हाथ पर हाथ रखकर दरवाजे की ओर निहारकर बैठे रहते हैं जिसका अभिप्राय यह होता है कि वह अपने किसी प्रिय की प्रतीक्षा में रत हैं। यह प्रतीक्षा उन्हें आकुल व्याकुल किए जा रही है। ऐसे समय में इनको किसी से बोलना चालना भी अच्छा नहीं लगता और ज्यों-ज्यों प्रतीक्षा की घड़ियां लंबी

होती जाती हैं त्यों-त्यों ये और चिड़चिड़े स्वभाव के होते जाते हैं। धीरे-धीरे इनकी भाव भंगिमा चहेरे पर लाली लिए हुए मधुर क्रोध में परिणित होने लगती हैं। ये घड़ियां इनके लिए बड़ी विशेष होती हैं। ऐसे समय पर इनसे किसी प्रकार की वार्तालाप करना उचित नहीं होता।

प्रयासी मुद्रा

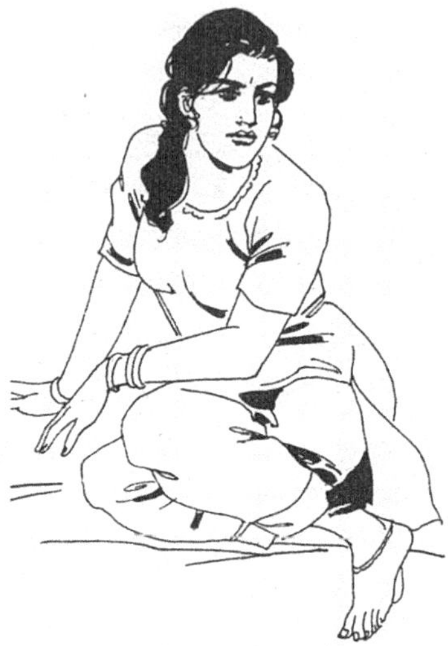

प्रयासी मुद्रा की स्त्रियां इस प्रकार 60 अंश का कोण बनाकर बैठती हैं के उनके वस्त्र अस्त व्यस्त होने लगते हैं, आंखों में विशेष चमक होती है जो पेया मिलन को आतुर होती है। इनकी गर्म-गर्म सांसे वातावरण को मुग्ध करने लगती हैं, इनकी प्यासी बाहें इस प्रकार आवाहन करने लगती हैं मानो किसी के गले में हार बनकर पड़ जाएंगी। प्रणय के मधुर क्षणों को पल-पल, क्षण-क्षण सांसो की गति से आरती करते हुए गुजारती हैं और इनका आतुर भाव इतना सौंदर्यमय हो जाता है कि मिलन का एक एक पल सदियों के समान गुजरता प्रतीत होता है। इस प्रणय बेला का दृश्य इतना सुमधुर होता है कि प्रकृति भी शहनाईयां बजाने लगती हैं, वायु का स्पंदन रूक जाता है, हृदय की क्रीड़ाएं वेदनाओं में परिणत होने लगती हैं। और सारी रुचियां समाप्त होकर मिलन की रुचि ही प्रबल रहती है। यदि इस क्षण में प्रयासी की मधुर तृष्णा मिलन सहित शांत न हो पाए तो यही सुंदर सुमधुर स्वरूप इतना वेदनामय होकर क्रंदन का रूप धारण कर लेता है मानो रणचंडी अपने तेजमयी खड्ग से शीश उतारने को उदृत हो गई हो। इस क्षण का भोलापन और भावना दोनों ही भक्ति भाव से ओत-प्रोत होते हैं। जबकि इसी मुद्रा में पुरुषों के लिए दैत्य प्रवृत्ति का अपनाना और हिंसक आक्रमणकारी हो जाना स्वभाविक रूप से प्रकृतिप्रदत्त गुण हो जाता है।

योगी एवं ध्यान मुद्रा

स्त्री पुरुष भगवान का भजन करते हुए अपने ईष्ट की आराधना करते हुए जब भजन से चिंतन की ओर अग्रसर होते हैं और अपना ध्यान भगवान के श्री

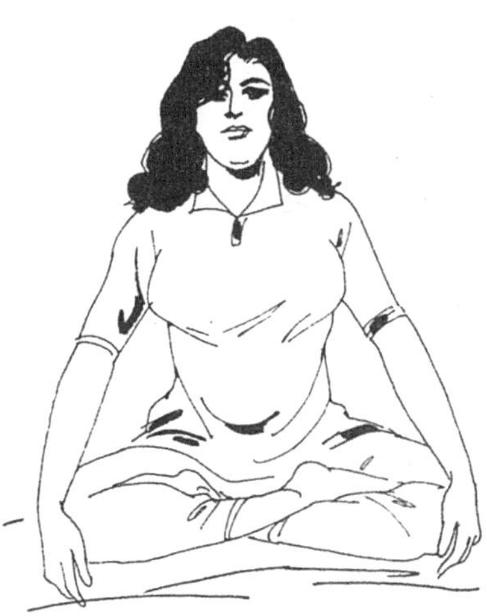

चरणों में केंद्रित करते हुए एकाग्रचित होने का प्रयत्न करते हैं तब ऐसी मुद्रा स्वत: ही निर्मित हो जाती है। इस मुद्रा में भक्त और भगवान का सीधा मंगल मिलन होता है। आत्मा से परमात्मा का मिलना उस उत्कृष्ठ आनंद का खुला हुआ स्त्रोत होता है जहां निर्झर-निर्झर करती हुई भगवान की अनुकम्पामयी गंगा साधक को अपने पवित्र जल में स्नान कराते हुए अत्यधिक सुगंधित कर देती है। इस परमानन्द का स्वाद मानो ऐसा है। जैसे अबोध बालक को उसकी मां उठाकर अपने अंक में ले ले। चिंताओं से मुक्त माया से परे स्थिर प्रकृति का हो जाना बड़े ही सौभाग्य से प्राप्त होता है। यह वह स्थिति है जिस तन लागे वो तन जाने, जिसने चखा उसने गाया। इस परमानन्द स्थिति को साधक अपने सरल भाव से अनंत-अनंत अनुभूतियां प्राप्त करते हुए सफल बनाता है।

बाल स्वभाव मुद्रा

बचपन में सभी बालक अपने बाल स्वभाव के कारण अपने बड़ों के आज्ञाकारी होते हैं और छोटी सी स्वच्छंद दुनिया के ये बेताज बादशाह अपनी छोटी मोटी, हल्की-फुल्की हरकतों से घर के वातावरण को गुंजित रखते हैं। इनका चहचहाना, इनका उछलकूद करना इस प्रकार का होता है मानो शावक (हिरण) सिंह के भय से अज्ञात हो, इनका यह भोलापन ओर बालपन सभी प्रकार के छल से झूठ से, फरेब से, बहुत दूर होता है। सीधी सादी बात, सीधा सादा कर्म, इनका प्रकृतिप्रदत्त गुण होता है। इस भोले और अबोध दर्पण पर यदि तनिक सा भी आघात हो जाए तो यह भोलापन अनिश्चितता लिए मुख पर उंगली रखकर एकदम शांत हो जाता है। उस समय इनके

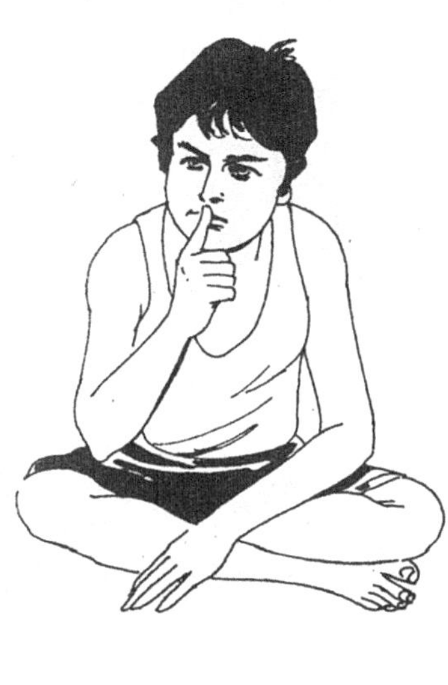

शांत होने से बड़ों का मानसिक सुख छिन जाता है और वह पीड़ामय होकर इन्हें मनाने व प्रसन्न करने की भरसक कोशिश करते हैं क्योंकि बालक किसी तरह पहले की भांति हो जाए।

भावातिरेक मुद्रा

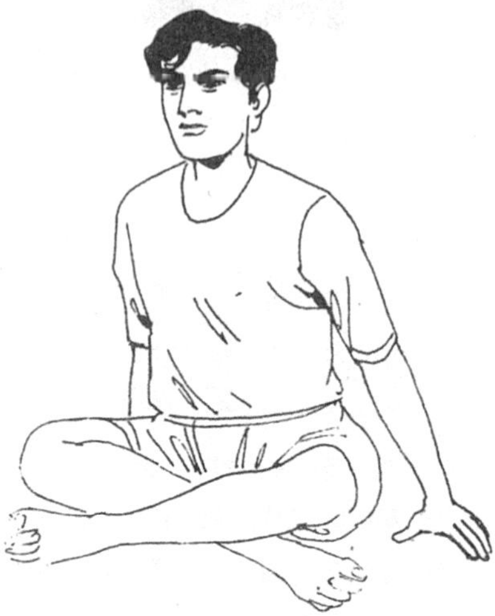

सुखासन में बैठकर अपने दोनों हाथों से पीछे की ओर जमीन का सहारा लेकर बैठने वाले लोग भावातिरेक मुद्रा में बैठते हैं। किसी एक सोच अथवा विचार पर अपना मस्तिष्क केंद्रित कर सोच विचार करने वाले व्यक्ति पुरुष हो अथवा स्त्री प्राय: इसी मुद्रा में बैठते हैं अथवा स्वत: ही यह मुद्रा निर्मित हो जाती है। ऐसे लोग सामाजिक नियमों की बहुत परवाह करते हैं। समाज सेवा, परोपकार की भावना लिए होते हैं। राजनीति में अक्सर ऐसे लोग देखने को मिल जाते हैं। राजनैतिक धरनों, सामूहिक बैठकों, प्रवचनों आदि में प्राय: ऐसे लोग मिल जाते हैं। ऐसे लोग अपनी जिद के पक्के होते हैं। भावनात्मकता तो इनमें होती है परन्तु उसका प्रदर्शन नहीं करते। मेहनती और परिश्रमी होते हैं। जीवन में कुछ कर दिखाने की भावना से ओत-प्रोत होते हैं इसलिए महत्त्वाकांक्षी भी होते हैं। इनका सामाजिक दायरा बहुत फैला हुआ होता है। लोगो से मिलना-जुलना, दोस्ती बढ़ाना इन्हें अच्छा लगता है।

विह्वल मुद्रा

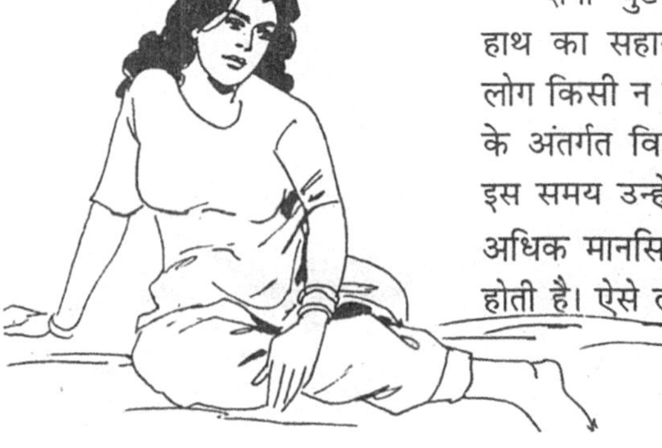

दोनों घुटनों को मोड़कर अपने दाएं हाथ का सहारा लेकर तिरछा बैठने वाले लोग किसी न किसी प्रकार की मानसिकता के अंतर्गत विह्वल होते हैं। ऐसा लगता है इस समय उन्हें अपनी शारीरिक स्थिति से अधिक मानसिक स्थिति की चिंता अधिक होती है। ऐसे लोग भावनात्मक होते हैं और

कल्पनाशील भी, साथ ही भावुक भी, इसलिए किसी बात को लेकर निरंतर सोचते रहने से उसमें लीन हो जाते हैं और लगभग अपनी सुध-बुध खो बैठते हैं, इसलिए इसी मुद्रा में बैठकर वे राहत महसूस करते हैं जो उनके संयम को, विचारों को सहारा देती हैं। ऐसे लोग, विशेषतौर पर स्त्रियां शांतिप्रिय होती हैं।

योजनाकार मुद्रा

दोनों पैर सीधे फैलाकर कमर सीधी करके अपने दोनों हाथ क्रास मुद्रा में जांघों पर रखकर बैठने वाले लोग विशेष मानसिकता के शिकार होते हैं। ये लोग

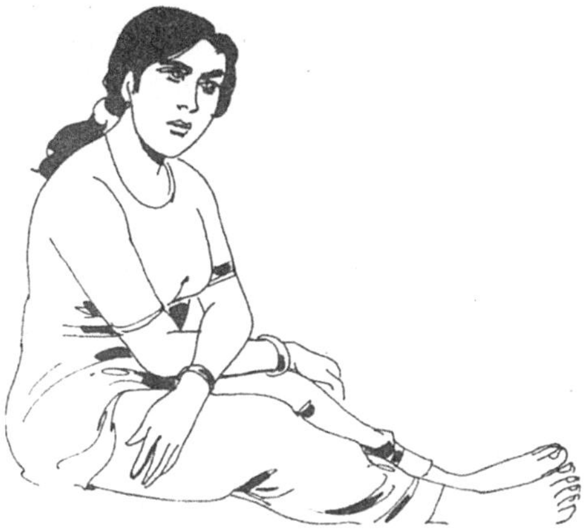

नित नई-नई योजनाएं बनाने में माहिर होते हैं। मेहनत से जी चुराते हैं इसलिए आलसी भी होते हैं। बैठे-बैठे बातें बनाना और दूसरों को अपनी ओर आकर्षित करना इनका स्वभाव होता है। एक ही स्थान पर लंबे समय तक बैठे रहना इनकी नियति है। ऐसे लोग अपने आसपास के लोगों, पड़ोसियों, रिश्तेदारों और जान पहचान वालों की पूरी जानकारी रखते हैं, जिसका एकमात्र उद्देश्य होता है उन जानकारियों के आधार पर अपनी योजनाओं को सफल बनाना। दूसरों को इस प्रकार लड़वा देते हैं कि उनका कहीं नाम ही नहीं आता और यदि आ भी जाए तो साफ बच निकलने का रास्ता भी पहले ही सोचकर रखते हैं। दूसरों की मानसिकता को ऐसे लोग शीघ्रता से भांप जाते हैं और भांपने के पश्चात् उस पर मनोवैज्ञानिक तरीके से आधिपत्य स्थापित कर अपने अनुकूल बना लेते हैं और समय आने पर उन्हें ही अपनी योजनाओं और चालों का मोहरा बनाते हैं। जमाने भर की खबरें इनके पास स्वयं ही इकट्ठी हो जाती हैं। सीधा बनकर दूसरों के मन की थाह लेना इनका विशेष शौक होता है। इनकी चालों से बचकर निकलना बहुत कठिन कार्य है। इसलिए इनसे सतर्क रहकर ही वार्तालाप करना चाहिए।

कार चालकों की शारीरिक भाषाएं

समय की रफ्तार अपनी चरम सीमा पर आ पहुंची है। बैलगाड़ी, घोड़ा गाड़ी अथवा घोड़े की सवारी बीते जमाने की बात हो गई हैं। समय की रफ्तार के साथ कदम से कदम मिलाकर चलने की होड़ ने आवागमन के अनेक साधनों का आविष्कार किया जिसके परिणामस्वरूप आज संपूर्ण विश्व में आवागमन का मुख्य साधन वाहन ही है, जिनके अनेकानेक रूप-स्वरूप हमारे पास उपलब्ध हैं जो इस मशीनी युग में समय की गति को भी पीछे छोड़ना चाहते हैं।

इन्हीं साधनों में से एक मुख्य साधन है कार जिसके इतने अधिक मॉडल आज बाजार में उपलब्ध हैं कि आपको यह चयन करना मुश्किल हो जाता है कि आपको कौन सी कार चाहिए। उच्च मध्य श्रेणी के परिवारों के लिए एक अत्यंत आवश्यक वस्तु है जो उनके सामाजिक मापदंड का प्रतीक है इसलिए उनकी सामर्थ्य हो अथवा न हो, उनके लिए कार रखना एक आवश्यकता का पर्याय बन चुका है।

प्रत्येक कार संचालन कर्त्ता जिसे हम ड्राइवर अथवा वाहन चालक भी कहते हैं अपनी शारीरिक और मानसिक स्थितियों के अनुसार कार चलाता है, इसलिए प्रायः कार चलाने वाले लोगों की कार संचालन मुद्राओं में भी अनेकानेक भिन्नताएं देखी जाती हैं। जिसका तात्पर्य यह हुआ कि जिस प्रकार अन्य शारीरिक मुद्राओं के माध्यम से मनुष्य का व्यक्तित्व जांचा परखा जा सकता है उसी प्रकार कार संचालक की मुद्रा द्वारा भी उनका व्यक्तित्व और गुण-अवगुण जाने जा सकते हैं।

यह प्रयास थोड़ा कठिन अवश्य है किन्तु असंभव नहीं क्योंकि कार संचालक कर्त्ता की संपूर्ण मुद्रा कम ही दिखलाई पड़ती है, उसका केवल ऊपर का आधा शरीर ही दिखलाई पड़ता है, इसलिए हमने उसी को आधार मानकर इस संबंध में कुछ नया खोजने का प्रयास किया है।

आइए इसी के अंतर्गत देखते हैं कि क्या कहती हैं ये मुद्राएं।

विशेषः-कार संचालन कर्त्ता की मुद्राओं की नियमितता पर विशेष ध्यान दिया जाना आवश्यक है।

एक हाथ से कार चलाना

व्यवसायिक वाहनों जैसे बसों में, ट्रकों में, टैम्पो इत्यादि मे अक्सर आपको इस प्रकार की मुद्रा दिखाई पड़ आएगी, परंतु कार चालक कम ही इस प्रकार की मुद्रा का प्रयोग करते हैं विशेषतौर पर निजी कार चालक। टैक्सी व व्यवसायिक कार चालक इस मुद्रा का अधिक प्रयोग करते हैं क्योकि वे कार चलाने के अभ्यस्त होते हैं, साथ ही अनुभवी भी जिस कारण स्वत: ही उनकी इस मुद्रा का निर्धारण हो जाता है। इसके अतिरिक्त यदि निजी वाहन चालक इस प्रकार की मुद्रा में कार चलाते हैं चाहे वे पुरुष हो अथवा स्त्री या फिर किसी भी आयु वर्ग के हों, उनमें प्रदर्शन करने की भावना विशेष रूप से विद्यमान रहती है। ऐसे लोग

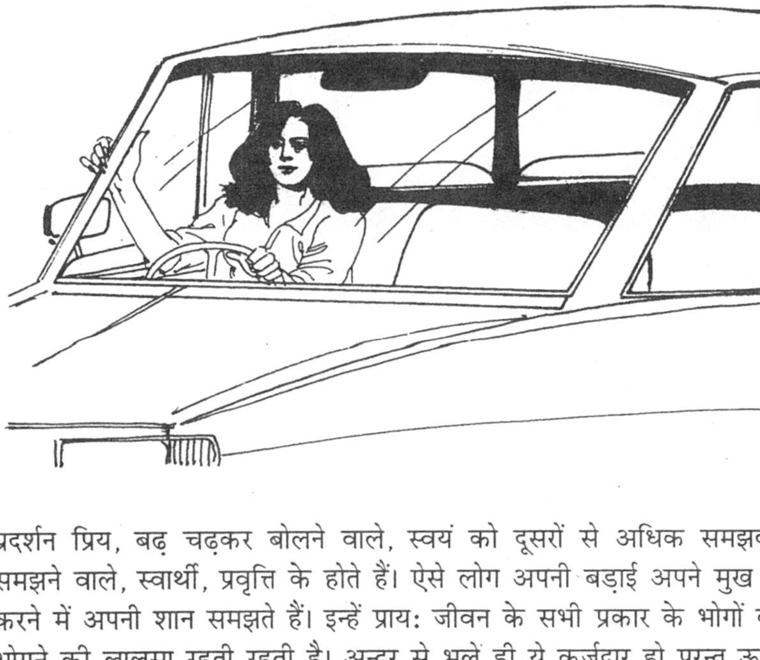

प्रदर्शन प्रिय, बढ़ चढ़कर बोलने वाले, स्वयं को दूसरों से अधिक समझदार समझने वाले, स्वार्थी, प्रवृत्ति के होते हैं। ऐसे लोग अपनी बड़ाई अपने मुख से करने में अपनी शान समझते हैं। इन्हें प्राय: जीवन के सभी प्रकार के भोगों को भोगने की लालसा रहती रहती है। अन्दर से भले ही ये कर्जदार हो परन्तु ऊपर से ठाट बाट से रहेंगे। कर्ज चुकाने की भी ये लोग विशेष परवाह नहीं करते क्योंकि इन्हें अपनी बातों की मानसिकता का अभिमान होता है कि ये अपनी बातों से ही सामने वाले को संतुष्ट कर सकते हैं। इनसे मित्रता सोच समझ कर करना ही श्रेयस्कर होता है।

अहंकार और प्रदर्शन पूर्ण मुद्रा

ऐसे लोग पुरुष हो अथवा स्त्री कार खड़ी करके अपने दायें बायें अन्य कार चालकों व वाहन चालकों अथवा अन्य लोगों को इस प्रकार देखते हैं कि वे लोग उन्हें कार चलाते हुए देख ले इससे इनको मानसिक संतुष्टि मिल जाती है कि

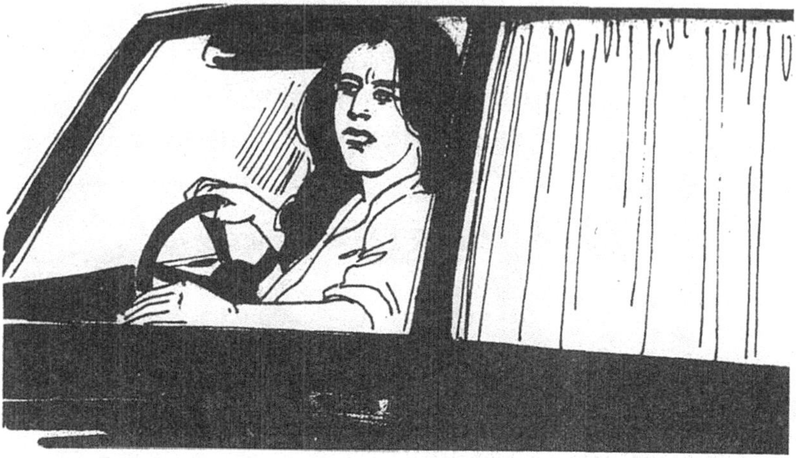

वे भी अब उस वर्ग के हो गए है, जो कार रखते हैं। परन्तु बेवकूफी का अहसास स्वयं ही हो जाता है और वे सामान्य रूप से अपनी मुद्रा में आ जाते हैं। नई कार खरीदने वाले, नई-नई कार चलाना सीखने वाले लोगों में एकाध बार इस प्रकार की भावनाएं स्वतः ही उत्पन्न हो जाती हैं और स्वतः ही समाप्त भी हो जाती हैं। ऐसे लोग उच्च महत्वाकांक्षी होते हैं और शीघ्रता से उन्नति को प्राप्त करना चाहते हैं जिसकी पूर्ति के लिए कुछ भी करने के लिए मानसिक रूप से स्वयं को तैयार रखते है। शीघ्रता, उत्तेजना, असंयमता इनके मुख्य लक्षण हैं। इन्हें आसानी से पहचाना जा सकता है। छोटी-2 बातों का इनके जीवन में कोई महत्त्व नहीं होता इसलिए दूसरों की भावनाओं की परवाह नहीं करते। इनके लिए अपना मार्ग और अपनी मंजिल ही सर्वोपरि लक्ष्य होता है।

सटीक और शालीन मुद्रा

ऐसे लोग जो दोनों हाथों से कार का स्टेयरिंग पकड़ कर हल्का सा झुककर कार चलाते हैं, साथ ही इनकी कोहनियां भी मुड़ी रहती है और निगाहें सामने की ओर स्थिर रखते हैं, चाहे पुरुष हो अथवा स्त्री शालीन, बुद्धिमान, विद्वान,

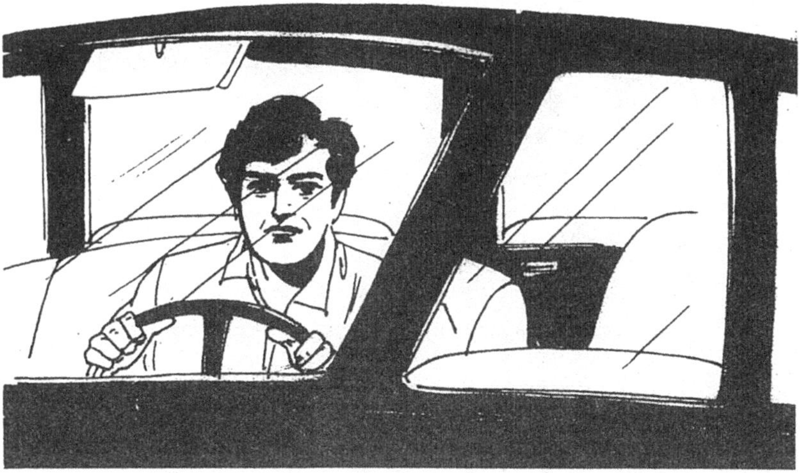

और संयमी होते हैं, इसके विपरीत बिना कोहनी मोड़े सीट पीछे करके दोनों हाथों को सीधा स्टेयरिंग पकड़कर कार चलाने वाले लोग जल्दबाज, असंयमी, अभिमानी और क्रोधी प्रवृत्ति के होते हैं साथ ही स्वार्थी भी। इनके लिए इनका निजी स्वार्थ ही सर्वोपरि होता है। उपरोक्त चित्र के अनुसार कार चलाने वाले लोग अपने जीवन के उतार चढ़ाव से सदैव सीख लेने का प्रयास करते हैं इसलिए इन्हें जीवन का बहुत अनुभव होता है। इनकी स्मरण शक्ति अच्छी होती है। ऐसे लोग या तो उच्च पदस्थ होता हैं अथवा चार्टड एकाउंटेन्ट, आर्किटेक्ट या अन्य प्रोफेशन से जुड़े होते हैं। बिना सोचे विचारे किसी कार्य को हाथ में नहीं लेते और जो काम हाथ में लेते हैं। उसे पूरा भी करते हैं, चाहे इसके लिए उन्हें अतिरिक्त परिश्रम ही क्यों न करना पड़े। इनसे मित्रता करना गौरव की बात है।

सीना तानकर दोनों हाथों से कार चलाना।

ऐसे लोग चाहे पुरुष हो अथवा स्त्री अपने जीवन का खूब आनन्द लेते हैं। ऐसे लोग भाग्यशाली होते है अर्थात इन्हें अपने जीवन में अनेकों बार भाग्य का साथ मिलता ही रहता है जिससे इनकी उन्नति होती रहती है। ऐसे लोग वाकपटु होते हैं इनकी वाणी अत्यंत सरल, सहज और मधुरता लिए होती है जिससे अन्य लोग इनसे सदैव प्रभावित रहते हैं, अच्छा खाना, अच्छा पहनना, मित्रता करना, घूमना-फिरना, हंसी मजाक करना, इनकी विशेषताएं होती हैं। ऐसे लोग कला, सौन्दर्य के चाहने वाले होते हैं सौंदर्य प्रसाधन का इन्हें विशेष शौक होता है।

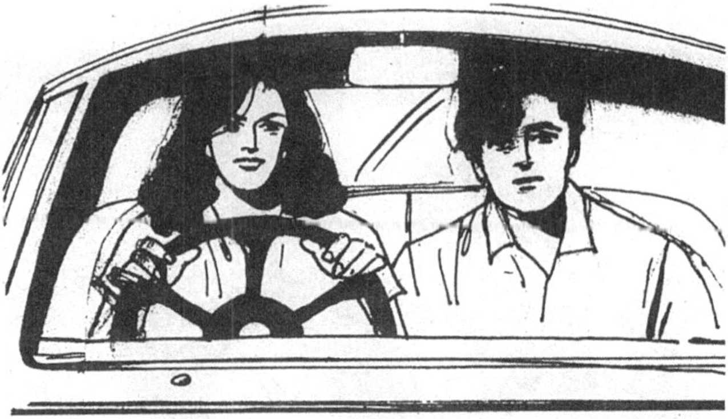

किसी भी स्थिति परिस्थिति में स्वयं को ढ़ाल लेना इनके लिए अत्यंत सरल और सहज होता है। अपनी वाकपटुता के माध्यम से इनके अनेकों कार्य स्वत: ही सिद्ध हो जाते हैं।

गर्दन बाहर निकालकर वाहन चलाना।

ऐसे लोग जो गर्दन बाहर निकालकर वाहन चलाते हैं, उनका एक हाथ प्राय: खिड़की से बाहर की ओर निकला रहता है। इन्हे तेज रफ्तार से वाहन चलाने की आदत होती है। ऐसे लोग घुसपैठ करने में माहिर होते हैं। मेहनती और परिश्रमी होते हैं। इन्हें वाहन चलाने में आनंद की अनुभूति होती है। प्राय: वाहन चलाना ही इनका रोजगार होता है। लंबी-2 ,दूरी की यात्राएं करने में इनकी विशेष रुचि होती है। ये लोग प्राय: किसी न किसी व्यसन के शिकार होते हैं। इनकी ड्राइविंग कुशलता लिए होती है। इनमें संयम और धैर्य की कमी होती है इसलिए प्रत्येक कार्य शीघ्रता से निपटाने के लिए आतुर रहते हैं। अपनी ड्राइविंग के किस्से

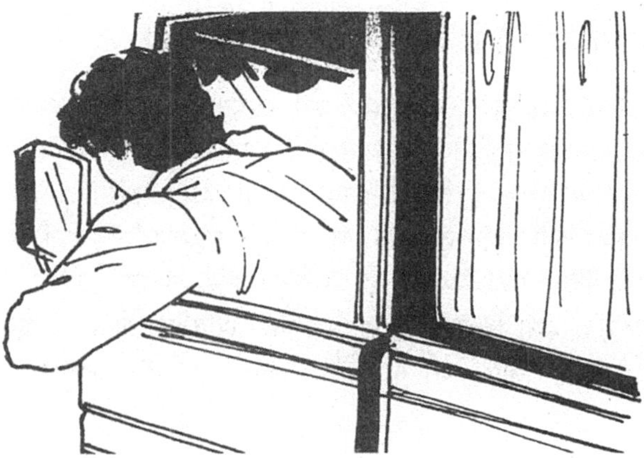

सुनाना, अपनी प्रशंसा सुनाना इन्हे अच्छा लगता है। ऐस लोग प्रायः वृद्धावस्था में किसी न किसी बीमारी का शिकार हो जाते हैं। इनके जीवन का अधिकतर समय गाड़ी में ही बितता है।

सजगतापूर्ण कार संचालन मुद्रा

ऐसे लोगों के दोनों हाथ प्रायः साथ-साथ और पास-पास स्टेयरिंग पर जमे होते हैं, पीठ तनी हुई और आंखे विंड स्क्रीन पर सामने की ओर होती हैं जो इनकी सजगता और सावधानी का प्रतीक है। ऐसे लोग स्त्री हो अथवा पुरुष कार चलाते समय अपना पूरा ध्यान क़ार चलाने में ही लगाने का प्रयास करते हैं क्योंकि ऐसी उनकी प्रवृत्ति में होता है। अपने जीवन में भी यह इसी प्रकार जीते हैं। प्रत्येक कार्य को तल्लीनता से मन लगाकर करते है, मेहनती और दूरदर्शी होते हैं इसलिए अपना प्रत्येक कार्य भली-भांति ठीक प्रकार पूरा करने में सफल होते हैं। छोटी-2 बातों का इनके जीवन में कोई स्थान नहीं होता। स्वभाव से गुस्सैल होते हैं अपने गुस्से पर नियंत्रण रख पाना इनके वश की बात नहीं होती। समय से पहले ही ये लोग सब कुछ प्राप्त करना चाहते हैं इसलिए अधीर रहते हैं "संयम" किस चिड़ियां का नाम है ये नहीं जानते। मेहनती होते हैं, परन्तु भाव अपने निजी स्वार्थ की पूर्ति के लिए ही। सभी सांसारिक वस्तुओं को भोगने की लालसा लिए होते हैं और भोगते भी है। सामाजिक और नैतिक मूल्यों की ये लोग परवाह नहीं करते। वर्तमान में जीते हैं, भूतकाल से संबंध नहीं और भविष्य में अनुभव से लाभ नहीं उठाते।

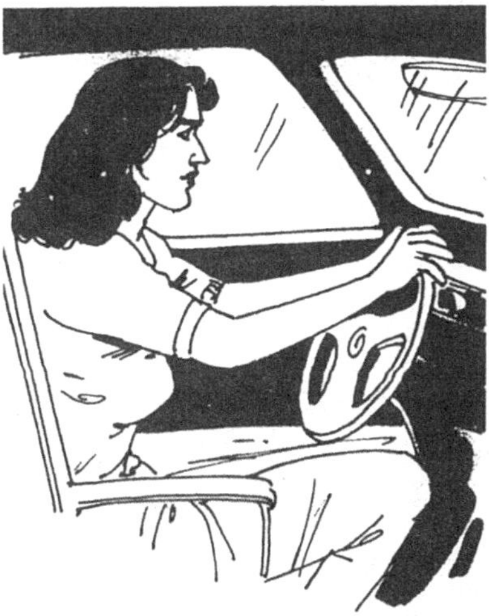

स्टेयरिंग के नजदीक रहकर कार चलाना

ऐसे लोग जो स्टेयरिंग के समीप रहकर कार चलाते हैं, कार चलाते समय लगभग सभी प्रकार की सावधानियों का पालन करते हैं और पूर्णरूप से सजग रहकर कार चलाने का प्रयास करते हैं। ऐसे लोग अपने आगे के वाहनो पर तो नज़र रखते ही हैं साथ ही बैक व्यू मीरर पर भी अपना पूरा ध्यान रखते हैं। ऐसे

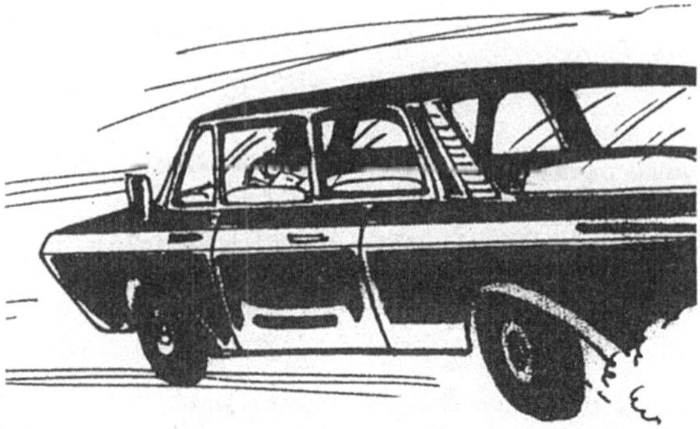

लोग स्त्री हो अथवा पुरुष जिस कार्य को अपने हाथ में लेते हैं, पूरी तल्लीनता और मनोयोग से पूरा करते हैं। अपनी जिम्मेदारियों का निर्वाह ठीक प्रकार से करते हैं। ऐसे लोग बुद्धिमान और वाकपटु होते हैं। जीवन में अपनी सभी जिम्मेदारियों को पूरा करते हैं परन्तु घनाढ्य नहीं बन पाते। ऐसे लोग प्राय: उच्चपदस्थ नौकरी करने वाले होते हैं और किसी न किसी विषय में विशेष जानकार होते हैं।

स्टेयरिंग से दूरी रखकर कार चलाना

जो लोग स्टेयरिंग से दूरी रखकर कार चलाते हैं उनके हाथ अधिकतर सीधे रहते हैं। सीट पीछे की ओर व कमर थोड़ा सा झुकाव किए होती है। ऐसे लोग जिन्हे बहुत अधिक कार चलानी पड़ती है अक्सर इसी प्रकार चलाते हैं। ऐसे पेशेवर ड्राइवर होते हैं या फिर मस्त तबीयत के व्यक्ति होते हैं। प्रत्येक

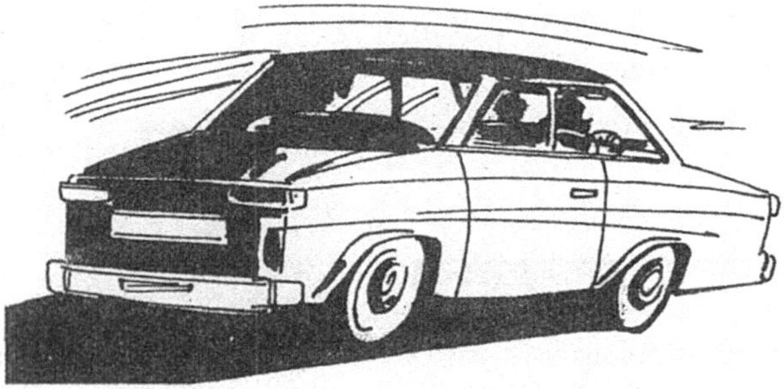

स्थिति-परिस्थिति में खुश रहते हैं। ऐसे लोग स्टेयरिंग को नीचे की ओर से अधिक पकड़ते हैं और प्राय: अधलेटे से भी रहते है। ऐसे लोग स्त्री हो अथवा पुरुष किसी न किसी शौक को सदैव पाले रहते हैं।

हाथ मिलाना
अभिवादन की पाश्चात्य शैली

हिन्दू संस्कृति में अभिवादन हेतु हाथ मिलाने की संस्कृति का शास्त्रों व ग्रंथों आदि में कही उल्लेख नहीं मिलता अतएव यह एक विशुद्ध पाश्चात्य शैली है जो आज की हमारी संस्कृति में इस प्रकार रच गई है कि इसके बिना व्यवहार का शुभारंभ ही नहीं हो पाता। पश्चिम से कब और किस प्रकार घुसपैठ कर यह शैली आज हमारी संस्कृति का हिस्सा बन गई हमें इसका आभास मात्र भी न हो सका।

आज के परिप्रेक्ष्य में एक दूसरे से हाथ मिलाना मूक एवं मौन अभिवादन का पर्याय बन चुका है आप जुबान से कुछ कहे अथवा न कहें आपने हाथ मिला कर औपचारिकता पूर्ण कर ली। समझिए की अभिवादन की प्रक्रिया स्वयं ही पूरी हो चुकी है। किसी भी प्रकार के व्यवहार का प्रारंभ भी हाथ मिलाने से होता है और उसका अंत भी हाथ मिलाकर ही किया जाता है।

सांस्कृतिक और सामाजिक एवं व्यावहारिक दृष्टिकोण से यह सभी को स्वीकार्य है परन्तु इसका एक नकारात्मक पहलू भी है जो है इसका वैज्ञानिक दृष्टिकोण। जिसके अनुसार इससे संक्रामक रोगों के उत्पन्न होने की संभावना अत्यंत प्रबल हो जाती है। इसे आप भी अनुभव कर सकते हैं कि भिन्न-भिन्न प्रकार के व्यक्तियों से हाथ मिलाकर आपको भिन्न-भिन्न प्रकार की अनुभूतियां होती हैं, कभी आपने सोचा है ऐसा क्यों? तो आइए हाथ मिलाने की मुद्राओं की भिन्नताओं के आधार पर व्यक्ति विशेष की विशेषताओं का अध्ययन करें।

हाथ मिलाते समय दो व्यक्तियों की आपस की दूरी का बहुत महत्व है यह दूरी कितनी कम या अधिक है इससे दोनो के आपसी संबंधों की प्रगाड़ता और कटुता की व्यवहारिकता का पता चलता है। आइए देखें ये दूरियां क्या कहती हैं।

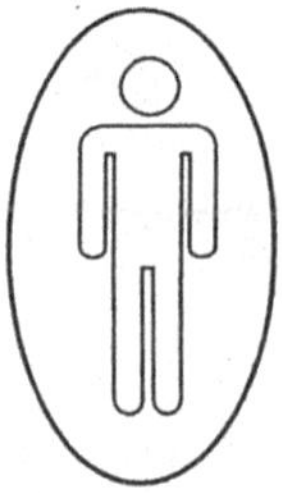 Intimate Zone आत्मिक क्षेत्र 15 से 45 सेंटीमीटर	Personal Zone निजी क्षेत्र 46 सेंटीमीटर से 1.2 मीटर	Social Zone सामाजिक क्षेत्र 1.2 से 3.6 मीटर	Public Zone पब्लिक क्षेत्र 3.6 मीटर से अधिक

उपर्युक्त दूरियों से आप आसानी से समझ सकते हैं कि संबंधों की व्यवहारिकता की सच्चाई क्या है।

1. व्यवसायिक मुद्रा (Give and Take)

जब दो व्यक्ति समान दूरी रखते हुए समान दबाव के साथ एक दूसरे के हाथों को थोड़ा मजबूती से मिलाते हैं तो इसका तात्पर्य है कि उन्होंने एक दूसरे से एक प्रकार समझौता कर लिया है जिसके अंतर्गत दोनों ही समान रूप से खुश व सहमत हैं। यह हाथ मिलाने की क्रिया बहुत कम समय में पूरी हो जाती है।

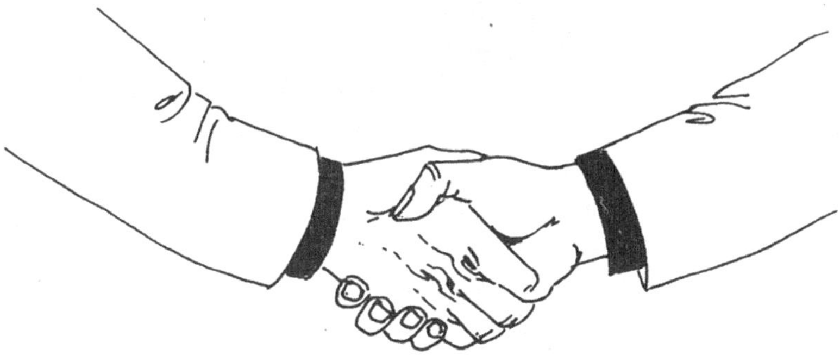

दफ्तरो में व्यापारिक प्रतिष्ठानों में, सन्धि के समय दोनो पक्ष अपनी औपचारिक सहमति की अभिव्यक्ति हेतु हाथ मिलाने की इस मुद्रा का प्रयोग करते हैं। इनके आपसी संबंध केवल सामाजिक और व्यापारिक ही होते हैं, निजी नहीं। इस प्रकार की मुद्रा में एक विशेषता यह है कि यदि उपर्युक्त चित्र के अनुसार दोनों की हथेलियो का पृष्ठ भाग आमने सामने है तो इसका तात्पर्य यह है कि दोनो की भागेदारी समान है। इसके विपरीत यदि एक का हाथ इसी मुद्रा में ऊपर है तो कुछ देने वाला होता है और जिसका हाथ नीचे की ओर हो वह लेने वाला होता है। लेन-देन की प्रक्रिया में ऐसा स्वत: ही हो जाता है क्योंकि देने वाले का हाथ सदैव ऊपर ही रहता है।

औपचारिक मुद्रा

हाथ मिलाते समय जो व्यक्ति मात्र अपनी उंगलियों का ही प्रयोग करते हैं वे मात्र अपनी औपचारिकता की पूर्ति करते हैं, जो उनकी मानसिकता भी होती है। उपर्युक्त चित्र के अनुसार उंगलियां थामने वाला व्यक्ति दूसरे से संबंधों की प्रगाढ़ता बढ़ाना चाहता है अथवा इच्छा रखता है जिसकी अभिव्यक्ति हेतु वह सामने वाले की उंगलियों को ही भींचकर कर रहा है कि यदि सामने वाले चाहे तो यह संबंध बन सकता है। इसके विपरीत उंगलियां थमाने वाला व्यक्ति मात्र औपचारिकता वश ऐसा कर रहा है वह अपने संबंध एक सीमित दायरे तक ही

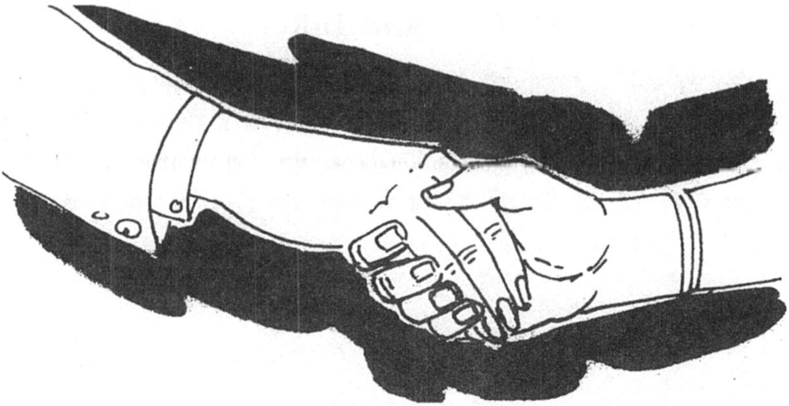

बढ़ाना चाहता है, उसका तात्पर्य यह अभिव्यक्त करना है कि तुम्हारी हमारी आपसी संबंधो की सीमा एक निश्चित उद्देश्य की पूर्ति तक ही है, मुझे तुमसे उससे अधिक संबंध नहीं बढ़ाना है। शारीरिक भाषा बहुत सरल है जिसका ये प्रमाण है कि दोनों व्यक्ति बिना बोले, बिना कुछ कहें एक दूसरे की मानसिकता से परिचित हैं और दोनो ने अपने-अपने मन में स्वीकृति कर ली और बोलने से कहीं अधिक सरल और सहज है यह भाषा। बोलना शायद कठिन होता क्योंकि उसमें शब्दों का हेर फेर हो सकता है। जिससे अभिव्यक्ति का रूप स्वरूप बिगड़ सकता है।

दिखावटी मुद्रा

ऐसे व्यक्ति हाथ मिलाते समय एक दूसरे को हाथों को भींचते नहीं है अपितु

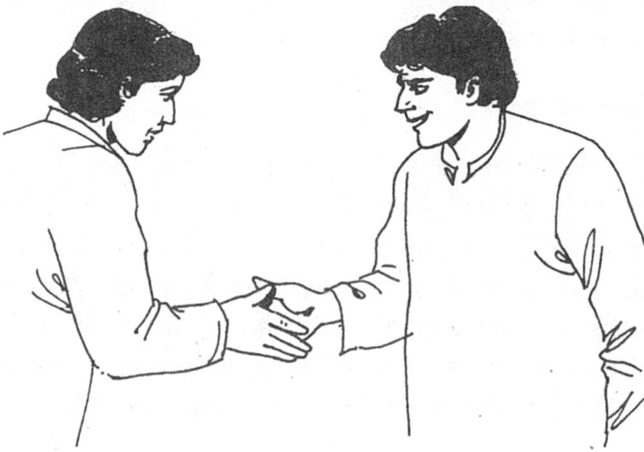

मात्र एक दूसरे की हथेलियों का स्पर्श करके हटा लेते हैं, चेहरे पर क्षणभंगुर मुस्कान उत्पन्न कर लेते हैं जिसका तात्पर्य है कि वे सामाजिक बंधनों, राजनैतिक बंधनों अथवा नैतिक बंधनों की पूर्ति के लिए ऐसा करने को मजबूर हैं अन्यथा इसकी आवश्यकता ही नहीं थी। ऐसे लोग एक दूसरे को अधिक बुद्धिमान, शक्तिशाली, समझदार, समझते हैं परन्तु निर्णय नहीं कर पाते कि दोनों में कौन बड़ा है और मौका मिलने पर पीठ पीछे एक दूसरे की बुराई करने व नुकसान पहुंचाने में अपना सबकुछ दांव पर लगा देते हैं। ऐसे लोग चाहे स्त्री हो अथवा पुरुष संबंधो की परंपरा का पालन नहीं करते। ये उच्च महत्वाकांक्षी होते हैं इसलिए अपना काम निकालो और आगे बढ़ो इसी नीयत से चलते हैं। अधिक संबंध सीमित लोगो से ही प्रगाढ़ होते हैं बाकी सब मात्र दिखावा ही होता है।

सांत्वना मुद्रा

इस प्रकार की हाथ मिलाने की मुद्रा में एक व्यक्ति कुछ देने वाला होता है और दूसरा व्यक्ति कुछ प्राप्त करने वाला होता है चाहे वह किसी भी रूप स्वरूप में हो। इस चित्र में एक व्यक्ति ने अपने दायें हाथ से सामने वाले के हाथ पर ऊपर की ओर अपना हाथ रखा है एवं दूसरा हाथ उसके कंधे पर सांत्वना के

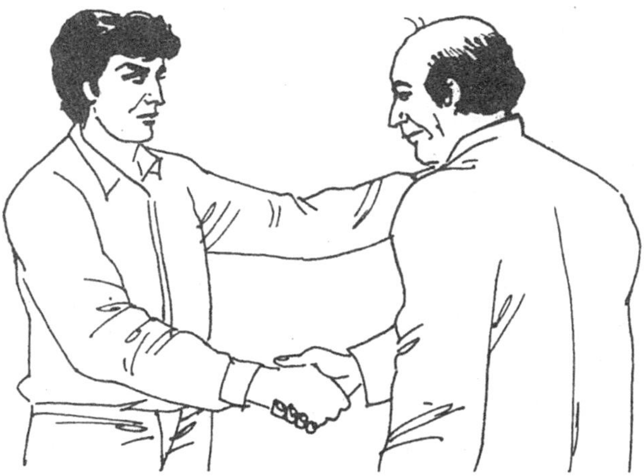

रूप में रखा हुआ है जिसका तात्पर्य यह अभिव्यक्त करना है कि चिंता मत करो तुम्हारा कार्य हो जाएगा जिसके लिए मुझसे जो कुछ बन पड़ेगा मैं यथा सामर्थ्य उसका प्रयास करूंगा और सामने वाला बेचारा क्योंकि ऐसी स्थिति में होता है कि वह दूसरे पर पूरी तरह निर्भर है उसके वश में कुछ नहीं है इसलिए अपनी बेचारगी प्रकट करने के लिए वह अपना हाथ नीचे की ओर रखता है ऐसे समय

में बायां हाथ प्रायः सीधा ही रहता है मजबूरी वश वह कोई क्रिया प्रतिक्रिया व्यक्त नहीं कर पाता।

हिचकिचाहट पूर्ण मुद्रा

ऐसे समय जब कि दो व्यक्ति चाहे वे पुरुष हो अथवा स्त्री या फिर बालक एक दूसरे को भली-भांति नहीं जानते परन्तु संबंधो को प्रगाढ़ बनाना चाहते हैं जिससे एक दूसरे को जान जाएं, प्रारम्भ में कुछ असमंजस की स्थिति रहती है

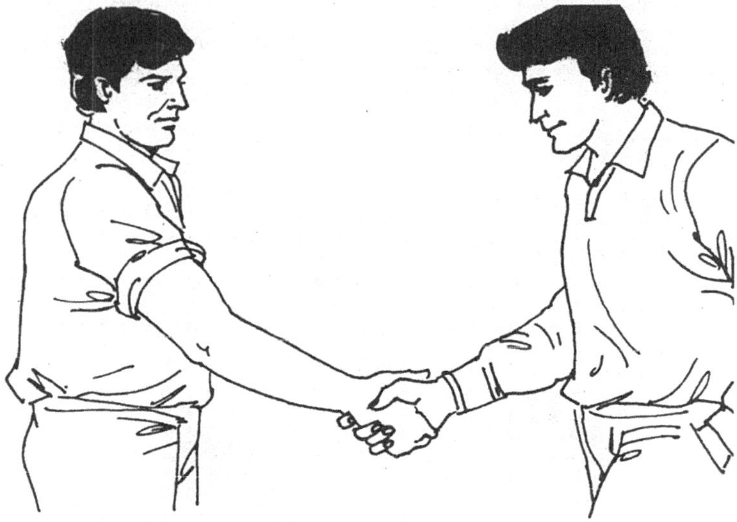

कि वे अपने संबंध बनाएं अथवा नहीं। ऐसे में एक व्यक्ति अपना हाथ ढ़ीला छोड़े रहता है जो कि अभी मानसिक असमंजसता की स्थिति में हिचकिचा रहा है जबकि दूसरा व्यक्ति अपनी ओर से सहमति की अभिव्यक्ति के लिए उसका हाथ भींचकर अथवा दबाकर यह जता रहा है कि वह संबंध बढ़ाने को तैयार है। ऐसे लोग अपने संबंध बढ़ाने व अपनी निजी जिंदगी में दूसरों को आसानी से प्रवेश नहीं करने देते। वे भली-भांति सोच समझकर व जांच परख कर ही दोस्ती करते हैं और हमेशा यही कोशिश करते हैं कि अपने बराबर वाले लोगों से ही दोस्ती की जाए तो अच्छा है।

आभार मुद्रा

इस प्रकार की मुद्रा में एक व्यक्ति आभार प्रकट करता है व दूसरा यह कहता है कि कोई बात नहीं मेरे लिए यह सरल बात है इसमें आभार प्रकट करने

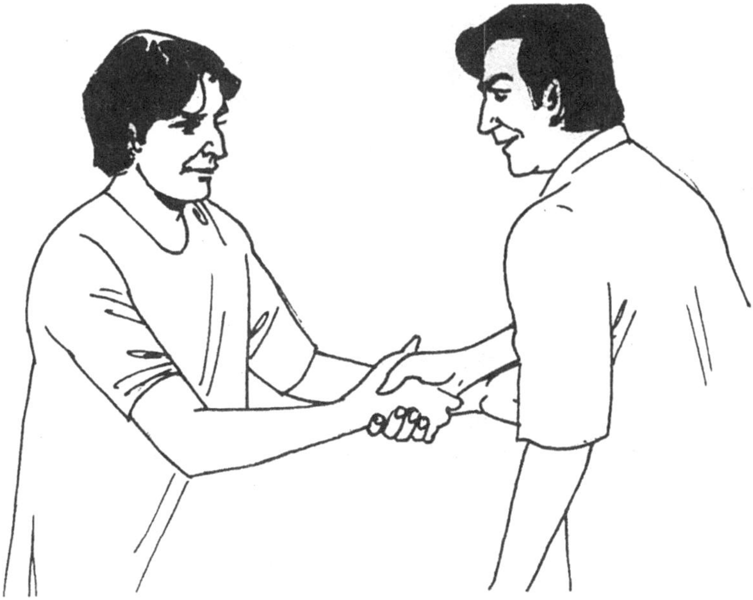

की कोई आवश्यकता नहीं है। यह मूक एवं मौन अभिव्यक्ति अथवा वार्तालाप हाथ मिलाकर प्रदर्शित किया जाता है। जैसा कि चित्र में दिखाया गया है। दाईं ओर का व्यक्ति जिसने अपने दाएं हाथ से सामने वाले का दायां हाथ मजबूती से पकड़ रखा है और सामने वाले ने अपना हाथ उसके हाथ में ढ़ीला छोडा हुआ है एवं दूसरा हाथ उसकी कमर थपथपा रहा है स्पष्ट दर्शाता है कि दोनों क्या कह रहे हैं अथवा क्या कहना चाहते हैं। ऐसे में दोनों एक-दूसरे की भावनाओं को बिना बोले ही समझ जाते हैं। किसी कार्य के पूरा हो जाने पर विदा लेते समय इस मुद्रा का निर्माण होता है। ऐसे लोग मिलनसार होते हैं सभी से हिल मिलकर बात करते हैं और आवश्यकता पड़ने पर यथासामर्थ्य सभी का कार्य पूरा करने की चेष्टा भी करते हैं और प्रयास भी।

भावनात्मक मुद्रा

दो प्रेमी अथवा दो व्यक्ति चाहे वे पुरुष हो अथवा स्त्री एक दूसरे के निकट होते हैं और जब एक दूसरे से दूर जाना पड़ता है तो अपनी भावनाओं की अभिव्यक्ति इसी प्रकार की मुद्रा में करते हैं जैसा कि चित्र से प्रदर्शित होता है कि पुरुष कही दूर लंबे समय के लिए जा रहा है और स्त्री अपनी भावनाओं द्वारा यह अभिव्यक्त कर रही है कि तुम मुझे भूल तो नहीं जाओगे उसके मन में पुरुष

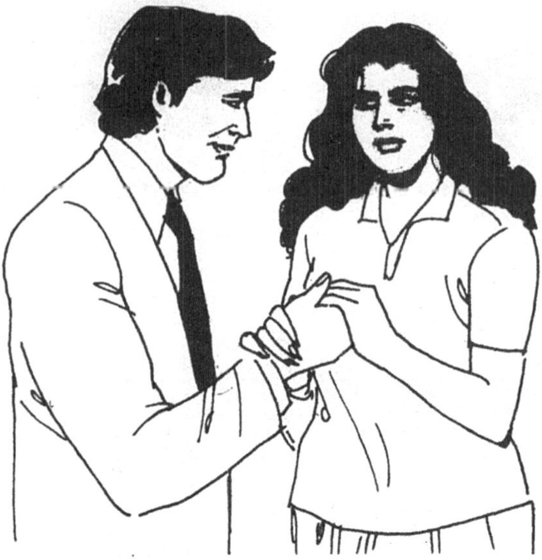

के प्रति संशय भी है और विश्वास भी क्योंकि पुरुष उसकी अभिव्यक्ति को पहचान कर भी मात्र सांत्वना प्रकट कर रहा है प्रत्युत्तर में समान अभिव्यक्ति नहीं कर रहा। स्त्री की आंखें शोक विह्वल है जबकि पुरुष मुस्करा रहा है यही स्त्री की असमंजसता का कारण है जिसे वह अपने दायें हाथ से पुरुष की कलाई भींचकर प्रकट कर रही है। पुरुष उसकी अंगुलियां दबाकर तसल्ली दे रहा है कि जैसा तुम सोच रही हो वैसा नहीं होगा, संयम रखो।

असहमति की मुद्रा

इस चित्र में दायां व्यक्ति जिसका एक हाथ पीठ के पीछे खुला है दूसरा हाथ सामने की ओर खुला है यह दर्शाना चाहता है कि सामने वाला चाहे तो संबंध बना सकता है और न चाहे तो उसे उसकी कोइ परवाह नहीं है जबकि सामने वाले का भी हाथ खुला हुआ है परन्तु वह सामने वाले से सहमत नहीं है क्योंकि मात्र उसे ही आवश्यकता नहीं है, ताली तो दोनों हाथों से बजती है। दोनों के हाथ खुले होने का तात्पर्य है कि दोनो की मानसिकता और विचार खुली किताब की तरह है परन्तु हिचकिचाहट यह है कि पहल कौन करें। इसलिए ऐसे लोग जब भी मिलते हैं इसी आशा से मिलते हैं कि अब दोनो में से कोई एक

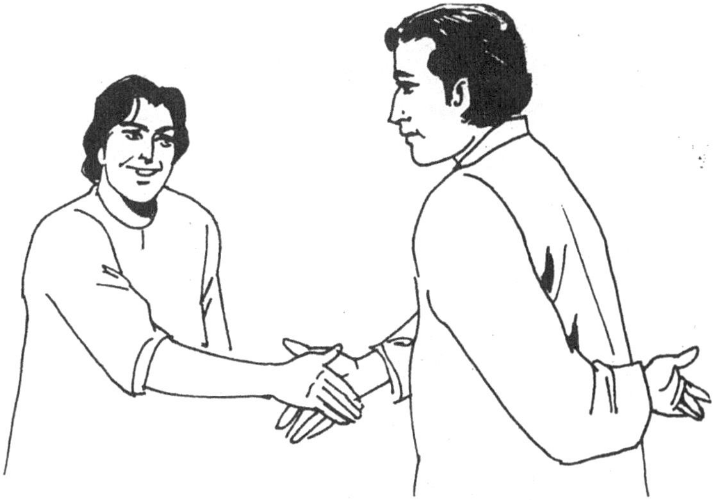

झुकेगा और जब तक ऐसा नहीं होता दोनों ही औपचारिकता की पूर्ति के लिए हाथ मिलाते हैं। ऐसे लोग सब प्रकार से सामर्थ्यवान होते हैं उन्हें अपने पर पूरा भरोसा होता है कि जो वह चाहते हैं उसे पूरा कर लेते हैं. उसके लिए उन्हें अन्य किसी के सहारे की कोई आवश्यकता नहीं है।

आत्मिक समर्पण मुद्रा

ऐसे लोग जो दूसरे का हाथ अपने दोनों हाथों में थामकर अपनी आंखों से उनकी उंगलियां छुआते हैं यह प्रकट करते हैं कि वे सामने वाले के कितने

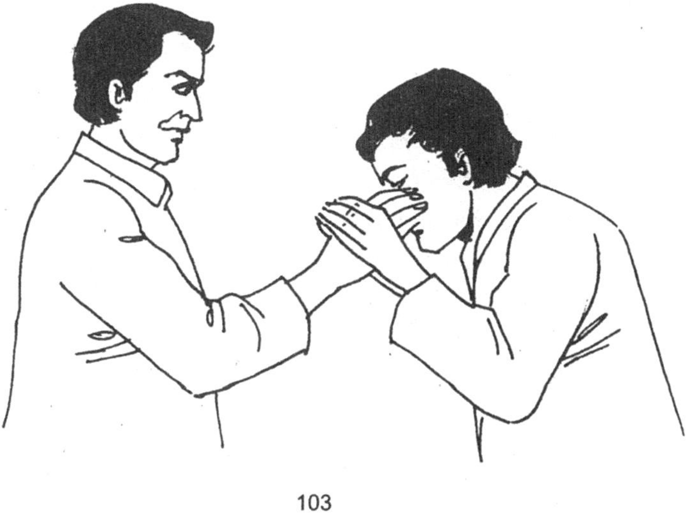

आभारी हैं कि उसने मर्यादा रख ली और इज्जत बढ़ायी। इसी आत्मिक और भावनात्मक अभिव्यक्ति के लिए वह उसकी उंगलियों को अपने मस्तक अथवा आंखों से छूकर प्रकट करता है। आयु में, पद में, धन में, समाज में, परिवार में अपने से अधिक प्रबल और सम्मानित व्यक्ति के प्रति उसकी उपस्थिति के लिए धन्यवाद प्रकट करते समय इस मुद्रा का निर्माण स्वतः ही हो जाता है।

दोस्ताना मुद्रा

जब एक व्यक्ति दूसरे व्यक्ति की उसके पास आने की कल्पना भी नहीं कर पाता और दूसरा व्यक्ति अचानक आ जाए तो वह अपनी प्रसन्नता और घनिष्टता की अभिव्यक्ति के लिए उसका हाथ कलाई तक अपने दोनो हाथों में

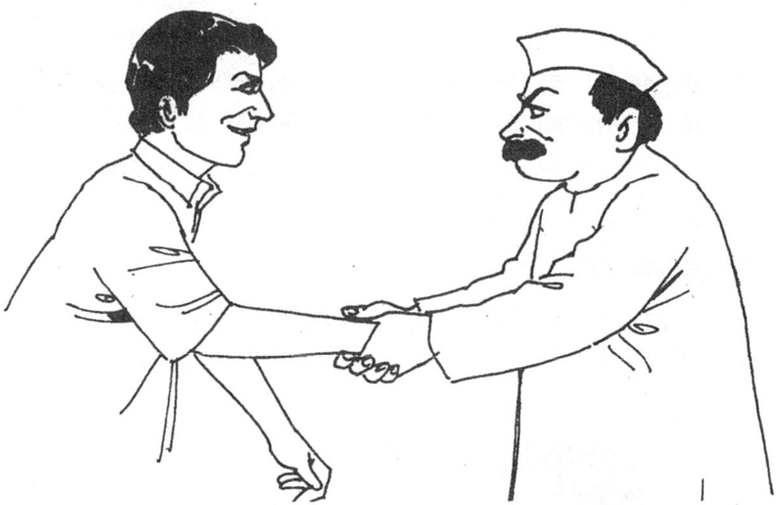

थाम लेता है और अपनी प्रसन्नता को प्रकट करता है। ऐसे लोग नए-नए संबंधों को बनाने के इच्छुक होते हैं इन्हें दोस्ती करना, दोस्तों की आवभगत करना बहुत अच्छा लगता है। ऐसे लोग बहुत मिलनसार और हंसमुख एवं विनोदी स्वभाव के होते हैं सभी से मीठा बोलते हैं और इनकी वाणी मधुरता लिए होती है। इनके अनेको कार्य उनकी इस मिलनसारिता पूर्ण व्यवहार के कारण स्वतः ही पूर्ण हो जाते हैं। इनसे मित्रता करना लाभदायक होता है।

खड़े होने की मुद्राओं की शारीरिक भाषा

खड़े होने की मुद्राओं का निर्माण मनुष्य की मानसिक स्थिति परिस्थिति द्वारा निर्धारित होता है। जैसी उसकी मनोस्थिति होती है वैसी ही उसकी खड़े होने की मुद्रा स्वत: ही निर्मित हो जाती है। खड़े होने की मुद्रा व्यक्ति विशेष के संदर्भ में यह उद्घोषणा करती है उस समय उसकी मानसिक स्थिति क्या है वह क्या सोच रहा है अथवा क्या करना चाहता है या क्या कहना चाहता है।

कुछ लोग स्थान विशेष के अनुसार भी अपने खड़े होने की मुद्राओं को नियंत्रित कर लेते हैं जैसे उत्सव आदि में, शोक प्रकट करते समय अथवा अपने से बड़े अफसर या अधिकारी के सामने। ऐसे समय व स्थान पर वे अपनी मानसिकता को नियंत्रित कर पाने में सफल हो जाते हैं और जिस मुद्रा की आवश्यकता से उन्हें लाभ होने की आशा होती है उसी का निर्माण कर लेते हैं। उनके इस बनावटीपन को साफतौर पर देखा व समझा जा सकता है इसलिए उस समय उनके लिए अपने मन में किसी भी प्रकार की अवधारणा नहीं बनानी चाहिए कि वे किस प्रकार के व्यक्तित्व के स्वामी हैं।

खड़े होने की मुद्राएं प्राय: नियमित नहीं होतीं क्योंकि स्थिति परिस्थिति और उस समय की मानसिकता उनमें परिवर्तन करती रहती है। इसलिए उस समय की व्यक्ति की स्थिति परिस्थिति को उसके खड़े होने की मुद्रा द्वारा आसानी से समझा जा सकता है और उसी के अनुरुप व्यवहार किया जा सकता है।

आइए खड़े होने की भिन्न-भिन्न मुद्राओं और उनकी विशेषताओं का अध्ययन करें।

आत्मविश्वास पूर्ण मुद्रा

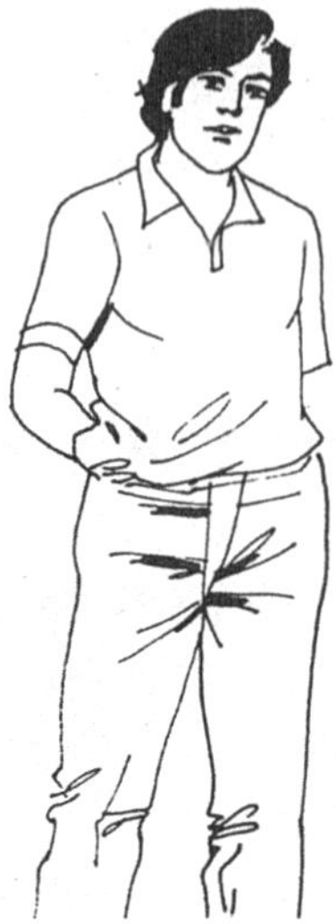

राजनेताओं में, बड़े पुलिस अधिकारियों में स्कूलों के प्रिंसिपल आदि में, उंचे पदों पर आसीन सेना नायकों में, लीडर प्रवृत्ति से कार्य करने वालों में, अपने आप को दूसरों से श्रेष्ठ समझने वालों में निरीक्षकों में, प्राय: इस प्रकार की मुद्राएं आसानी से देखी जा सकती हैं जो उनकी आदत में शुमार होती हैं। अपनी श्रेष्ठता को सिद्ध करने की अभिव्यक्ति का यह सरल और सहज साधन है। इसके विपरीत यदि कोई साधारणतया इस प्रकार की मुद्रा में खड़ा हो अथवा टहल रहा हो तो इसका तात्पर्य यह है कि वह किसी विषय पर अपने मस्तिष्क में सोच विचार कर रहा है कि उसे क्या और कैसे करना चाहिए और निर्णय होते ही उसकी मुद्रा भी स्वत: समाप्त हो जाती है। ऐसे लोग जिन्हें इस मुद्रा की आदत होती है बुद्धिमान, चतुर, विद्वान, धनवान, होते हैं इनसे झुककर तो बहुत कुछ प्राप्त किया जा सकता है परन्तु अकड़कर नहीं। ऐसे लोग जल्दी से किसी के प्रभाव में नहीं आते और न ही शीघ्रता से किसी बात को ग्रहण करते क्योंकि इनके लिए इनकी सोच और इनके विचार ही सर्वोपरि होते हैं। इनसे दोस्ती करना गौरव की बात है।

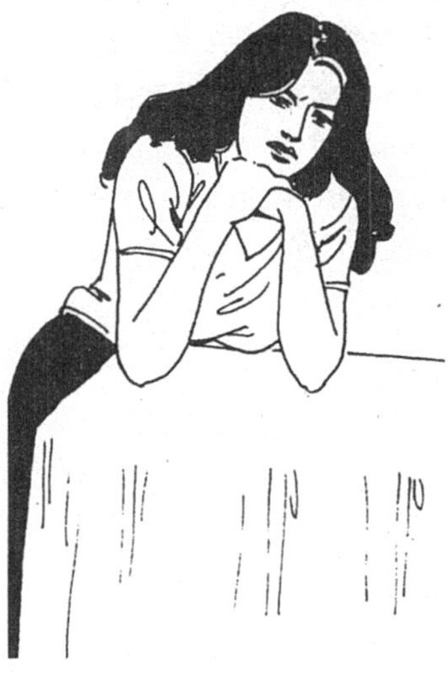

वैचारिक मूल्यांकन मुद्रा

दोनों कोहनियां किसी सहारे से टिकाकर हाथों को उल्टा करके ठोडी के नीचे रखकर खड़े होने की मुद्रा विशेष प्रकार के सोच विचार के समय ही निर्मित होती है जब कोई व्यक्ति अपने विचारों का स्वयं ही मूल्यांकन करता है उसने क्या सही किया और क्या गलत। इस प्रकार की मुद्रा इस प्रकार की स्थिति में समान रूप से

सभी बनाएं, ऐसा भी नही है परन्तु जो लोग चाहे वे पुरुष हों अथवा स्त्री ऐसी मुद्राएं नियमित बनाते रहते हैं गंभीर, संयमी, आत्मविश्वासी और उच्च महत्त्वाकांशी होते हैं। ऐसे लोग अपने किए गये कार्यो और भूतकाल के विषय में अधिक सोच विचार करते हैं और उससे सबक लेकर भविष्य में उसका पालन कर लाभ उठाते हैं ऐसे लोग भावनात्मक और कल्पनाशील भी होते हैं, इनमे परोपकार की भावना भी विद्यमान होती है। इनसे मित्रता करना अच्छी बात है।

रक्षात्मक मुद्रा

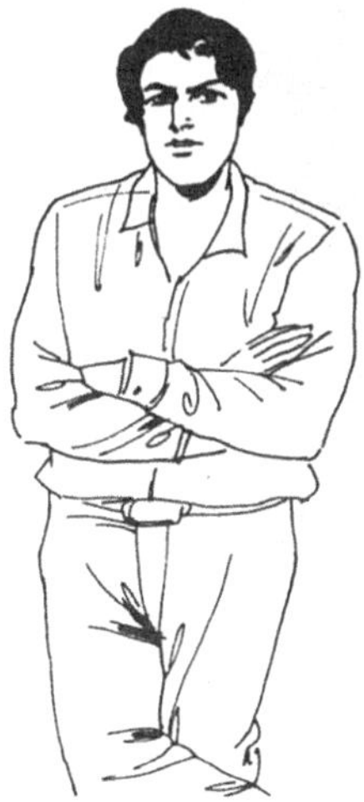

दोनों बाहें एक दूसरे में पिरोकर क्रास बनाते हुए सीने पर बांधकर व पैरों को क्रास करके खड़े होने वाले व्यक्ति चाहे वे पुरुष हों अथवा स्त्री स्वयं को मानसिक रूप से रक्षात्मक स्थिति में अनुभव करते हैं सामने वाले की बातों का बचाव करते हुए जवाब देना इनका लक्ष्य होता है इसलिए शब्दों का चयन गंभीरता से करते हैं। उस समय इनकी वाणी में गंभीरता और चेहरे पर वैचारिक भाव स्वत: ही उत्पन्न हो जाते हैं। ऐसी मुद्रा में खड़े रहने के लिए किसी सहारे की आवश्यकता अवश्य पड़ती है क्योंकि बिना किसी सहारे के इसका निर्माण करना अत्यंत कठिन है। जो लोग अधिकतर इस प्रकार की मुद्रा का प्रयोग करते हैं वे बातें अधिक करते हैं और काम कम। ऐसे लोग स्वयं तो काम करने से बचते रहते हैं साथ ही दूसरों को भी उनके कार्य में व्यवधान पैदा करते हैं। इन्हें बातें करना अधिक पसन्द होता है। स्त्रियों की ओर ऐसे पुरुषों का विशेष आकर्षण रहता है वे स्त्रियों के बीच या उनके साथ समय बिताने में अपनी शान समझते हैं। इनसे मित्रता सोच समझकर करना ही श्रेयस्कर है।

आदेशात्मक मुद्रा

इस प्रकार की मुद्रा का निर्माण व्यक्ति उस समय करता है जब वह स्वयं तो आत्मविश्वास से भरपूर होता है परन्तु दूसरों को आदेश देता है कि उसे क्या और कैसे करना चाहिए। ऐसी स्थिति में एक बाजू कमर पर व दूसरा बाजू कोहनी से मोड़कर किसी सहारे से स्वत: ही टिक जाता है। यह निरीक्षण की भी

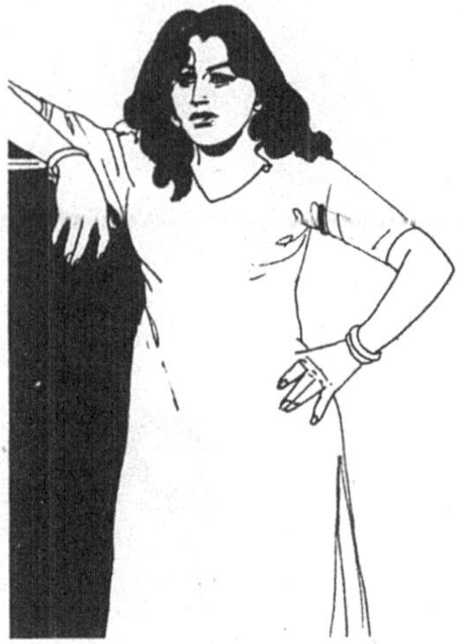

मुद्रा है। इस चित्र में महिला के दोनों हाथ खुले हुए हैं और आप जानते ही है कि खुले हाथों का तात्पर्य है खुला दिमाग। ऐसे में वह जो कुछ कह अथवा कर रही है भली भांति जानती है उसका परिणाम क्या होगा। ऐसे लोग चाहे वे पुरुष हों अथवा स्त्री अपने कार्य भली भांति पूरा करते हैं और दूसरो से भी ऐसी ही अपेक्षाएं रखते हैं। ऐसे लोग स्वभाव से चतुर, योजनाकार बुद्धिमान तो होते ही हैं साथ ही लीडर प्रवृत्ति से कार्य करने के इच्छुक होते हैं। इनसे मित्रता करना जीवन में कुछ न कुछ सीखाता ही है।

आवेशात्मक मुद्रा

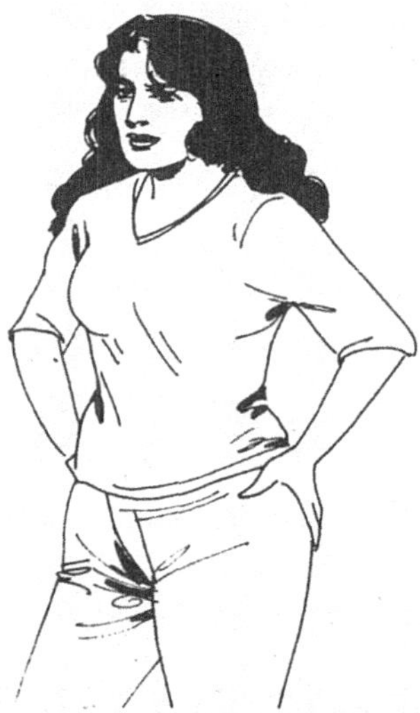

दोनों हाथ कमर पर रखकर खड़े होने वाले व्यक्ति पुरुष हो अथवा स्त्री आवेश की स्थिति में इस प्रकार की मुद्रा बना लेते हैं। यह आवेश इसलिए होता है कि कोई कार्य इनकी आशा के अनुरूप नहीं होता, जिसे देखकर ये आवेशित हो जाते हैं और सामने वाले पर बरबस ही बरस पड़ते हैं और क्रोधित हो जाते हैं। ऐसे लोगों के लिए कर्म ही सर्वोपरि होता है वे अपने कार्य को सर्वोपरि मानते हैं। हार इन्हें बर्दाश्त नहीं होती इसलिए साम, दाम, दण्ड, भेद किसी भी प्रकार से सदैव जीतना ही इनकी नियति होती है, हार इन्हे पसन्द नहीं होती। ऐसे लोग समय के पाबन्द होते हैं और अनुशासन प्रिय होते हैं इसलिए इन्हे प्रत्येक कार्य नियत समय पर चाहिए। इनके जीवन में छोटी-छोटी बातों का कोई महत्व नहीं होता। ऐसे लोग उच्च महत्वाकांक्षी होते हैं और जीवन में उन्नति करते हैं। ऐसे लोग भावुक नहीं होते और न ही कल्पनाशील। यथार्थ में ही यकीन रखते हैं और जीवन के हर

पल का आनंद उठाते हैं। सभी भौतिक चीजों को भोगने की इच्छा रखते हैं और भोगते भी हैं। ऐसे लोग साधन संपन्न होते हैं। इनसे मित्रता करना लाभदायक होता है।

व्यवहारिक मुद्रा

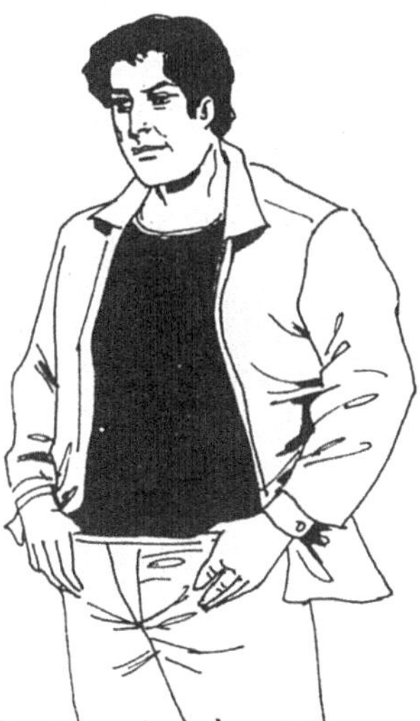

ऐसे लोग अपनी बेल्ट में अंगूठा फंसाकर खड़े होते हैं और व्यवहारिक होते हैं ऐसे में उनकी उंगलियां बाहर की ओर निकली रहती हैं। प्राय: नवयुवक जो आधुनिक प्रवृत्ति वाले अथवा फैशन आदि के शौकीन होते हैं इस प्रकार की मुद्राएं बनाते हैं। ऐसे लोग स्त्री हो अथवा पुरुष स्वभाव से व्यवहारिक होते हैं, ये अपनी विचारधारा और सोच को छिपाते नहीं बल्कि बढ़ा-चढ़ाकर कहते हैं। "जीवन में उंचा उठना चाहते हैं। इनके अनुसार जीवन भोगने के लिए होता है इसीलिए इसका पूरा आंनद लेना चाहिए" इसी प्रवृत्ति से अपना जीवन जीते हैं। अच्छा खाना, अच्छा पहनना, घूमना लोगों के बीच ये स्वयं को सर्वोपरि मानते हैं और साथ ही स्वयं को दूसरों से अधिक बुद्धिमान व समझदार भी। अपने लक्ष्यों की पूर्ति करने के लिए ये कुछ भी करने को तैयार रहते हैं। सामाजिक और नैतिक मूल्यो की ऐसे लोग परवाह कम ही करते हैं।

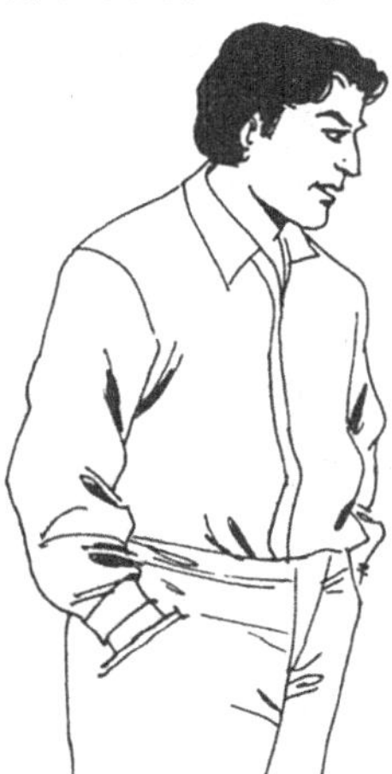

निरीक्षण मुद्रा

स्कूलों के अध्यापकों व निरीक्षको को इस मुद्रा में देखा जा सकता है इसके अतिरिक्त उच्च पदस्थ अधिकारियों व निरीक्षण कर्त्ताओं को भी अक्सर इसी मुद्रा में आसानी से देखा जा सकता है। दोनों हाथ पैंट की जेब में रखकर खड़े अथवा टहलने वाले ये लोग लीडर प्रवृति से कार्य करते हैं। किसी न किसी विषय के

विशेष जानकार होते हैं जिस पर उनका पूर्ण आधिपत्य होता है। ऐसे लोग पुरुष हो अथवा स्त्री बुद्धिमान, विद्वान, दूरदर्शी और गंभीर सोच विचार वाले होते हैं। ये लोग बड़ी-बड़ी योजनाएं बनाते हैं और उन्हें पूरा भी करते हैं। इन्हें कार्य करवाने में निपुणता हासिल होती है। छोटी से छोटी बारीक गलतियों को भी ये तुरंत भांप लेते हैं। ऐसे लोग उच्च शिक्षित होते हैं और विशेषकर सरकारी दफ्तरों अथवा सरकारी पदों पर सुशोभित होते हैं इनसे मित्रता करना श्रेयस्कर होता है।

अधीर मुद्रा

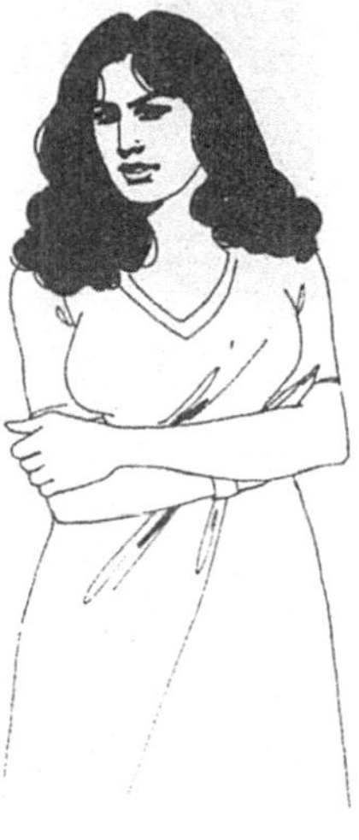

दोनों हाथ क्रास मुद्रा में सीने पर बांधकर खड़ा होना जिसमें एक हाथ अंदर की ओर खुला रहता है व दूसरा हाथ मुट्ठी की मुद्रा में बंद रहता है अधीर मुद्रा कहलाती है। यह मुद्रा समय विशेष पर निर्मित होती है जब व्यक्ति विशेष चाहे पुरुष हो अथवा स्त्री किसी के इंतजार में विकल हों अथवा कोई कार्य उनकी आंखों के सामने उनकी इच्छा के अनुरूप न हो रहा हो। ऐसे लोगों में संयम की कमी होती है ये प्राय: आकुल-व्याकुल रहते हैं। इन्हें इंतजार करना सबसे अधिक बुरा लगता है जिससे इन्हें शीघ्र क्रोध आ जाता है। ऐसे लोग बात-बात में कटाक्ष करते हैं और व्यर्थ के तर्क-वितर्क में अपना समय व्यतीत करते हैं। पहले अपने बचाव की तैयारी मानसिक रूप से पूरी कर लेते हैं फिर सामने वाले की बातों पर प्रहार करते हैं जो कटाक्षपूर्ण होता है। इनसे मित्रता सोच समझकर करनी चाहिए।

पैर बांधकर खड़ा होना

ऐसी मुद्रा अधिकतर स्त्रियो में ही पाई जाती हैं जो उनमें सामान्य है और पुरुष विशेष स्थितियों में ही इस प्रकार की मुद्रा बनाते हैं। ऐसे लोग जो अपने पैर के ऊपर पैर रखकर खड़े होते हैं अर्थात् क्रास की मुद्रा बनाते हैं समझौतावादी प्रवृत्ति वाले होते हैं इसीलिए जीवन में कठिन परिस्थितियों में अपनी ऊर्जा नहीं लगाते और स्थिति से समझौता कर लेते हैं। इस चित्र में दिखाई गई महिला की मानसिक स्थिति देखिए इसमें तीन विशेषाएं हैं प्रथम पैर क्रास मुद्रा में है, द्वितीय

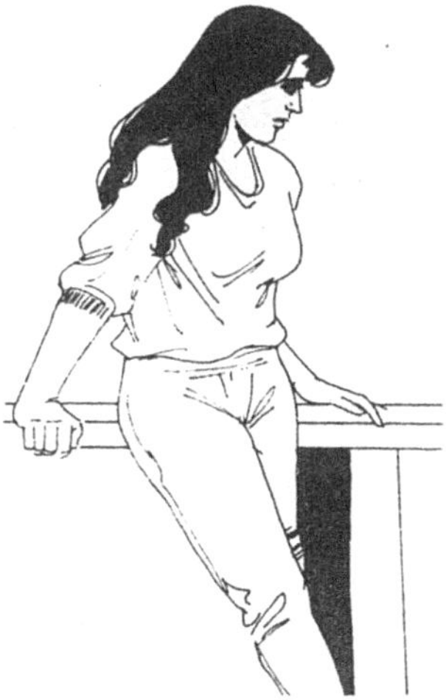

एक हाथ खुला है एवं तृतीय दूसरा हाथ आधा बंद है। ऐसा प्रतीत होता है इस समय यह महिला दो प्रकार की सोचो से घिरी हुई है और निर्णय नहीं कर पा रही है कि क्या करें इसलिए सुरक्षात्मक दृष्टिकोण से इसके पैर स्वत: ही क्रास मुद्रा में आ गए। ऐसे लोग बुद्धिमान होते हैं और शिक्षित भी इनकी विचारधारा मिश्रित होती है, किसी एक विचारधारा पर अधिक समय कायम नहीं रह पाते।

महत्वाकांक्षी मुद्रा

यूं तो पुरुषों में यह मुद्रा निरीक्षण मुद्रा कहलाती हैं, परन्तु स्त्री इस प्रकार की मुद्रा बनाए तो इसका अर्थ है कि वह उच्च महत्वाकांक्षी है, उसके लिए जीवन में उन्नति करना ही सर्वोपरि है। वह स्थितियों एवं परिस्थितियों से घबराती नहीं है, उनका डटकर सामना करती है। आध्यापिकाओं में प्राय: यह मुद्रा आसानी से दिख जाती है। किसी मुकाम पर पहुंचा व्यक्ति ही इस प्रकार की मुद्रा बनाता है। कार्यक्षेत्र से जुड़ी महिलाएं जो व्यवसाय करती है अथवा नौकरी में उच्च पदस्थ होती हैं इस प्रकार की मुद्रा बनाती है। इन्हें अपने कार्य क्षेत्र से बहुत लगाव होता है। अपना प्रत्येक कार्य पूरी लगन, मेहनत और उत्साह से करती हैं। आधुनिक विचारों वाली होती हैं और छोटी–छोटी बातों में अपना समय नहीं गंवाती।

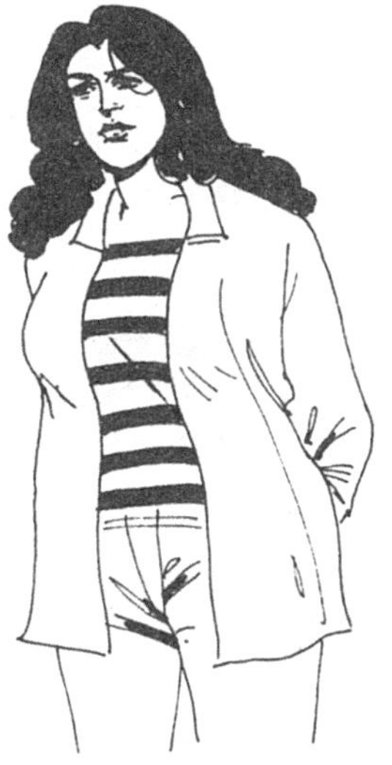

पेशेवर मुद्रा

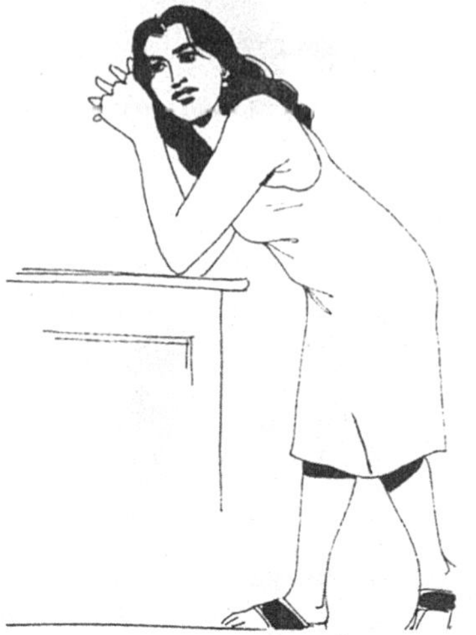

पेशेवर अध्यापक, अध्यापिकाएं, अथवा प्राध्यापक और पेशेवर वक्ताओं में इस प्रकार की मुद्रा आम बात है। ऐसे लोग वाकपटु होते हैं और विद्वान भी इसलिए किसी न किसी विषय में पूर्ण रूप से पारंगत होते हैं और उस विषय पर उनका पूर्ण आधिपत्य होता है। इन्हें दूसरों को प्रशिक्षित करने और सिखाने में अत्यंत आनंद की अनुभति होती है। इनके लिए इनकी वाणी ही सब कुछ होती है इसलिए अपनी वाणी के प्रभाव से ये सभी को अपनी ओर आकर्षित कर लेते हैं। पुरुष हो अथवा स्त्री दोनों में लगभग एक सी समानताएं पाई जाती हैं। ऐसे लोग जीवन में सभी सुखो को भोगते हैं और घूमने फिरने के बेहद शौकीन होते हैं। इनके अनेकों मित्र होते हैं इनकी मित्रता का दायरा बहुत फैलाव लिए होता है। इनसे मित्रता करना लाभदायक होता है।

पुरुषोचित मुद्रा

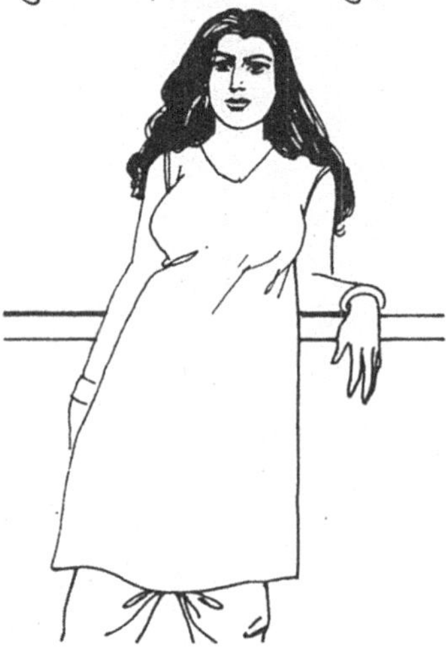

पुरुषो में इस प्रकार की मुद्रा अक्सर दिख जाती है परन्तु महिलाओं में यदा कदा ही ऐसी मुद्रा दिखती है क्योंकि कुछ विशेष गुणों वाली महिलाओं में ही इस प्रकार की मुद्रा बनती है। ऐसी महिलाएं बहुत उंची उड़ान का सपना संजोए रहती हैं ये वो पाना चाहती हैं जो सबके पास नहीं। छोटी-छोटी बातें तो दूर की बात है बड़ी-बड़ी बातें भी इन्हें प्रभावित नहीं करती। ये विशेष योजनाकार होती हैं और इनकी योजनाएं पूरी न हों ऐसा कम ही होता हैं। जो ठान लेती है उसे साम, दाम, दण्ड, भेद द्वारा पूरा करके छोड़ती हैं। इनके

संबंध उच्च स्तर के लोगों से होते हैं। बहुत मेहनती भी होती हैं। व्यवसाय में हों या किसी पेशे में पुरुषो को भी पीछे छोड़ जाती हैं। संबंधो की परवाह नहीं करतीं इनके लिए इनका स्वार्थ ही सब कुछ होता है। धन से इन्हे बेहद लगाव होता है इसलिए धनाढ्य भी होती हैं। जीवन के सभी सुखों का भोग करती हैं और घूमना फिरना इनके लिए आम बात है। आलस्य नहीं करती। अपने कर्मो को तीव्रता से पूरा करती हैं। इनका सामाजिक दायरा बहुत विस्तृत होता है।

यथार्थ मुद्रा

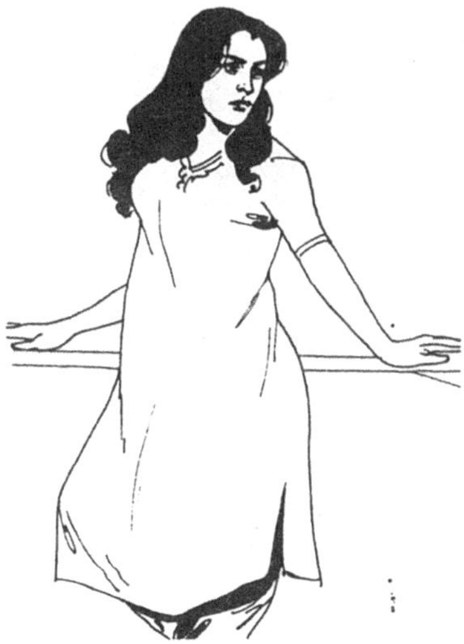

विचारों से, मन से, मस्तिष्क से खुले हृदय वाले लोगो मे इस प्रकार की मुद्राएं देखी जाती हैं। इस चित्र में महिला के दोनों हाथ खुले हैं और एक घुटना थोड़ा सा मुड़ा हुआ है, इसे सुरक्षात्मकता और रक्षात्मकता की आवश्यकता नहीं है। यह तेज तर्रार और चतुर हैं जो स्थिति परिस्थिति से घबराने वाली नहीं है और न ही डरपोक। ऐसे लोग चाहे पुरुष हो अथवा स्त्री खुले विचारों वाले होते हैं। इनकी जिंदगी खुली किताब की भांति होती है। ऐसे लोग स्वयं से समझौता करके चलते हैं न कि वे जैसे भी है ठीक है उन्हें दूसरों की परवाह नहीं करनी चाहिए और अपना जीवन अपने ढ़ंग से जीना चाहिए। ऐसे लोग सामाजिक और नैतिक मूल्यों की कम परवाह करते हैं स्वभाव से जिद्दी और हठी होते हैं जो ठान ले उसे पूरा करके ही छोड़ते हैं। छोटी-छोटी बातों को महत्व नहीं देते। भावुकता इनमें कम होती है। घूमने फिरने के शौकीन होते हैं।

धीर-गंभीर मुद्रा

ऐसे लोग जो सीधा खड़ा होकर बिना किसी सहारे के थोड़ी सी गर्दन झुकाकर खड़े होते हैं धीर एवं गंभीर होते हैं, इनके हाथ खुले रहते हैं। समाज में परिवार में लोकप्रिय होते हैं। ऐसे लोग बहुत सोच समझकर बोलते हैं इनकी बातें सटीक और यथार्थ रूप में होती हैं। प्रायः स्थिति-परिस्थिति पर विचार करने के उद्देश्य से ये लोग ऐसी मुद्रा बनाते हैं या फिर स्वतः ही इस मुद्रा का निर्माण हो जाता है। बिना सोचे विचारे किसी कार्य को हाथ में नहीं लेते। ऐसे लोग

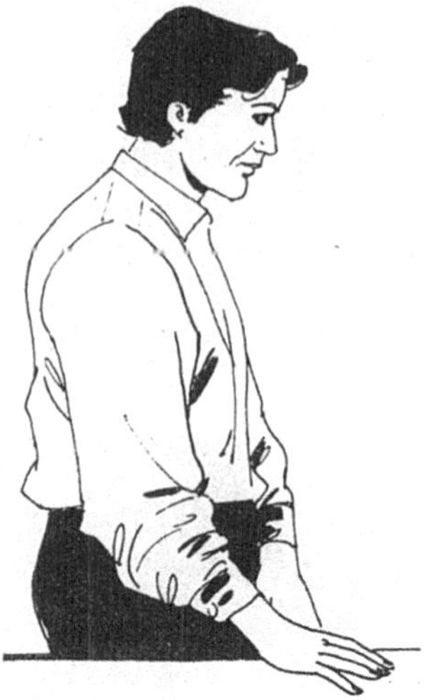

कुतर्क नहीं करते। बुद्धिमान, विद्वान, संयमी, संतोषी प्रवृत्ति वाले होते हैं और अपने पारिवारिक दायित्वों का, सामाजिक दायित्वों का, एवं नैतिक दायित्वों का निर्वाह यथासम्भव भली भांति करने का प्रयास करते हैं।

स्वाभिमानी मुद्रा

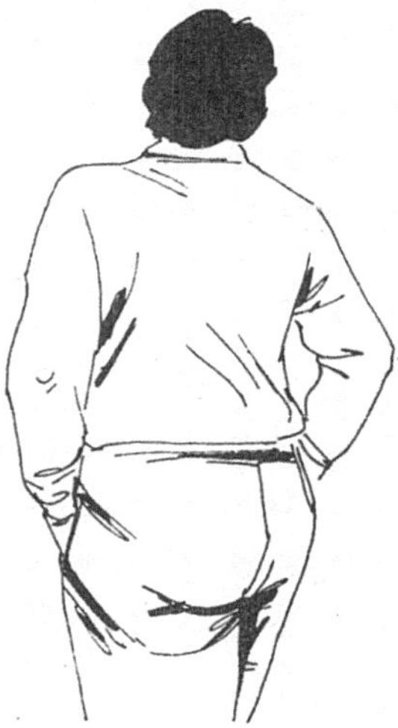

स्वाभिमान से भरपूर लोग इस मुद्रा में खड़े होते हैं। ऐसे लोग प्रायः अपनी मेहनत से ही सब कुछ प्राप्त करते हैं। जीवन में उन्नति की चाह में ये मेहनत करते चले जाते हैं। भावनाओं की ये कतई परवाह नहीं करते इसलिए लोग इन्हें स्वार्थी और मतलब परस्त कहते हैं उसकी भी इन्हे परवाह नहीं होती। जीवन का सच्चा आनंद भोग में है यही इनका सोचना है। ऐसे लोग वर्तमान में जीते हैं न तो भूतकाल को याद रखते हैं न ही भविष्य की चिंता करते हैं। मौका परस्त होते हैं अपने स्वार्थ के लिए किसी भी हद तक गिर सकते हैं। अच्छा खाना, अच्छा पहनना, इनकी रुचि होती है। भौतिक वस्तुओं व साधनों का भरपूर उपयोग करते हैं।

सकारात्मक अवाक मुद्रा

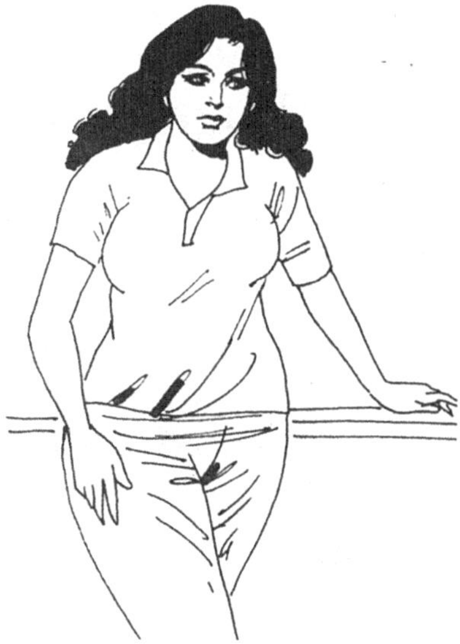

चित्र में प्रदर्शित महिला का एक हाथ जांघो पर एवं दूसरा मेज पर है परन्तु समानता यह है कि दोनो खुले हुए हैं जो यह बताते है कि यह महिला खुले व आधुनिक विचारों की समर्थक है। टांगे क्रास मुद्रा में हैं जो रक्षात्मक और सुरक्षात्मकता का प्रतीक है। मुद्राओं के साथ-साथ पहने गए वस्त्रों का भी अध्ययन करना चाहिए। इससे शारीरिक भाषा को समझना आसान व सरल हो जाता है। यह महिला प्रगतिशील विचारधारा की है। जीवन में उन्नति करना चाहती है और उसके लिए मेहनत भी। ऐसे लोग व्यवहार कुशल और चतुर होते हैं। भावनाओं को उतना ही महत्त्व देते है जितना आवश्यक हो। सभी परिस्थितियों में स्वयं को शीघ्र ढाल लेते हैं।

मोबाइल फोन और शारीरिक भाषा का मनोविज्ञान

संचार माध्यम की आधुनिक खोज है मोबाइल फोन अर्थात "चल दूरभाष यंत्र" जो एक बेतार यंत्र है। आज के विकासशील युग में यह हमारे जीवन का आवश्यक अंग बन गया है। कुछ लोंगो के लिए यह बात कोई अर्थ नहीं रखती कि उनके पास मोबाइल है, वो हैं उच्च वर्ग के लोग जो सामर्थ्य वान हैं, संपन्न हैं। कुछ लोगों के लिए ये उनकी तरक्की का पर्याय अथवा सूचक है जिसकी उनके पास उपलब्धि उन्हें सामाजिक संतुष्टि प्रदान करती है इसलिए वे इसका प्रदर्शन भी करते हैं। निम्न वर्ग का इससे कोई लेना-देना नहीं है, उसे न तो इसकी आवश्यकता है और न ही इससे कोई काम है।

शारीरिक भाषाओं का विज्ञान मनोविज्ञान से संबंधित है और बड़ा ही विचित्र है किसी भी क्रियाकलाप के माध्यम से इसे पढ़ा भी जा सकता है और समझा भी। इसी के अंतर्गत मोबाइल फोन संचालित का प्रयास किया गया कि भिन्न-भिन्न लोग भिन्न-भिन्न तरीकों से इसका उपयोग करते हैं। यंत्र तो एक जैसा है परन्तु वार्तालाप के तरीके, फोन पकड़ने के तरीके अनेकानेक हैं।

इन तरीको अथवा विधियों का अध्ययन किया जाए तो पूरी किताब भी शायद कम पड़ जाएगी क्योंकि दिखावे की संस्कृति ने ही इन नए-नए तरीकों को खोज निकालने में मदद की है। जिन्हें वास्तव में इसकी अधिक आवश्यकता है उनके लिए तो ठीक है परन्तु जिन्हें इसकी आवश्यकता नहीं है या फिर जिनका कार्य बिना इसके चल सकता है उनकी मानसिकता मात्र प्रदर्शन की होती है अन्यथा पैसा फूंकने की क्या आवश्यकता थी।

खैर हमारा विषय तो इसके संचालन की क्रियाओं प्रतिक्रियाओं के आधार पर शारीरिक भाषा के मनोविज्ञान को जांचना और परखना है इसलिए हम उसी विषय पर आते हैं और अध्ययन करते हैं कि क्या कहती है ये शारीरिक भाषाएं?

कमर पर बंधा मोबाइल

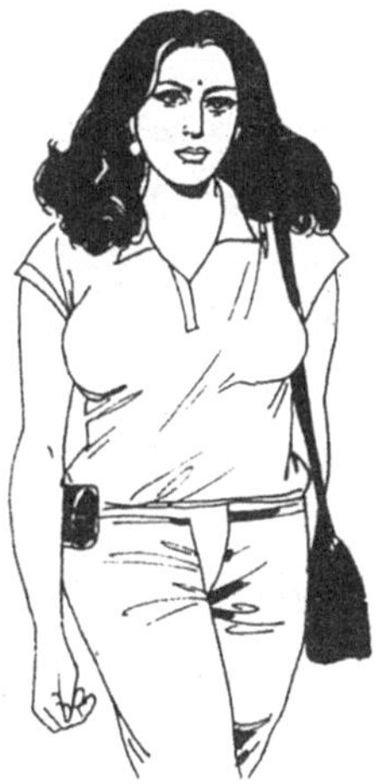

जो लोग मोबाइल को कमर से बेल्ट की सहायता से बांध अथवा लटका लेते हैं उन्हें यदि वास्तव में देखा जाए तो या तो इसकी बिल्कुल आवश्यकता नहीं होती अर्थात् इसके बिना भी उनका कार्य चल सकता है या फिर उन्हें इसकी बहुत आवश्यकता होती है वो लोग वे होते हैं जो व्यापारिक प्रतिष्ठानों में मार्केटिंग अथवा फील्ड का कार्य करते हैं और उनका मोबाइल और उसका खर्चा संबंधित कंपनी ही उठाती है। ऐसे लोग चाहे स्त्री हो या पुरुष अपनी बेल्ट से इसलिए इसे बांधते हैं क्योंकि वे अतिरिक्त सावधानी बरतना चाहते हैं कि कही यह खो अथवा गिर न जाए और यदि ऐसा हो गया तो मोबाइल तो कंपनी का है नुकसान उनका अपना हो जाएगा। इसके विपरीत वे लोग जो निजी रूप से स्वयं खरीदकर ऐसा करते हैं उनमें प्रदर्शन की भावना ही प्रभुत्व होती है जो उन्हें मात्र आत्मिक सुख प्रदान करती है जिसके लिए वे इसका खर्च वहन करने से भी पीछे नहीं हटते भले ही कही और कटौती करनी पड़े। ऐसे लोग सामर्थ्यवान न होने के बावजूद भी दिखावे और प्रदर्शन की संस्कृति के मारे होते हैं, बाहर से कुछ और अन्दर से कुछ और होते हैं।

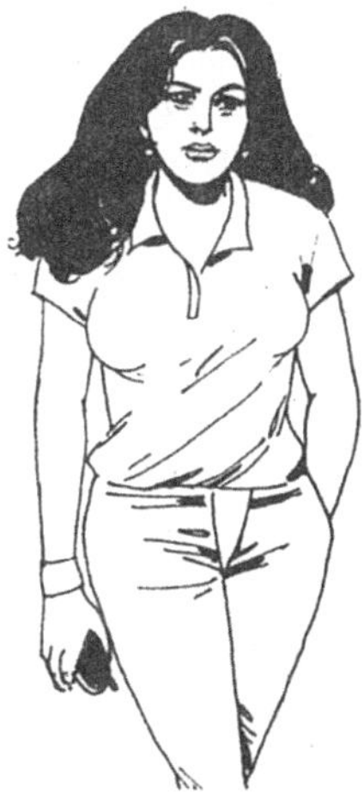

मोबाइल हाथ में पकड़कर रखना

ऐसे लोग जो मोबाइल फोन को सदैव हाथ में पकड़कर चलते हैं, इसे अपनी शान का प्रतीक मानते हैं और अपनी अहं की संतुष्टि भी, उनका इसकी आवश्यकता से कोई लेना देना नहीं होता। आवश्यक हो तो ठीक और न हो तो ठीक। ऐसे लोग चाहे पुरुष हों अथवा स्त्री वाकपटु होते हैं और वाणी के धनी। चाहे मीठा बोले या कड़वा

इनकी वाणी में ताकत होती है। ऐसे लोग अनेक मित्रों वाले होते हैं और इन्हे घूमने फिरने का बेहद शौक होता है। जीवन के भौतिक आनन्दों को साधनों को प्राप्त करना और भोगना इनका लक्ष्य होता है। इसलिए प्राय: सभी भौतिक सुखों को प्राप्त कर लेते हैं। ऐसे लोग जीवन में उन्नति प्राप्त करते हैं और अपनी कमाई का एक बड़ा हिस्सा भौतिक संसाधनों पर खर्च करना इनकी नियति बन जाता है। ऐसे लोग प्राय: उच्च मध्य वर्ग की श्रेणी में आते हैं जो मध्य वर्ग और उच्च वर्ग के बीच की स्थिति में जीवन जीते हैं जिसके लिए इन्हें अतिरिक्त परिश्रम भी करना पड़ता है।

गर्दन झुकाकर वार्ता करना

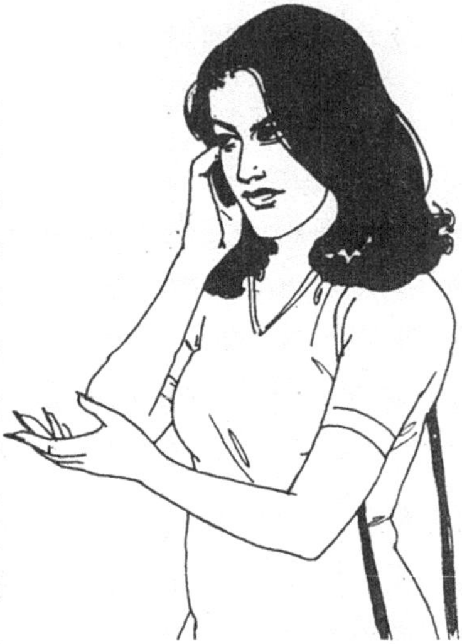

ऐसे लोग जो मोबाइल फोन पर वार्तालाप करते समय अपनी गर्दन को थोड़ा सा झुकाकर रखते हैं जीवन में लापरवाह नहीं होते वे छोटी-छोटी बातों का भी विशेष ध्यान रखते हैं। ऐसे लोगो की स्मरणशक्ति अत्यंत तीव्र होती है। वे स्वभाव से परोपकारी और भावनात्मक होते हैं। पुरुष हो अथवा स्त्री इन्हें फिजूलखर्ची बिल्कुल पसंद नहीं होती। इनकी जीवन शैली नियमित होती है उसमें बार-बार परिवर्तन नहीं करते। इनकी विचारधारा और सोच परिपक्व होती है। ये मेहनती और परिश्रमी होते हैं और अपना कार्य पूरी लगन और तल्लीनता से करते हैं। इनके किए गए कार्यो को सराहना मिलती है। प्रत्येक कार्य सोच विचारकर करते हैं और जो कार्य इनकी सामर्थ्य के बाहर हो उसमें हाथ नहीं लगाते। ऐसे लोग मित्रता के योग्य होते हैं।

मुंह से दूर रखकर बातें करना

वे लोग जो मोबाइल फोन पर वार्तालाप करते समय अपने मुख से थोड़ा दूर रखते हैं सफल व्यक्ति होते हैं चाहे वे पुरुष हों अथवा स्त्री। ऐसे लोग चाहे नौकरी करते हों या व्यवसाय दोनों में सफलता अर्जित करते हैं। ऐसे लोग अपने जीवन में सभी भौतिक सुखों का भोग करते हैं। कला के शौकीन होते हैं। नृत्य संगीत में इनकी किसी न किसी रूप में रुचि होती है। ऐसे लोगों का स्वयं से

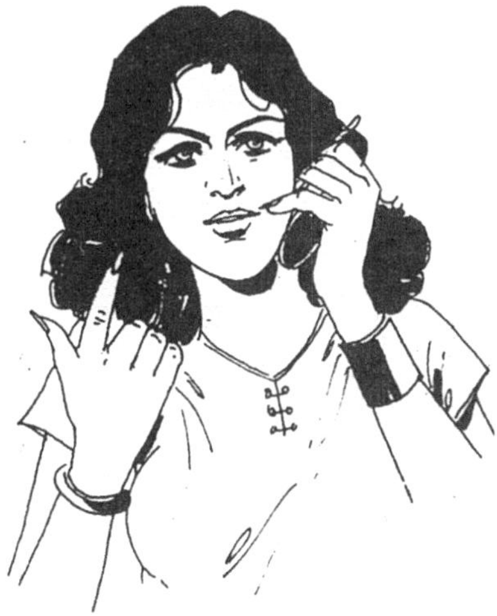

विपरीत लिंग की ओर अधिक आकर्षण रहता है। जिसका तात्पर्य है ऐसे पुरुष अन्य स्त्रियों में विशेष रुचि रखते है व स्त्रियां अन्य पुरुषों में। पुरुषों के मित्रों में स्त्रियों की संख्या व स्त्रियों के मित्रों में पुरुषों की संख्या अधिक होती है। अच्छा भोजन, अच्छे वस्त्र, बनठन कर रहना इन्हे विशेष रूप से प्रिय है। ऐसे लोग सौंदर्य प्रसाधनों का भरपूर उपयोग करते हैं। ऐसे लोग अपने जीवन में कर्जदार भी हो जाते हैं परन्तु कर्जा चुकाते अवश्य हैं।

व्यवसायिक मुद्रा

इस चित्र में प्रदर्शित मुद्रा व्यवसायिक मुद्रा है अतएव ऐसे लोगों की शारीरिक भाषा का बोध करने के लिए इनके अन्य क्रिया कलापों पर ध्यान दिया जाना चाहिए। जिस प्रकार एक टेली गर्ल के वार्तालाप से आप उसका व्यक्तित्व नही जान सकते उसी प्रकार इस व्यवसायिक मुद्रा द्वारा शारीरिक भाषा को समझना कठिन है।

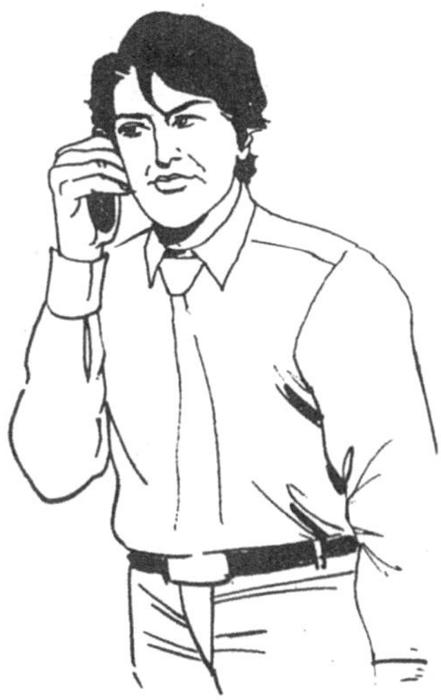

प्रदर्शनात्मक मुद्रा

प्रदर्शन और दिखावे की संस्कृति में लिप्त लोग मोबाइल को सदैव हाथ में ही रखेंगे चाहे सिर खुजाना हो या बाल ठीक करने हों, इसमें ध्यान रखने वाली बात यह है कि ऐसा व्यक्ति पुरुष हो अथवा स्त्री ऐसी प्रतिक्रियाएं नियमित रूप से करता हो तभी वह प्रदर्शन प्रिय माना जाएगा इसके विपरीत यदा कदा यदि

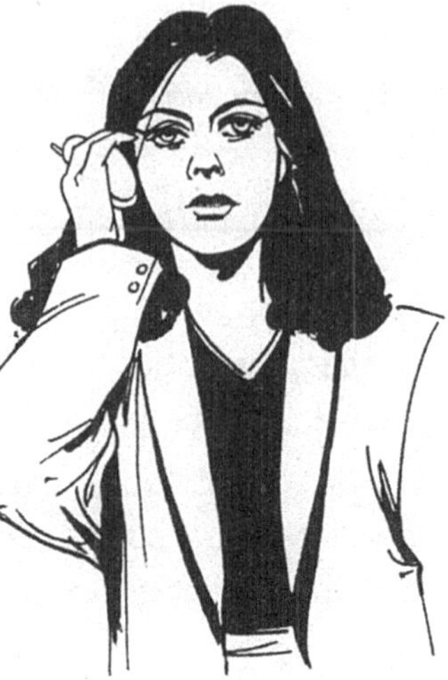

कोई ऐसा करता है तो उसका तात्पर्य प्रदर्शन से नहीं माना जाएगा। जो लोग नियमित ऐसा करते हैं वे उच्च महत्वाकांक्षी होते हैं और समय से पहले सब कुछ पाना चाहते हैं। ऐसे लोग यदि नौकरी में हो तो जल्दी-जल्दी नौकरियां बदलते रहते हैं, इन्हें जल्दी से संतुष्टि नहीं होती। ऐसे लोग अपने स्तर से ऊंचा उठने का प्रयास करते हैं और मौका मिलने पर अपना लक्ष्य भी पा लेते हैं। ऐसे लोग छोटी-छोटी बातों को विशेष महत्व नहीं देते क्योंकि इनका दृष्टिकोण विस्तृत होता है। मनोरंजन के शौकीन होते हैं और ऐसे स्थानों पर अधिकतर दिखलाई पड़ते हैं।

गर्दन टेढ़ी करके वार्ता करना

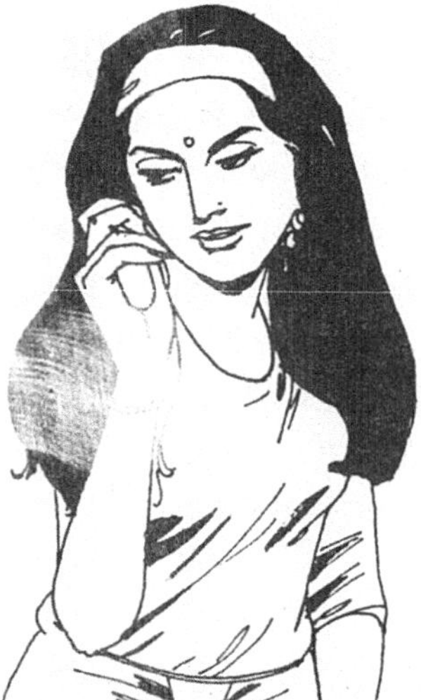

ऐसे लोग जो गर्दन टेढ़ी करके मोबाईल का उपयोग करते हैं चाहे वे पुरुष हों अथवा स्त्री, इनकी शारीरिक भाषा की एक विशेषता और भी है और वह है कि इनका हाथ अपने शरीर के काफी नजदीक या साथ जुड़ा रहता है, भाग्य के धनी होते हैं क्योंकि ये लोग मेहनत करें या न करें भाग्य के सहारे इनकी जिंदगी चलती ही रहती है। इन्हें पकी पकाई रोटी मिलती है जिसका तात्पर्य है इनका परिवार के सहारे गुजारा हो जाता है। इन्हे प्राय: सभी प्रकार के शौक होते हैं इसलिए सभी भौतिक सुखों का भोग करते हैं। दूसरे लोग इनके भाग्य से ईर्ष्या भी करते हैं और भगवान से यही कहते है कि कैसे-कैसो को दिया है, ऐसे वैसो को दिया है........।

हाथ उठाकर वार्ता करना

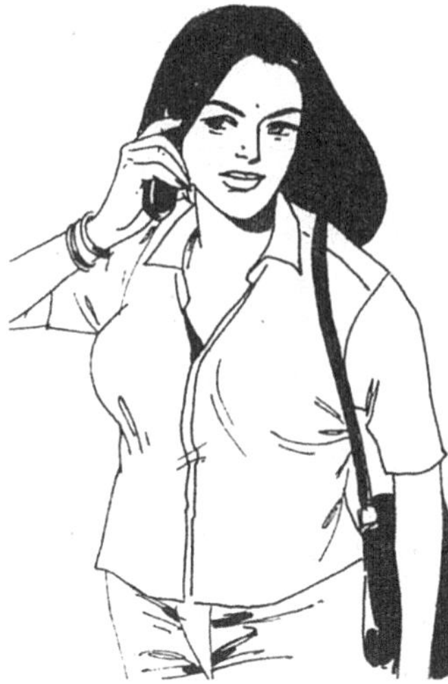

जो लोग इस प्रकार अपने शरीर से अपना हाथ दूर रखकर मोबाइल का उपयोग करते हैं अपने कार्यों के प्रति वफादार होते हैं, चाहे वे पुरुष हों अथवा स्त्री। बोलचाल, व्यवहार में निपुण होते हैं, तुरन्त ही दूसरों का मन मोह लेते हैं। अपनी वाकपटुता से बड़े से बड़ा कार्य करने में समर्थ होते हैं। बड़े-बड़े व्यापारिक प्रतिष्ठानों में इन्हें देखा जा सकता है। ऐसे लोग अपनी जीवन शैली से संतुष्ट होते हैं, सीढ़ी दर सीढ़ी उन्नति करते हैं। ऐसे लोग घूमने-फिरने के भी शौकीन होते हैं व अनेकों बार विदेश यात्राएं भी करते है। एयरपोर्ट पर अक्सर इस प्रकार की मुद्रा दिखलाई पड़ जाती है।

मोबाइल को सदैव हाथ में रखना

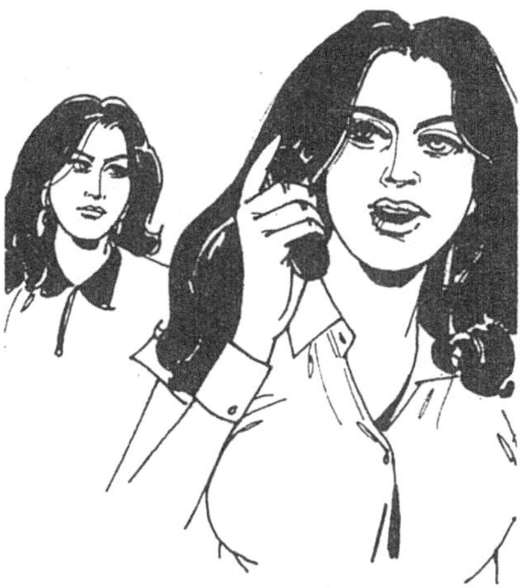

जो लोग मोबाइल को हर समय हाथ में रखते हैं हाथों की क्रियाओं प्रतिक्रियाओं में मोबाइल का प्रयोग करते हैं, सामने वाले पर अपना रोब दाब दिखाने के लिए ऐसा करते हैं यदि उसके पास मोबाइल न हो। स्वयं को आधुनिक और संपन्न दिखाने की प्रवृत्ति से ओत-प्रोत ये लोग दिखावे की मानसिकता के शिकार होते हैं, चाहे इसके लिए उन्हें कर्जदार ही क्यों न होना पड़े। यहां इस बात का विशेष ध्यान रखना चाहिए कि व्यक्ति विशेष का मोबाइल निजी है या नही।

बैठे-बैठे मोबाइल से खेलना

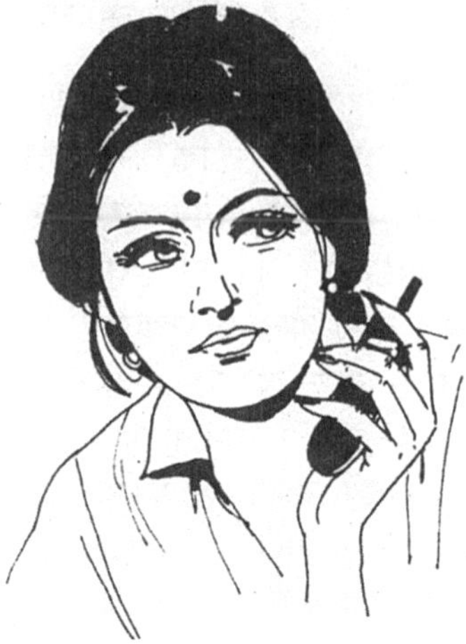

कुछ लोगों की आदत होती है कि वे मोबाइल को हाथो में घुमाते रहते हैं या उससे छेड़छाड़ करते हैं इसके दो कारण हो सकते हैं एक तो आदत व दूसरा दिखावा। यदि यह उनकी आदत है तो इसका तात्पर्य है कि ऐसे लोग असंयमी, धैर्यहीन होते हैं व जल्दबाजी में बिना सोचे विचारे कार्य हाथ में ले लेते है फिर परेशान होते हैं और यदि दिखावे के लिए करते हैं तो उसका सीधा अर्थ हैं अपने अहं की तुष्टि इसके अतिरिक्त कुछ नहीं।

सिगरेट पीना-आदत और आधुनिकता का पर्याय

सिगरेट पीना स्वास्थ्य के लिए हानिकारक है "सभी धूम्रपानकर्ता इस बात से भली भांति परिचित हैं। फिर भी क्या करें, अब तो आदत इतनी परिपक्व हो गई है कि उपर्युक्त चेतावनी उनके लिए कोई अर्थ नहीं रखती। प्रदूषण एक अभिशाप है जिसका बढ़ना मानव जीवन के लिए भयावह अभिशाप हो सकता है। सिगरेट पीने वाला तो इसका शिकार होता ही है साथ ही उसके नजदीकी लोग भी इसके घुएं के कारण उतना ही प्रभावित होते हैं।

इस विषय पर सरकार की जागरुकता और नियम कानून कुछ अंकुश लगा पाएंगे, संभव नहीं है क्योंकि जब तक आप और हम स्वयं जागरुक नहीं होंगे सरकार व नियम कानून भी कुछ कर पाने में असमर्थ रहेंगें।

आधुनिकता और दिखावे की संस्कृति ने युवा वर्ग को अपनी ओर सर्वाधिक आकृष्ट किया है, जिसका उदाहरण है कि आप किसी युवक से पूछें कि उसने सिगरेट पीना क्यों शुरू किया तो वह कोई सटीक जवाब नहीं दे पाएगा और यही कहेगा "बस यूं ही" और लोग भी पीते हैं इसलिए मैं भी और इसके पीछे मनो वैज्ञानिक कारण यह है कि यदि मैं और लड़कों की तरह सिगरेट नहीं पीता तो मुझे पिछड़ा और दब्बू माना जाता है इसलिए प्रारंभ में इसे फैशन और प्रदर्शन की मानसिकता से ग्रहण करने वाले युवक शनैःशनैः इसके इतने आदी हो जाते हैं कि ये जहर उनकी जिंदगी का हिस्सा बन जाता है, जिसके पश्चात् कोई चेतावनी कोई तर्क उनकी समझ में नहीं आता और वे इस धीमे जहर को धीरे-धीरे पीने को मजबूर हो जाते हैं।

"सिगरेट पीने वालों की बात ही कुछ और है" सिगरेट निर्माताओं का यह विज्ञापन तो बहुत हद तक सफल है किन्तु इसके परिणाम की उन्हें कोई चिन्ता नहीं है। इन्हीं विज्ञापनों की मानसिकता में फंस जाते हैं ऐसे नवयुवक।

सिगरेट पीने वालों की अदाओं के आधार पर उसकी मानसिकता और व्यक्तित्व का अध्ययन करना हमारा विषय है इसलिए उसी पर अपना ध्यान केंद्रित करते हैं क्या कहती है स्मोकरों की शारीरिक भाषाएं।

सिगरेट के बुरे प्रभाव को समाप्त करने के लिए अदरक के टुकड़ों में नमक, नींबू और शहद डालकर चूसने से इसका प्रभाव कम हो जाता है। इसको तैयार करने की विधि इस प्रकार है। अदरक के छोटे टुकड़ों पर नमक डालकर नींबू का रस डालें फिर उन्हें सुखा लें और शहद में डुबो कर शीशी में रख लें, कभी-कभी चूसते रहें।

अंगूठे और तर्जनी से पकड़कर सिगरेट पीना

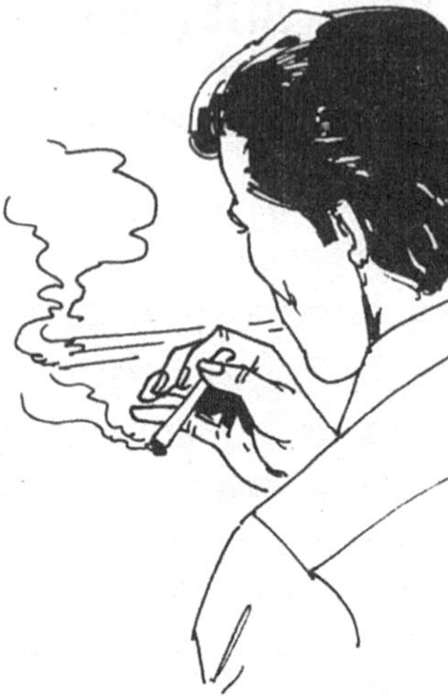

जो लोग प्रदर्शित चित्र के अनुसार अंगूठे और तर्जनी उंगली की सहायता से पकड़कर धूम्रपान करते है दो प्रकार की श्रेणियों वाले होते हैं प्रथम वे जो शारीरिक श्रम का कार्य अधिक करते हैं अर्थात बोझा आदि ढोने का कार्य, खुदाई करने वाले मजदूर, मिस्त्री आदि। दूसरे वे लोग होते हैं जो शारीरिक श्रम का कार्य नहीं करते। ऐसे लोग धीर-अधीर प्रवृत्ति वाले होते हैं, इनमें संयम की कमी होती है। ये कोई भी कार्य प्रारम्भ तो बहुत शीघ्रता से कर लेते हैं परन्तु उसे अपनी मंजिल तक पहुंचाने से पहले ही हताश हो जाते हैं। ऐसे लोग सरकारी दफ्तरों के क्लर्क, बाबू अथवा निजी कंपनियों में आफिस का कार्य करने वाले होते हैं। यदा-कदा उच्चपदस्थ लोगों में भी ऐसी आदत देखी गई हैं, ऐसे लोग प्रमोशन पाकर उच्च पद तक पहुंचते हैं। इस प्रकार धूम्रपान करने वाले लोग स्वभाव से चतुर, क्रोधी, व्यसनी, मनोरंजन के शौकीन और धैर्यहीन होते हैं। जीवन में अधिक उन्नति नहीं कर पाते इसलिए इनकी मानसिकता सीमित स्तर तक ही रहती है।

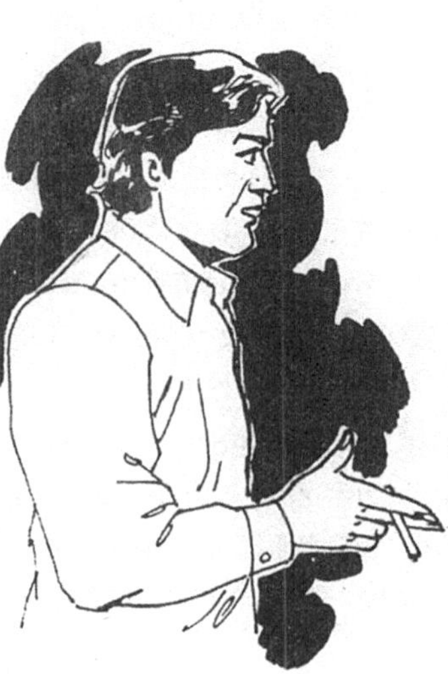

तर्जनी और मध्यमा से पकड़कर सिगरेट पीना

ऐसे लोग जो तर्जनी और मध्यमा के मध्य पोरों के बीच फंसाकर अथवा पकड़कर सिगरेट पीते हैं अत्यंत तीव्र बुद्धि वाले होते हैं। इन लोगों का वाकचातुर्य वास्तव में सराहनीय होता है। ऐसे लोग समस्याओं का हल चुटकियों में निकालने में प्रवीण होते हैं। इनका दिमागी संतुलन आम लोगों की अपेक्षा प्रबल और मजबूत होता है। ऐसे लोग योजनाएं बनाने में, उनका

पालन करने में, उन योजनाओं को सफलता तक पहुंचाने में मुख्य भूमिका निभाते हैं। लीडर प्रवृत्ति से कार्य करना, दूसरों पर आधिपत्य स्थापित करना, अपनी तार्किक शक्ति से दूसरों को सहमत करवाने में सक्षम होते हैं। जीवन का भरपूर आनंद उठाते हैं, प्रायः सभी भौतिक सुखों का भोग करते हैं इनकी योजनाएं अक्सर कारगर सिद्ध होती हैं। ऐसे लोग अपने स्वार्थ की पूर्ति करने के लिए साम-दाम-दण्ड-भेद सभी अस्त्रों-शस्त्रों का प्रयोग करते हैं। इन्हें हार बर्दाश्त नहीं होती। इनकी जिह्वा और वाणी इसमें मुख्य भूमिका निभाते हैं। बड़ी से बड़ी समस्या का हल चुटकियों में निकाल लेते हैं। इनकी तार्किक बुद्धि का लोहा सभी मानते हैं। ऐसे लोगों से मित्रता लाभदायक और फलप्रद होती है।

3. नेतृत्वपूर्ण मुद्रा

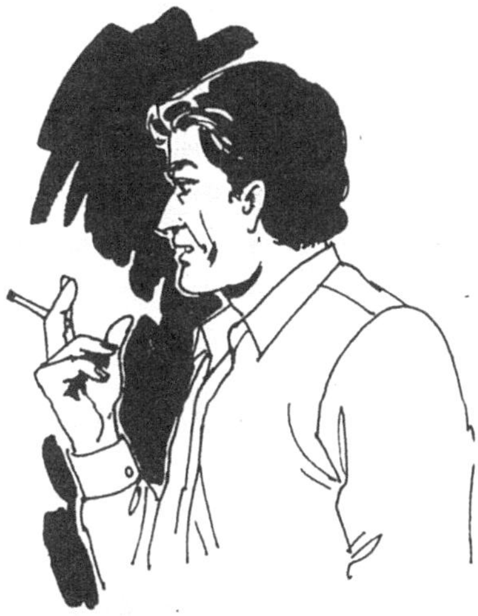

चित्र अनुसार प्रदर्शित मुद्रा में पकड़कर सिगरेट पीने वाले लोग जीवन में कभी हार नहीं मानते इन्हें हार से नफरत होती है, सदैव जीत का स्वाद ही इन्हें भाता है। अपने योजनाओं, अपनी महत्वाकांक्षाओं, अपनी स्वार्थ की पूर्ति हेतु ये दूसरों पर अपना आधिपत्य स्थापित रखते हैं। इन्हें दूसरे लोगो को अपने अधीन पाकर मानसिक संतोष की प्राप्ति होती है। संस्थाओं के प्रतिनिधि, छुटभैये नेताओं के सरगना, सोसायटीयों के प्रधान, क्लबों के अध्यक्ष आदि प्रायः इसी प्रकार की मुद्रा में सिगरेट पीते हैं इससे इनके अंह की तुष्टि भी होती है और पुष्टि भी। अपने अहंकार के वशीभूत होकर ऐसे लोग जिद्दी और हठी हो जाते हैं। शान से जीना और शान से मर जाना बस यही इनका लक्ष्य होता है, भले ही जीवन भर कर्जदार रहें परन्तु दिखावें में कहीं कमी नहीं आनी चाहिए इसी प्रवृति के होते हैं ऐसे लोग भौतिक सुखों को भोगना और जीवन के प्रत्येक पल का आनंद लेना इनका लक्ष्य एवं रुचि होती है। छोटी-छोटी बातों को प्रायः अनदेखा कर देते हैं।

तर्जनी और मध्यमा के अंतिम पोर से पकड़कर सिगरेट पीना।

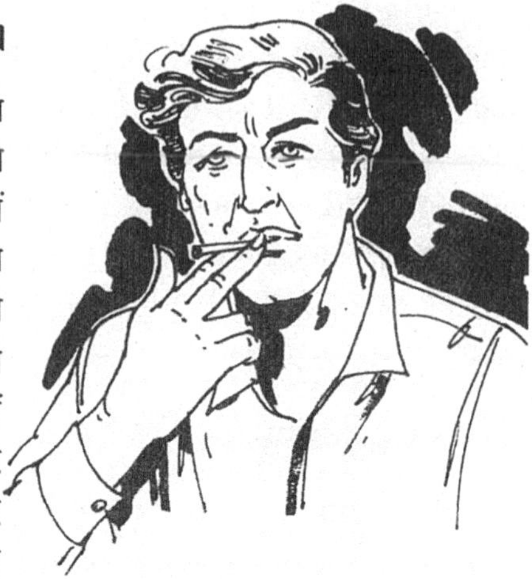

इस प्रकार सिगरेट पीने वाले लोग स्थिति-परिस्थिति का विशेष ध्यान रखते हैं। किसी भी प्रकार की स्थिति में स्वयं को शीघ्र ढ़ाल लेते हैं। किसी न किसी विषय के विशेष जानकार होते हैं। दूसरे इनकी बातों का लोहा मानते हैं। ऐसे लोग दूरदर्शी योजनाएं बनाने में चतुर होते हैं। इन्हें सलाह देना और कागजों का निपटारा करने में आनंद की प्राप्ति होती है। मध्यस्थ की भूमिका ऐसे लोग भली भांति निभाते हैं। अपने वाकचातुर्य से सभी का मन मोह लेते हैं। धुआं ऊपर की ओर छोड़ते है जो इनकी आत्मसंतुष्टि का प्रतीक है। ऐसे लोग स्थिति परिस्थिति से जल्दी नहीं घबराते अपितु शीघ्र ही उसका हल निकाल लेते हैं। इन्हें समस्याएं सुलझाने में, दूसरों को सलाह मशवरा देने में असीम आनंद की प्राप्ति होती है। ऐसे लोगों से मित्रता करना लाभदायक सिद्ध हो सकता है।

बांसुरी की भांति सिगरेट पीना

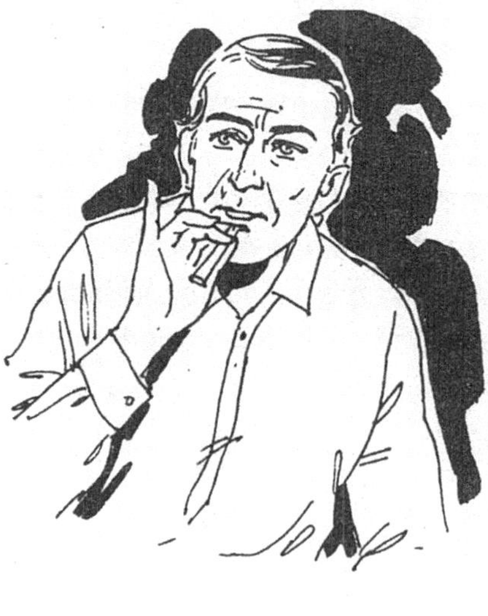

बांसुरी की भांति पकड़कर सिगरेट पीने वाले लोग प्रायः अनुभवो की चलती-फिरती दुकान होते हैं। दूसरे की बात बहुत तन्मयतापूर्वक सुनते हैं। तत्पश्चात् अपने वार्तालाप से इतना बड़ा झूठ बोलते हैं कि हाथी के कान की लंबाई और चौड़ाई को फुटबाल स्टेडियम बताकर ठग लेते हैं। इनका झूठ सभी की पकड़ में नहीं आता। गहरे सांस ले लेकर सिगरेट पीना इनकी आंतरिक ह्दय की पीड़ा को दर्शाता है कि पारिवारिक जीवन से ये लोग कदापि संतुष्ट नहीं रहें। उत्तरदायित्वों का बोझ उठाते-उठाते इतने बड़े कर्जदार हो जाते

हैं कि आजीवन ये उस कर्ज से मुक्त नहीं हो पाते। इनकी उठी हुई कनिष्ठा उंगली यह दर्शाती है कि ये शीघ्रातिशीघ्र तरक्की करना चाहतें हैं और अपनी कुयोजनाओं के माध्यम से उसकी पूर्ति भी करते हैं, परन्तु यह कमाया हुआ धन इनके लिए पर्याप्त नहीं होता केवल मात्र ये अपने जीवन यापन के साधन मात्र ही जुटा पाते हैं। ऐसे लोग अधिवक्ता, टूटे हुए जुआरी, बिगड़े सट्टेबाज और शेयर बाजार के दबे हुए गीदड़ होते हैं। इन लोगों से वार्तालाप करने का तात्पर्य है कि अपनी जेब खाली करो और खाली हाथ घर जाओ। अतएव इनकी काल्पनिक दुनियां से बचने का सीधा उपाय यह है कि इनसे अधिक वार्तालाप न की जाए, तभी श्रेयस्कर होगा।

कनिष्ठा उंगली में दबाकर सिगरेट पीना

ऐसे पुरुष बहुत अधिक संवेदनशील और आत्मविश्वासी होते हैं। ये अपने आत्मविश्वास के कारण बड़ी से बड़ी योजनाओं को सफल करते हैं। ये लोग अच्छे इंजीनियर, अच्छे प्रोफेसर, अच्छे शायर, और चतुर व्यापारी होते हैं सिगरेट का तीव्र गहन श्वास लेना ही इस बात का प्रतीक है कि ये जो करने वाले हैं, कभी वहीं बनाएंगे। गुप्त योजनाओं के संचालन कर्त्ता ऐसे लोग यदि कुमार्ग का शिकार हो जाएं जो अपनी एक विचारधारा समाज में ऐसी छोड़ जाते हैं कि समाज उसका अनुसरण करने लगता है। ये शौकीन तबीयत के लोग अधिक फैशनेबल, सौंदर्य प्रिया और

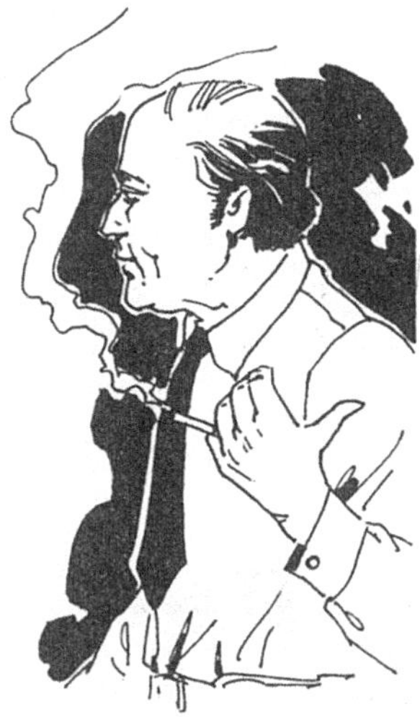

अनेक स्त्रियों के प्रेमी होते हैं, परन्तु कंजूस भी परले सिरे के होते हैं। आजीवन दूसरों के पैसे पर खेल खेलते रहते हैं उसका लाभांश स्वयं चट कर जाते हैं। पूरी उम्र ये लोग दिखावे का जीवन जीते हैं और वास्तविक सहानुभूति से परे रहते हैं। इनका स्वयं का बनाया मार्ग अनेकों प्राणियों के लिए रोजी और रोजगार का साधन भी बनाता है ऐसे लोग पल में तोला और पल में माशा हो जाते हैं। क्रोध को छिपाना इनकी नियति होती है और जब डसने पर आते हैं तो धीरे से डस जाते हैं।

तर्जनी और मध्यमा के मध्य सिगरेट फंसाकर पीने वाले लोग

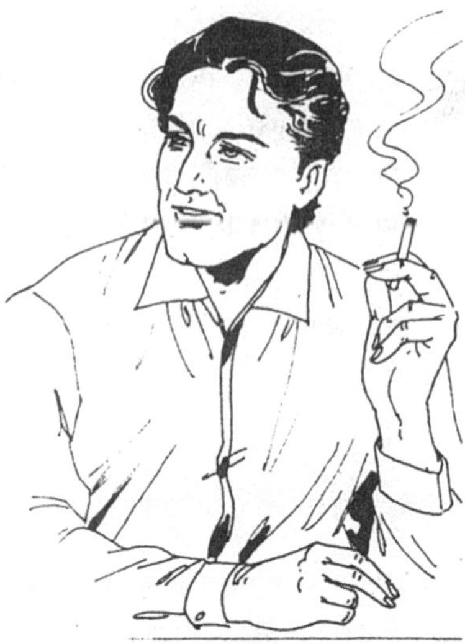

ऐसे लोग आत्मविश्वासी और कठोर परिश्रमी होते हैं ऐसे लोग। धोखा तो खा जाते हैं, धोखा नहीं देते। इनका चरित्र वास्तव में एक उदाहरण होता है। ये अपने जीवन का पथ स्वयं चुनते हैं और उसी पर चलते हैं। अपने मार्ग को स्वयं प्रशस्त करने वाले ये लोग जब उन्नति का पथ चुनते है तो कभी पीछे मुड़कर नहीं देखते। इनके साथ भाग्य की विडंबना यह होती है कि जीवन के अंतिम क्षणों में इनका परिवार इनका साथ छोड़ जाता है। एकाकी जीवन व्यतीत करते हुए संसार से चल पड़ते है। ऐसे लोग परमार्थी भी होते हैं। जीवन की सभी संतुष्टियां इनके द्वारा चुन चुनकर लाई जाती हैं। ये क्लर्क, एकाउंटेन्ट, योग्य एजेंट, चतुर व्यापारी, और शीघ्रगामी मोहित करने वाले होते हैं। इनकी अपनी कमाई इनके अपने व्यक्तिगत अनुभव ही होते हैं। ऐसे लोग जीवन का हर आनंद भोगते हैं और संसार से खाली हाथ चल देते हैं।

उंगलियों के अंतिम सिरे में सिगरेट को फंसाकर पीना

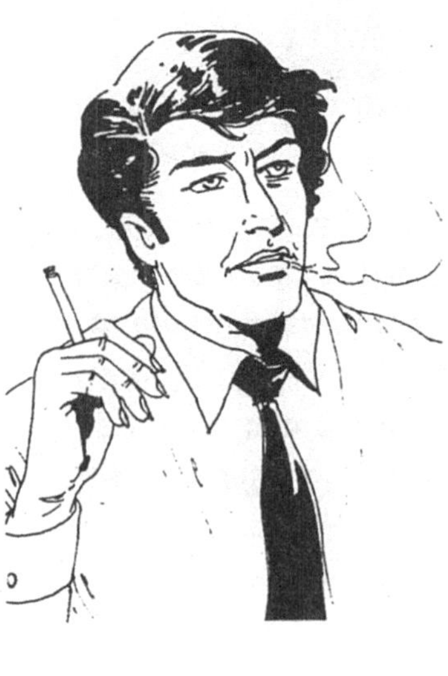

उंगलियों के अंतिम सिरे में सिगरेट को फंसाकर पीने वाले लोग स्वच्छंद, दृढ़निश्चयी और योजना बद्ध तरीके से उन्नति करने वाले होते हैं। ये तिल तिल जोड़कर महल खड़ा कर लेते हैं। ये भावुक बहुत जल्दी हो उठते हैं और अपनी कही बात पर सदैव अडिग रहते हैं। आजीवन इनके बीबी बच्चों से इनकी नहीं पटती। इस कारणवश ये आंतरिक रूप से दुखी भी रहते हैं। अपनी धुन के पक्के होने के कारण कोई इन्हे डिगा नहीं सकता। ये दूरगामी परिणामों को बहुत शीघ्रता से पहचान

लेते हैं। परन्तु इनकी यह आदत एक समय में जाकर इतनी बुरी हो जाती है कि ये आज का कार्य कल पर छोड़ने लगते हैं और इस टालमटोल के नतीजे दुखद होते हैं जो इनके पारिवारिक जीवन में आर्थिक संकट उत्पन्न कर देते हैं। ऐसे लोग मन के भावुक होते है कि दूसरे को दुखी देखकर अपना सर्वस्व तक न्यौछावर कर बैठते हैं। सामाजिक जीवन में इनकी प्रतिष्ठा बहुत होती है परन्तु ये उससे भी संतुष्ट नहीं होते। ऐसे लोग अनेकों विषयों के जानकार होते हैं और बडे से बड़े कुसमय में भी नहीं घबराते। आत्मबल की सुहृदता के कारण शत्रुपक्ष इनका कुछ नहीं बिगाड़ पाता।

सिगरेट के गुल को हथेली की ओर रखने वाले।

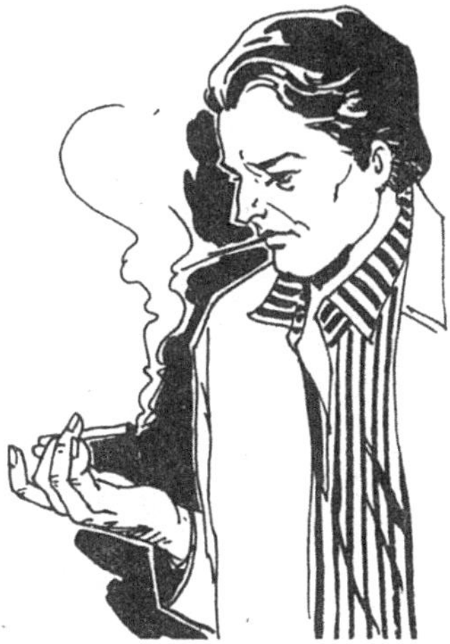

ऐसे लोग दार्शनिक, दुखी और अपनी विचारधाराओं में खोए रहने वाले होते हैं। संकोची स्वभाव होने के कारण ऐसे लोग जीवन भर अनेको प्रकार की कुंठाओं को पालकर जीते हैं। शक्की और झक्की स्वभाव ही इनकी नीयत होती है। ये अपने फन के माहिर होते हैं। उपदेशक, प्रवचनकर्त्ता, और अच्छे अभिनेता होने के कारण इनकी मन की बातों को पहचान पाना अत्यंत कठीन है। आजीवन उदास रहने वाले ये लोग खुशी के क्षणों में भी खुश रहकर नहीं जी पाते। उदास भाव के कारण इन्हें संसार व्यर्थ लगता है। इस कारण ये गुप्त व्यसन भी करने लगते हैं। सदा फटीचर से दिखने वाले ये लोग रंगारंग कार्यो में भी भाग नहीं लेते। नसीहतों के चलते फिरते टोकरे में से निकालकर पूरी उम्र नसीहतें ही बांटते रहते है जो कि किसी काम नहीं आती। इनकी पूरी उम्र भगवान भरोसे ही चलती है और ये अपनी स्त्रियों के दयाभाव पर ही निर्भर रहते हैं। ऐसे लोग उत्तरदायित्वों से बचते हैं और उनका निर्वाह नहीं करता।

दोनों हाथों से तुतई की भांति धुम्रपान करना

ऐसे लोग वास्तव में बचपन से लेकर बुढ़ापे तक अभावो में जीते हैं। ये जीवन के प्रति लापरवाह नहीं होते। इनकी अपनी स्वयं की बनाई दुनिया एक अजीब सी दुनिया होती है, ये उसी में जीते है और उसी में मर जाते हैं। इनकी

स्त्रियां प्राग: बेवफा होती हैं जो इन्हें बड़ा धोखा देती हैं। ये उस धोखे को आत्मसात करने के लिए अपनी वास्तविकता को इस प्रकार छिपाते हैं कि कहीं कोई बात मुंह से न निकल जाए जिससे अपमान होने का भय होता है। झूठी इज्जत का लबादा ओढ़े रहना ही इनके जीवन का मूल्यांकन होता है। भावुक होने पर ये तरह-तरह के उपदेश देते हैं और कहानियां सुनाते हैं। जेब और मन से खोखले ये लोग अपने परिवार के लिए इतना करते हैं कि जो कुछ भी कमाते हैं अपनी घरवाली को दे देते हैं। इनकी जेब सदैव खाली ही रहती है। जीवन में सुख क्या है ये इन्हे कभी नही पता चल पाता। जब भी ये कोई संगीत, गीत या कथा सुनाते हैं तब उसमें कही न कही इनकी वेदना भी छिपी होती है जो इनके अपने मन की होती है। कंगाली और व्यथाओं का ये सम्मिश्रण बड़ा ही अनोखा होता है।

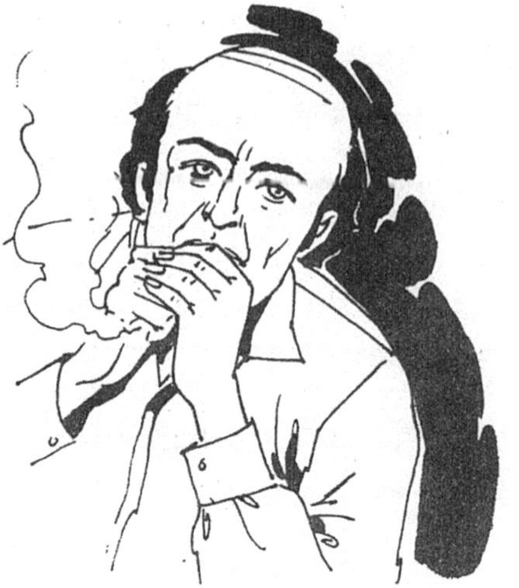

कुर्सी पर बैठे लोगों की शारीरिक भाषाएं

कुर्सी लैटिन भाषा का शब्द है जो यूनान की सभ्यता ने अपनाया। कुर+ अरसी का अर्थ है विश्राम करना। क्या आपने कभी सोचा है कुर्सियों पर बैठने वाले लोग भिन्न-2 मुद्राओं में क्यों बैठते हैं? क्या कुर्सी की बनावट अथवा आकृति या उंचाई आदि इसका कारण हैं? तो आप कहेंगे, नहीं ऐसा बहुत कम होता है अथवा कभी-2 इन मुद्राओं की भिन्नता का मुख्य कारण है बैठने वाले की मानसिकता, प्रवृत्ति, प्रकृति, उसका पद, उसकी विचारधारा, उसका व्यवहार इत्यादि जो कहीं न कहीं किसी न किसी रूप में बैठे हुए लोगों की मुद्राओं का कारण बनते हैं।

कुछ स्थान विशेष इस प्रकार के होते हैं कि अधिकतर लोग वहां लगभग एक समान मुद्रा में बैठते हैं जैसे सिनेमा हाल, परीक्षा केन्द्र आदि। इसी प्रकार कुछ कार्य भी इस प्रकार के होते हैं जिन्हें करने के लिए एक विशेष मुद्रा में ही बैठा जाता है जैसे फैक्टरियों में काम करने वाले लोग जो बैठकर किए जाने वाले कार्य करते हैं उस समय लगभग एक समान मुद्रा में बैठे दिखलाई पड़ते हैं।

कल्पना कीजिए आप किसी सरकारी दफ्तर अथवा प्राईवेट आफिस में किसी के पास कार्य हेतु जाते हैं और जिससे आपको अपना कार्य करवाना है, उसके बैठने की मुद्रा देखकर आपको पता चल जाए कि उस समय विशेष पर उसका मूड कैसा है अथवा वह किस स्थिति-परिस्थिति में हैं और ऐसे में उसे कार्य के संबंध में कहना उचित है अथवा नहीं या फिर थोड़ी देर और रुक जाना उचित है, तो बहुत अधिक संभावना है कि आप अपना कार्य करवाने में सफल हो सकते हैं। इसके लिए आपको आवश्यकता है थोड़ी सी अतिरिक्त सावधानी और सजगता की, जिसके द्वारा आप बैठे हुए व्यक्ति के संबंध में बहुत कुछ जान सकते हैं।

आपके इसी उद्देश्य की पूर्ति के लिए और आपके ज्ञानार्जन के लिए कुर्सी पर बैठने वाले लोगों की भिन्न मुद्राओं का चयन कर सचित्र वर्णन किया जा रहा हैं, आइए इनका अध्ययन करें।

विशेष:-कोई भी व्यक्ति सदैव एक जैसी मुद्रा में नहीं बैठता। समय-समय पर स्थिति परिस्थिति अनुसार उसकी मुद्राएं परिवर्तित होती रहती हैं। इसके बावजूद भी कोई एक या दो मुद्रा ऐसी होती हैं जिनका वह नियमित और सर्वाधिक प्रयोग करता है, इसलिए इन्हीं मुद्राओं पर विशेष ध्यान दिया जाना आवश्यक है, यदि आपको उसके व्यक्तित्व संबंधी जानकारी प्राप्त करने की इच्छा हो। यदि अपने कार्य तक ही सीमित रहना हो तो उस समय विशेष की उसकी मुद्रा का अध्ययन कर निश्चित कर सकते हैं कि वह समय आपके लिए उचित है अथवा नहीं।

दोनों हाथ गर्दन के पीछे बांधकर बैठना

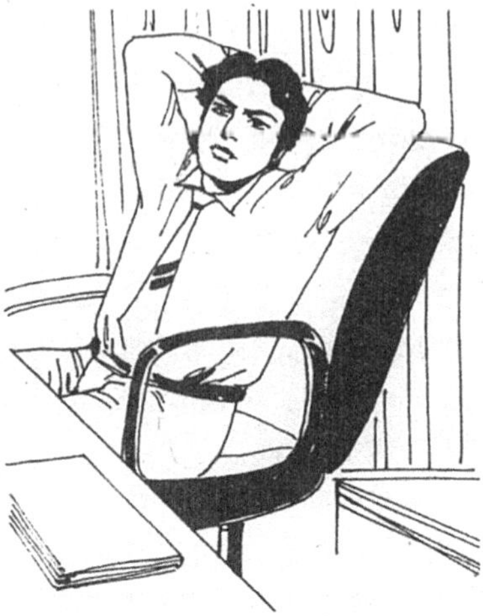

जिस समय कोई व्यक्ति चित्र में प्रदर्शित मुद्रा में बैठता है तो इसका तात्पर्य यह है कि वह उस समय अपने सामने उपस्थित व्यक्तियों से स्वयं को अधिक बुद्धिमान, विद्वान और चतुर समझ रहा है और सामने वाले की समस्याओं का हल वह चुटकियों में निकाल सकता है। उस समय वह ऐसी अवस्था में होता है कि उस क्षण का भरपूर आनंद लेना चाहता है। ऐसी स्थिति में दोनों बातें हो सकती हैं या तो वह आपके काम को टाल देगा "कि अभी मूड नहीं है" या फिर पूरा कर देगा और उसके लिए आपकी आशाओं से अधिक मेहनत भी करेगा। इसलिए मुद्रा के साथ-साथ उसकी भाव-भंगिमाओं को ध्यान से देखा जाए तो आपको निश्चय ही सफलता मिल सकती है।

यदि कोई व्यक्ति नियमित इसी मुद्रा में बैठता है और यह उसकी आदत भी है तो ऐसे लोग बुद्धिमान और विद्वान् तो होते ही हैं और इनका वाकचातुर्य ही इनका अस्त्र भी है और शस्त्र भी, जिसका लोहा सभी मानते हैं ऐसे लोग अपने विषय के संपूर्ण जानकार होते हैं और बुद्धि से किए जाने वाले कार्यों को प्राथमिकता देते हैं जिस कार्य को हाथ में लेते है, उसे पूरा करते हैं। ऐसे लोग बहुत व्यवहारिक होते हैं और वार्तालाप में निपुण होते हैं। इनसे बातों में जीत पाना आसान काम नहीं है।

चिंताग्रस्त मुद्रा

चित्र में प्रदर्शित मुद्रा में बैठा व्यक्ति इस समय अपनी कुर्सी पर बैठा तो है परन्तु उसका मस्तिष्क कहीं ओर ही है। उसे काम की कोई चिंता नहीं है चिंता है तो मात्र अपनी समस्या का हल खोज निकालने की। ऐसे समय में किसी कार्य हेतु इनके पास जाना निरर्थक है पूरी संभावना है कि ये उस समय कार्य को टाल देंगे और अपनी असमर्थता प्रकट कर आपसे क्षमा मांग लेंगे। नियमित इस मुद्रा में इस प्रकार के भावार्थ लिए बैठने वाले लोग चाहे पुरुष हो अथवा स्त्री प्रायः मन के रोगी होते हैं। इनके मन मस्तिष्क में सदैव कोई न कोई चिंता घर किए

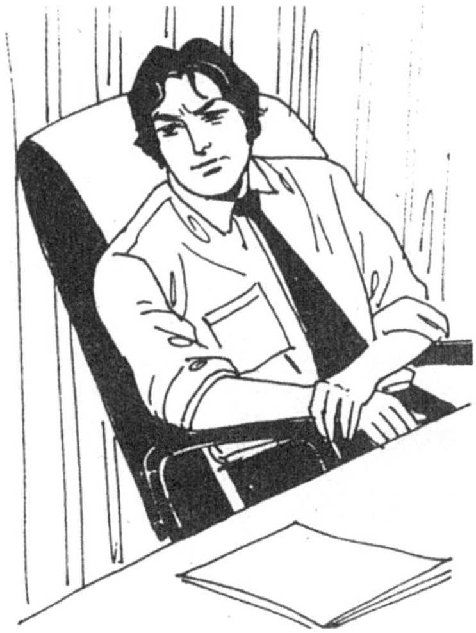

रहती हैं। शिक्षित और बुद्धिमान होते हैं, अपना कार्य और उसके संबंध में पूरी जानकारी रखते हैं, परन्तु एक निश्चित सीमा पर आकर इनकी तरक्की में ठहराव की स्थिति आ जाती है, जिससे ये समझौता वादी हो जाते हैं कि इससे अधिक हो ही नहीं सकता इसलिए किसी तरह काम निकाले। ऐसे लोग जब काम में जुटते है तो पूरी मेहनत और लगन से करते हैं।

निर्णयात्मक मुद्रा

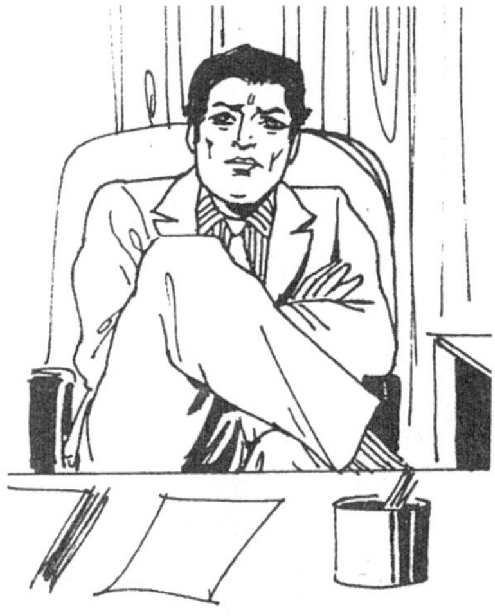

दोनों हाथों एवं पैरों को टी क्रास मुद्रा में बांधकर कुर्सी पर बैठने वाले लोग आसानी से किसी बात से सहमत नहीं होते, छोटे-मोटे तर्क इन्हें प्रभावित नहीं करते। अपने मन में जो निश्चय कर लेते हैं प्राय: उसी पर अडिग रहते हैं। इनकी विचारधारा और उसूल इनके लिए सर्वोपरि होते हैं जिनका पालन जीवन भर करते हैं। उपरोक्त गुण उन स्त्री पुरुषों पर लागू होते हैं जो नियमित रुप से इस मुद्रा का प्रयोग करते हैं। कभी-कभी इस प्रकार की मुद्रा में बैठने का तात्पर्य है कि संबंधित स्त्री अथवा पुरुष मानसिक रुप से निर्णय ले चुका है और सामने वाला उसे कितना भी समझाने का प्रयत्न करे, वह डिगने वाला नहीं है। ऐसे लोग विद्वान और बुद्धिमान तो होते ही हैं अपने कार्य में भी पारंगत होते हैं। दूसरों को सलाह मशविरा देना, उनकी समस्याओ को सुलझाना इन्हें अच्छा लगता है।

4. सभ्रान्त मुद्रा

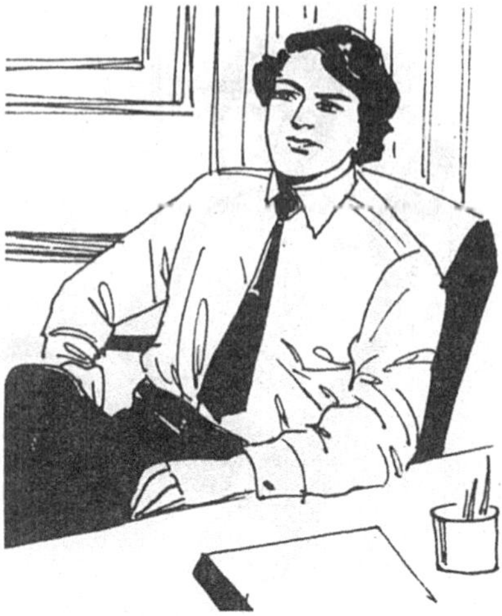

चित्र में प्रदर्शित मुद्रा में नियमित बैठने वाले लोग सभ्रान्त, धनवान, बुद्धिमान और विद्वान होते हैं। ऐसे लोग उच्च महत्वाकांक्षी होते हैं। जीवन में अपनी महत्वाकांक्षाओं को प्राप्त भी करते हैं ऐसे लोग प्रायः सभी भौतिक सुखों का भोग करते हैं। इनका रहन सहन उच्च श्रेणी का होता है। ऐसे लोगों को गुस्सा बहुत जल्दी आता है क्योंकि ये धैर्यहीन होते हैं। जीवन में हार इन्हें बर्दाश्त नहीं होती। साम-दाम-दण्ड-भेद किसी भी प्रकार से कार्य पूरा होना चाहिए, यही इनकी नियति भी होती है और स्वभाव भी। ऐसे लोग आत्मविश्वास से भरपूर होते हैं। विदेश यात्राएं करना, होटलों में जाना, घूमना-फिरना इनका शौक होता है। छोटी-छोटी बातो की भी परवाह नहीं करते। भावनात्मकता इनमें कम होती है। भगवान को भी हाथ तभी जोड़ेंगे जब उनसे कार्य हो, वो भी दूसरों के कहने से। इनके लिए धन ही सर्वोपरि होता है। ऐसे लोग स्त्री हो अथवा पुरुष वर्तमान में ही जीते हैं।

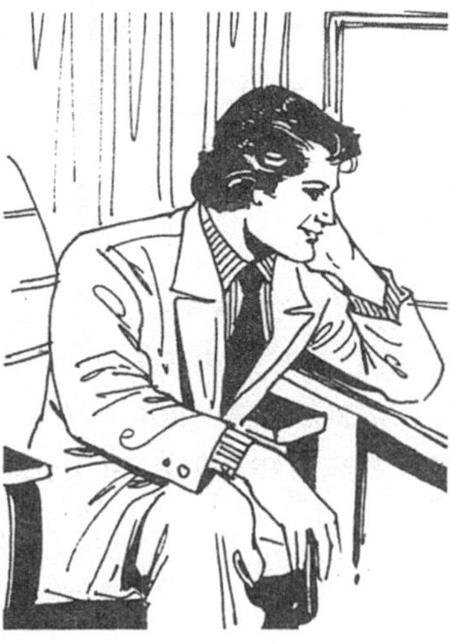

पुनर्विचार की मुद्रा

ऐसे स्त्री अथवा पुरुष जो चित्र में प्रदर्शित मुद्रा में बैठते हैं और यह उनकी नियमित मुद्रा है अर्थात अधिकांशतः वे इस मुद्रा का प्रयोग करते रहते हैं तो इसका तात्पर्य यह है कि वे अपने कार्यों पर, अपने निर्णयो पर एक से अधिक बार विचार कर उसका आकलन करते है कि उन्होंने सही किया अथवा गलत। यदि कहीं त्रुटि रह भी गई है तो उसका निवारण किस प्रकार किया जाए।

यदि कोई स्त्री-पुरुष स्थिति परिस्थिति अनुसार इस मुद्रा में बैठा हो तो वह यह प्रदर्शित करता है कि वह या तो अपना आकलन कर रहा है या अपने मन ही मन अपनी सराहना अथवा प्रशंसा कर रहा है और अपनी सफलता का जश्न मना रहा है। ऐसे लोगों का भाग्य बहुत प्रबल होता है, इन्हे प्रायः बिना अधिक प्रयास के सब कुछ स्वतः प्राप्त होता चला जाता है। ऐसे लोगों की विशेषता है कि वे छोटे-छोटे कार्यों, छोटी-छोटी बातों को अक्सर भूल जाते हैं अथवा उन पर ध्यान नहीं देते। अपनी वस्तुओं को संभालकर नहीं रखते। इनका वातावरण सदैव अस्त व्यस्त रहता है।

जुझारु मुद्रा

नियमित इसी मुद्रा में बैठने वाले लोग चाहे स्त्री हो अथवा पुरुष अपने कार्य से प्रेम करते हैं, कठोर परिश्रमी होते हैं। सदैव कार्यशील रहने का प्रयास करते हैं। ऐसे लोग अत्यंत तीव्र गति से कार्य करते है और अपने कार्य में पूर्णरुपेण पारंगत होते हैं। इनकी विडम्बना ही होती है कि जितनी मेहनत ये लोग करते है उतना पारिश्रमिक इन्हें नहीं मिलता। लोग इन्हें बेवकूफ बनाकर अपना उल्लू सीधा कर लेते हैं और ये जान बूझकर भी उसका प्रतिकार नहीं करते। ऐसे लोग बुद्धिमान होते हैं और अपने बुद्धि चातुर्य से समस्याओं का हल भी शीघ्रता से खोज लेते हैं। ऐसे लोग व्यवहार कुशल होते हैं व इनकी वाणी में मधुरता होती है।

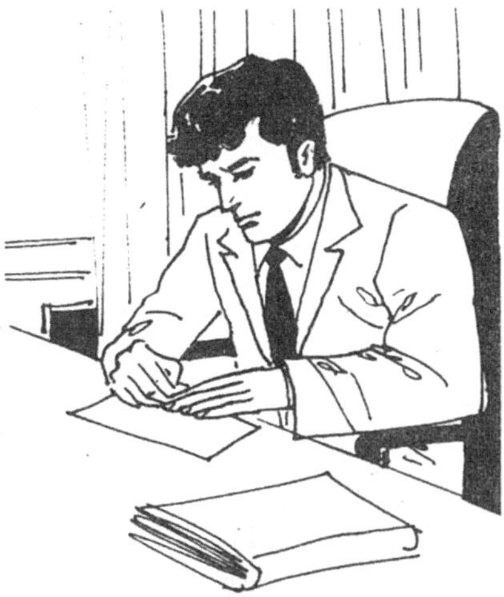

यदि कभी-कभी इस प्रकार की मुद्रा का प्रयोग करने वाले लोगों से आपका सामना हो जाए तो सावधान रहिएगा, ऐसे लोग बिना स्वार्थ के कोई कार्य नहीं करते। आपको देखकर तभी मुस्कराएंगे जब आपसे उनके किसी स्वार्थ की सिद्धि हो। इनके दिखावे से बचने के लिए अतिरिक्त सावधानी की आवश्यकता है।

नेतृत्व पूर्ण मुद्रा

ऐसे लोग जो कमर सीधी करके बैठते हैं और तने हुए से दिखते हैं नेतृत्व करने की शक्ति से भरपूर होते हैं। इनमें नेतृत्व के गुण कूट-कूटकर भरे होते हैं।

नियम और अनुशासन के प्रबल समर्थक होते हैं कार्यों में लापरवाही, ना नुकर, झूठ, दिखावा इन्हें कतई बर्दाश्त नहीं होता। सेना में, पुलिस में, रक्षा विभाग में, एवं उच्च महत्वपूर्ण पदों पर आसीन व्यक्तियों को इस मुद्रा में देखा जा सकता है। भावनात्मकता और कल्पना शीलता इनमें कम होती है। अपने आफिस में, परिवार में एवं समाज में ऐसे लोग लोकप्रिय होते हैं। इनकी तार्किक शक्ति तीव्र होती है। बिना उचित तर्क के किसी बात पर आसानी से विश्वास नहीं करते। किसी के अधीनस्थ रहकर कार्य करना इन्हें अच्छा नहीं लगता। इनकी भाषा में अधिकार का पुट विद्यमान रहता है। भौतिक रूप से संपन्न होते हैं। ऐसे लोगो के आगे-पीछे अनेको नौकर चाकर होते हैं।

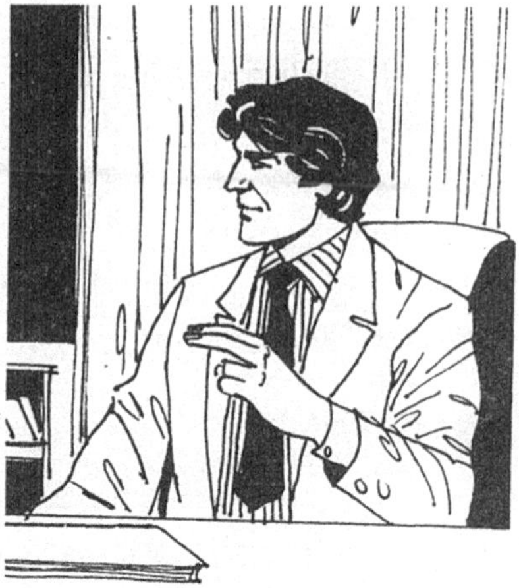

हठी-मुद्रा

नियमित इस प्रकार की मुद्रा का प्रयोग करने वाले स्त्री-पुरुष बहुत जिद्दी, हठी परन्तु मेहनती होते हैं। इनमें संयम की कमी होती है अर्थात धैर्य हीन होते हैं। अपना काम निकलवाने के लिए साम-दाम-दण्ड भेद सभी अस्त्रों का खुलकर प्रयोग करते हैं। इन्हें कब किस बात पर क्रोध आ जाए इन्हें स्वयं ही नहीं पता चल पाता क्योंकि छोटी-छोटी बातों पर भी क्रोध कर बैठते हैं। उच्च महात्वाकांक्षी होते हैं इसलिए जीवन में सब कुछ शीघ्रता से हासिल कर लेना चाहते हैं अनेको बार इनकी इसी शीघ्रता और असंयम के कारण भी इनके बने बनाए कार्य बिगड़ जाते हैं। ऐसे लोग लीडर प्रवृत्ति से कार्य करना जानते हैं। भावनाओं और कल्पनाओं का इनसे कोई लेना देना नहीं होता। छोटी-छोटी

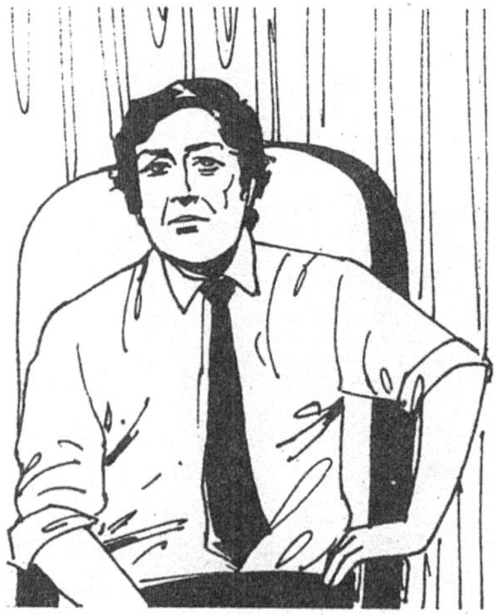

बातों को कभी महत्व नहीं देते। प्रायः सभी भौति.क सुखों का भोग करते हैं। अधिकांशतः उच्च पदों पर आसीन होते हैं। सामाजिक और नैतिक मूल्यों की परवाह नहीं करते। इनके लिए अपना निजी स्वार्थ ही सर्वोपरि होता है।

व्यथित मुद्रा

इस प्रकार बैठने वाले लोग यदि नियमित इस मुद्रा में बैठते हैं तो इसका तात्पर्य यह है कि वे बौद्धिक कार्य अधिक करते हैं। ऐसा व्यक्ति चाहे पुरुष हो अथवा स्त्री सदैव इस बात को लेकर चिंतित और व्यथित रहता है कि उसे उसके द्वारा किए जाने वाले कार्यो का उचित पारिश्रमिक नहीं मिलता जबकि वह परिश्रम बहुत करता है। योजनाएं बनाने में ऐसे लोग बहुत निपुण होते हैं। बुद्धिमान भी होते है परन्तु फिर भी जीवन में बहुत अधिक उन्नति नहीं कर पाते। ऐसे लोग व्यवहार कुशल होते हैं और लगातार एवं लम्बी-लम्बी वार्तालाप करना इन्हें अच्छा लगता है। दूसरो की सुनना और अपनी कहना इसी में इनका समय व्यतीत होता है। प्रायः किसी न किसी व्यसन अर्थात नशे के शिकार हो जाते हैं। यदि ऐसी मुद्रा नियमित न होकर किसी समय विशेष पर हो तो इसका तात्पर्य है कि ऐसा व्यक्ति मानसिक द्वंद में उलझा हुआ है, उसका शरीर तो यहां है परन्तु मस्तिष्क कही और ही लगा हुआ है। उसकी बैठने की मुद्रा बताती है कि वह पहले से ही बहुत परेशानी में है, इसलिए उसे और परेशान न किया जाए। ऐसे समय में इनके सम्मुख जाने से कार्य में विलम्ब होने की पूरी संभावना रहती है।

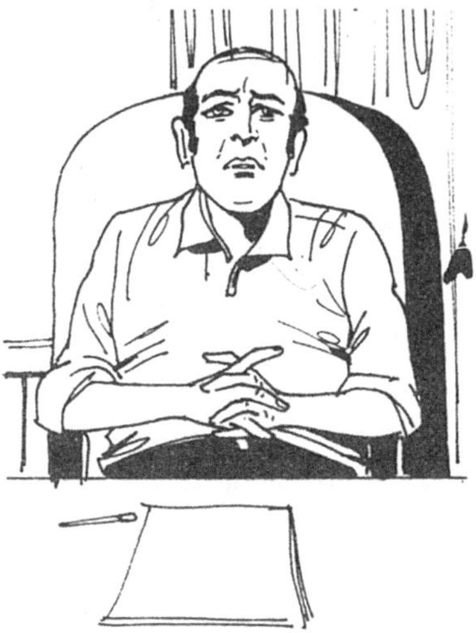

सभ्य मुद्रा

यह मुद्रा एक प्रकार से व्यवसायिक मुद्रा का रुप है, चित्र में प्रदर्शित व्यक्ति बड़े ध्यान और लगन से सामने वाले की बात सुन रहा है और उन पर विचार कर रहा है साथ ही अपने दायें हाथ से अपने बायें हाथ को हल्का सा दबाकर रखे हुए है जो उसे उसकी विचारधारा को दबाए रखने का संकेत है। वह अपनी सोच अपने विचार एकत्रित कर रहा है और पूरा ध्यान सामने वाले की ओर

केंद्रित करने का प्रयास कर रहा है उसकी पूरी बात सुनने के बाद ही वह कुछ कहेगा। ऐसे व्यक्ति चाहे स्त्री हो या पुरुष अपनी बात बहुत प्रभावशाली ढ़ंग से प्रस्तुत करने में माहिर होते हैं। ज़िसके सामने वाला व्यक्ति कायल हो ज:ता है। मिलनसार और व्यवहार कुशल भी होते हैं। सौंदर्य प्रसाधनों व कला के शौकीन होते हैं और सभी भौतिक सुखों को भोगते हैं। यथा संभव दूसरों की मदद करने का प्रयास भी करते हैं। ऐसे लोग कंपनियों में उच्च पदों पर पदस्थ होते हैं। सरकारी दफ्तरों में आई. ए.एस., आई पी. एस श्रेणी के पदाधिकारी होते हैं।

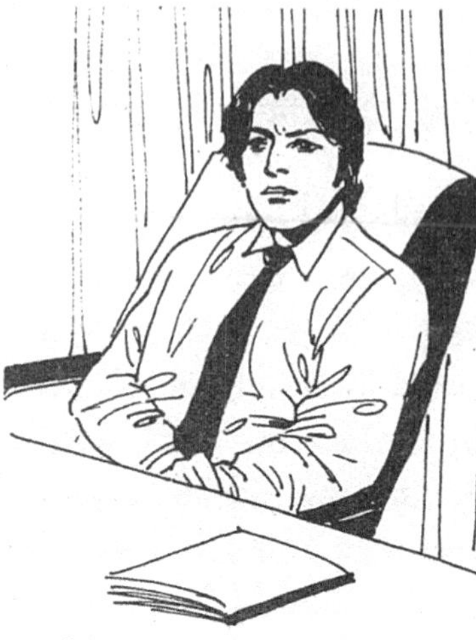

प्रदर्शनात्मक मुद्रा

ऐसे लोग चाहे पुरुष हों अथवा स्त्री यदि चित्र में प्रदर्शित मुद्रा में बैठने वाले होते है तो इसका तात्पर्य यह है कि वे अपने सम्मुख बैंठे व्यक्ति को यह दर्शाना चाहते हैं कि उनका पूरा ध्यान मानसिक रुप से भी और शारीरिक रुप से भी उन्ही की ओर है। ऐसा प्रदर्शित करके वे सामने वाले का दिल जीतना चाहते हैं, उससे सहानुभूति भी प्रकट करते रहते हैं। इनकी खुली हथेलियां बताती हैं कि इन्होंने अपनी विचारधारा को स्वतंत्र छोड़ दिया है, परन्तु मुड़ी हुई उंगलियां इस बात की चुगली कर रही है कि स्वयं को नियमित इस मुद्रा में बैठे रहने पर उनको अपनी मानसिकता पर अंकुश लगाना पड़ रहा है ऐसे लोग प्रदर्शन प्रिय होते हैं। दूसरों को अपनी ओर आकर्षित करके रखना लच्छेदार बातें करना, बड़ी-बड़ी गप्पे मारना, इनकी आदत होती है। ऐसे लोग अंदर से कुछ और व बाहर से कुछ और नजर आते हैं इनसे बचने के लिए

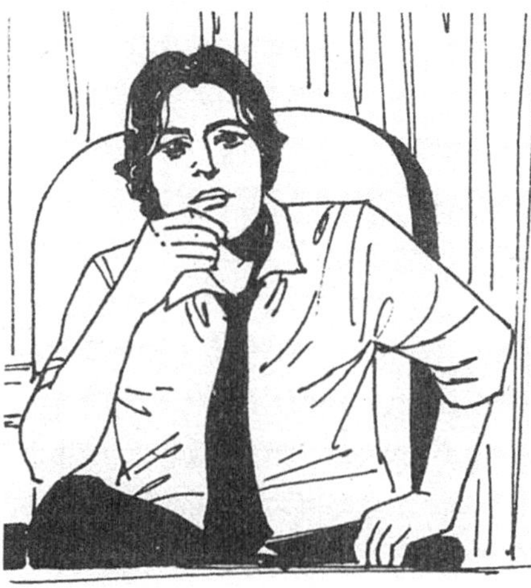

इनकी आंखों के भावो पर नजर रखनी चाहिए।

बौद्धिक मुद्रा

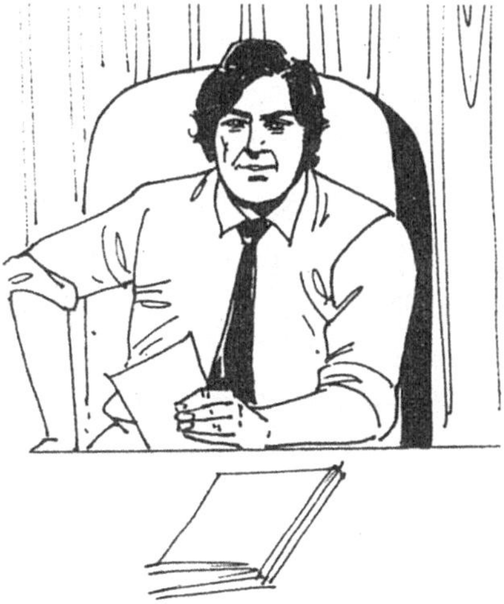

ऐसे लोग जो नियमित चित्र में प्रदर्शित मुद्रा अनुसार बैठते हैं, बुद्धिजीवी होते हैं। बड़ी-बड़ी योजनाएं बनाना और उन्हें सफल बनाने के लिए मेहनत भी करते है। ऐसे लोग जल्दी हार नहीं मानते। इनकी तार्किक बुद्धि का लोहा सभी मानते हैं। अपनी बात कहने का ढंग इनका बहुत प्रभावशाली होता है।

ऐसे लोग अच्छे वक्ता होते हैं। इन्हें क्रोध आता है जिस पर काबू न कर पाने के कारण स्वयं भी दुखी रहते हैं। ऐसे लोग अंहकारी भी हो जाते हैं इसलिए दूसरों की बातों को अपने समक्ष महत्त्व नहीं देते। अपनी सोच और अपनी विचारधारा ही इन्हें सर्वोपरि लगती है इसलिए स्वार्थी भी हो जाते हैं। ऐसे लोग कर्म में अधिक विश्वास करते हैं। छोटी-छोटी बातों को महत्त्व ही नहीं देते। प्रशिक्षकों में प्रायः यह मुद्रा अधिक देखने को मिलती हैं।

लापरवाह मुद्रा

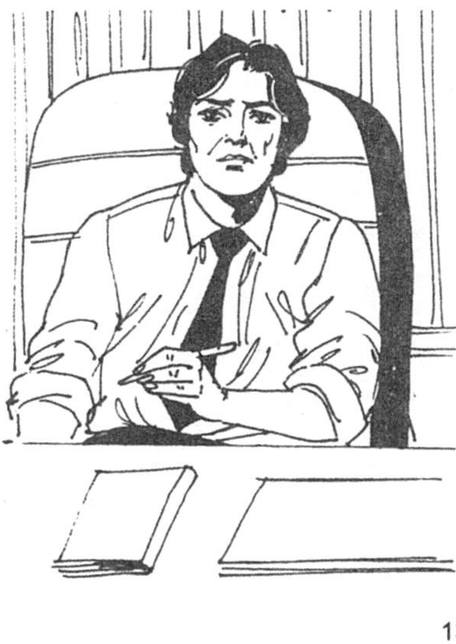

प्रदर्शित चित्र में दिखाया गया व्यक्ति कंधे झुकाकर बैठा है विशेषतौर पर उसका बायां कंधा झुका हुआ है, कपड़े अस्तव्यस्त हैं। ऐसे व्यक्ति लापरवाह होते हैं बातें अधिक करते हैं और काम कम। अपना काम भी दूसरों से करवा लेते हैं कलम इस प्रकार पकड़ी हुई है जैसे बहुत काम करते हैं। जबकि वास्तविकता इसके विपरीत होती है। इनकी लिखाई इतनी खराब होती है कि बाद में स्वयं भी अपनी लिखाई नहीं पढ़ सकते कि इन्होंने क्या लिखा

था। घूमना, फिरना, मौज-मस्ती करना, इनकी आदत होती है। इनकी निर्णय लेने की शक्ति बहुत कम होती है परन्तु भाग्य के सहारे उन्नति कर जाते हैं। इनका पूरा जीवन ही अस्त-व्यस्त रहता है। इनकी सबसे बड़ी विशेषता यह है कि ऐसे लोग स्वयं को बहुत व्यस्त प्रदर्शित करते हैं जबकि कुछ भी नहीं करते।

व्यवसायिक मुद्रा

ऐसे लोग सदैव चुस्त-दुरुस्त रहने का प्रयास करते हैं। बड़े व्यापारी होते हैं अथवा उच्च पद पर आसीन होते हैं। इनका स्वभाव विनोदपूर्ण होता है, किस्से कहानियां, चुटकुले, शायरी इत्यादि सुनाना इन्हें प्रिय होता है। ऐसे लोग सफल व्यवसायी होते हैं और अपने जीवन में संतुष्टि प्राप्त करते हैं। धन, सम्पत्ति, वैभव सभी प्रकार के भौतिक सुख इनके पास होते हैं। भोग विलास में इन्हें बहुत आनन्द आता है। ऐसे लोग परिवार में, समाज में अपनी व्यवहारिकता के कारण बहुत ही लोकप्रिय होते हैं। अपने शौक पूरे करने के लिए खुले हाथों से खर्च करते हैं। अच्छा खाना, अच्छा पहनना, घूमना-फिरना, पार्टियों में जाना, लोगों से मिलना-जुलना इन्हें बहुत भाता है। ठहाका लगाकर हंसते है और छोटी-छोटी परेशानियों को हंसी मजाक में उड़ा देते है। इनका बुद्धि चातुर्य विलक्षण होता है जिसके द्वारा बड़े से बड़े कार्यों को सरलता से पूरा कर लेते हैं। समस्याओं का हल चुटकी में निकाल लेते हैं। अपनी भावनाओं पर नियंत्रण रखने में माहिर होते हैं। इन्हें यदि क्रोध आ जाए तो उसे प्रदर्शित नहीं करते बल्कि बदल लेते हैं और

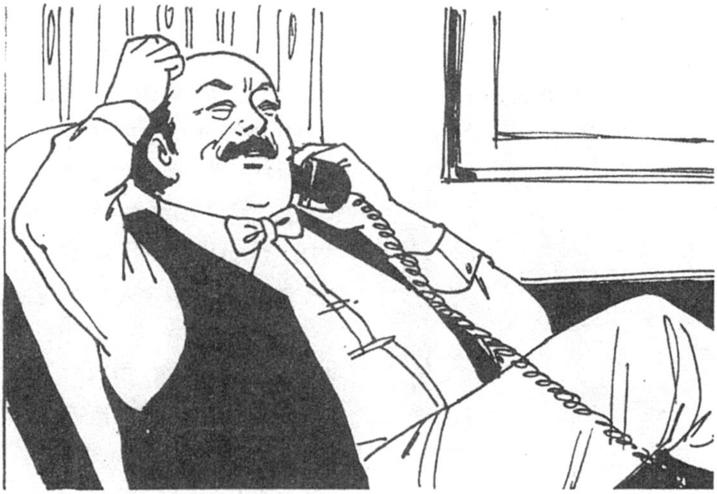

अपनी मानसिक संतुष्टि प्रकट करते है। जिससे नाराज हो जाएं उससे कभी बात नहीं करते। ऐसे लोग अपने स्तर के लोगों से ही मित्रता करने में रुचि रखते हैं।

विस्मय मुद्रा

इस स्थिति में बैठा व्यक्ति यह सोच रहा है कि यह बात उसे पहले क्यों नहीं याद आई, इसी से विस्मित है वह। स्वयं के दोष के कारण ही वह स्वयं को दोषी मानकर सीट के पीछे हाथ रखकर ऐसा प्रदर्शित कर रहा है। यदि कोई नियमित

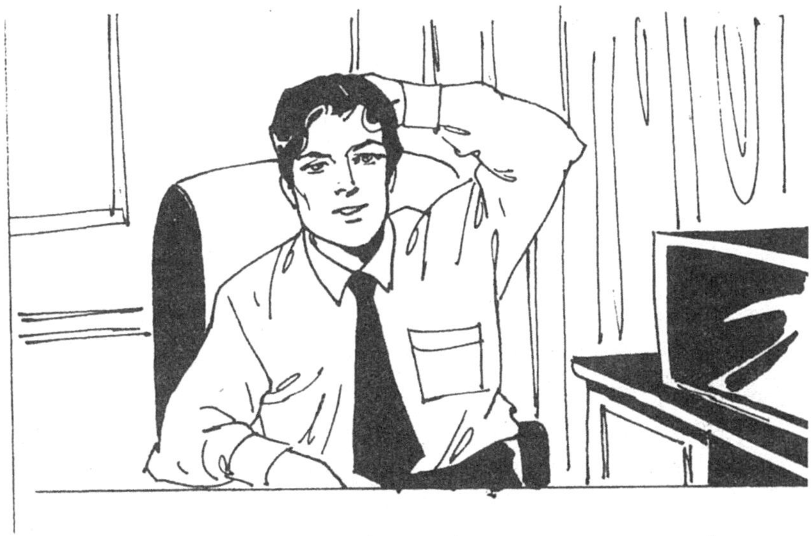

अर्थात बार-बार इस मुद्रा का प्रयोग करता है तो इसका तात्पर्य यह है कि वह बार बार भूलने का आदी है, जानबूझकर ऐसा नहीं करता फिर भी ऐसा हो जाता है। इसके बावजूद वह अपनी भूल का सुधार कर लेता है चाहे उसके लिए कितना परिश्रम अथवा भाग दौड़ करनी पड़े। ऐसे लोग स्वभाव से मेहनती होते हैं और महत्वाकांक्षी भी, जीवन में उन्नति करना चाहते हैं। व्यवहार कुशल होते हैं। प्रत्येक स्थिति परिस्थिति में भोगने की तीव्र लालसा इनमें सदैव विद्यमान रहती है, इसलिए सदैव किसी न किसी शौक को पाले रहते हैं।

चलने की मुद्राएं

ग्रीवा उन्नत करके चलने वाले स्त्री-पुरुष

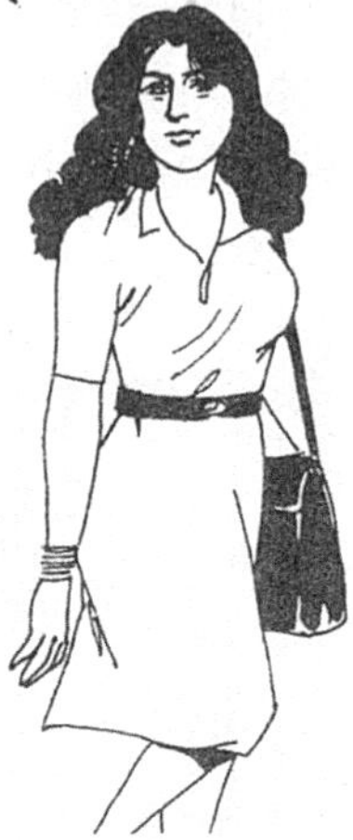

सहज भाव से इस प्रकार चलते हैं कि मानो शनैःशनैः जलतरंगें हिलोरे लेती हुई अज्ञात दिशा की ओर बढ़ रही हों। इनके तने हुए हाथ और उठी हुई छाती इस प्रकार का संकेत देती हैं कि जीवन में ऐसे लोग कर्मनिष्ठ होते हैं और पुरुषार्थी होने के कारण अपने परिवार का भरण-पोषण बहुत चतुराई से करते हैं। इनका हृदय बड़ा विशाल होता है और ये सभी के दुख में काम आने वाले जीव होते हैं। जीवन पर्यन्त ये कठोर परिश्रम करके धनार्जन करते हैं और सारे भौतिक सुख एकत्रित कर संतुष्ट होते हैं। इन्हें सामाजिक कार्यों में अत्यधिक रुचि होती है। इसी रुचि के कारण ये सामाजिक संस्थाओं से भी जुड़े रहते हैं। स्वभाव से सरल व निष्पक्ष होते हैं। कार्य करना ही इनके जीवन का लक्ष्य होता है। ये सदैव आडंबरों से मुक्त रहते हैं। सच्चे मार्ग पर चलने वाले सच्चे जीव होते हैं। ऐसे लोग सभी से मैत्री नहीं करते और अपने कार्य से कार्य रखते हैं।

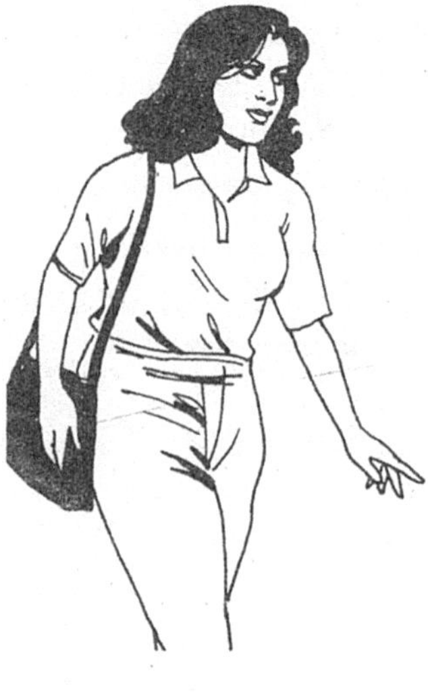

कंधे झुकाकर चलना

ऐसे सभी पुरुष पारिवारिक जीवन के उत्तरदायित्व से इतना टूट चुके होते हैं कि बहुत कठोर परिश्रम करने के पश्चात् ही जीवन निर्वाह के परिपूर्ण साधन नहीं जुटा पाते और परिश्रम करते-करते इतना थक जाते हैं कि अपने आप से ही दुखी हो लेते हैं। इनका घरेलू वातावरण तनावपूर्ण होता है। इस कारण ये हृदय से व्यथित और

दुखी रहते हैं। काम करने में सबसे आगे रहते हैं। निर्भीकता और स्पष्टवादिता इनके चरित्र का अंग होती हैं। इसलिए आजीवन तरक्की नहीं कर पाते और जिंदगी को एक ही ढर्रे से जीते चले जाते हैं।

कंधे लटकाकर चलना

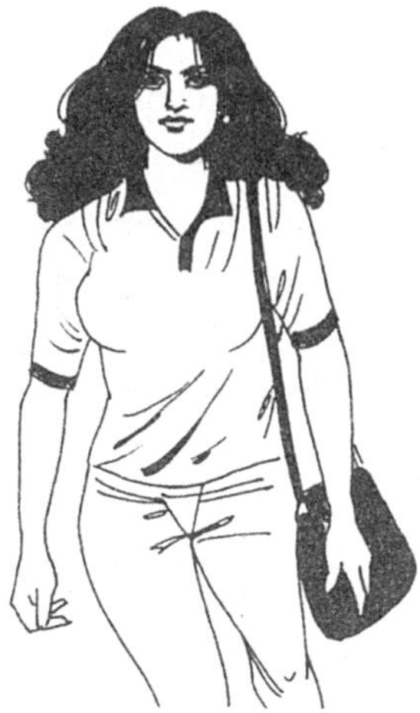

कंधे लटकाकर चलने वाले स्त्री-पुरुष मानसिक दबाव से इतना दबे होते हैं कि उन्हें अपने शरीर का होश नहीं रहता और ये दब्बू प्रवृत्ति के हो जाते हैं। इस कारण ये सभी की सुनते रहते हैं और दुखी मन से सभी का काम भी करते रहते हैं। ये जो कुछ कमाते हैं उसे दे देते है जिनपर ये आश्रित होते हैं। चुप रहना और अंदर ही अंदर घुटते रहना इनकी नियति होती है। प्रसन्नताओं के अवसर इनके व्यक्तिगत जीवन में बहुत कम आते हैं। अपनी दकियानुसी मानसिकता के कारण ये अपने परिवार के द्वारा दग्ध होते है और उसी माहौल में जीते चले जाते हैं। सीधी और सरल भाषा में कहा जाए तो ये राम जी की वो बछिया है जिन्हें राम जी ने गुलामी करने के लिए पैदा किया है। ये अपनी भावनाओं की अभिव्यक्ति भी नहीं कर पाते और थोड़ा बहुत सहानुभूति दर्शाने मात्र से रोने लगते हैं। इनका व्यक्तिगत जीवन पवित्र और निर्मल होता है। पीड़ाओं से ओत-प्रोत इनका संसार अनुभवों का खजाना होता है।

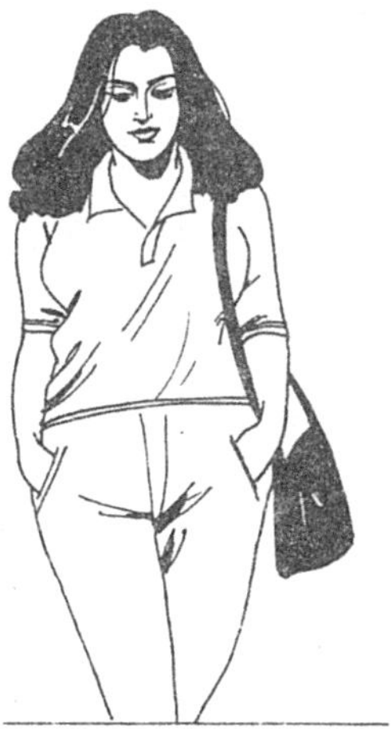

जेब में हाथ डालकर सिर झुकाकर चलना

ऐसे लोग लापरवाह, उदासीन प्रकृति के होते हैं। ये अपने गमों में इतना खोए रहते हैं कि संसार इन्हें व्यर्थ की वस्तु लगता है। दिल पर गहरी चोट खाए हुए ऐसे जीव चलती-फिरती लाश के सिवा कुछ नहीं होते। वे हंसी खुशी

के माहौल में भी अपने मन में मातम पुर्सी करते रहते हैं। बड़ी-बड़ी अपेक्षाओं के स्वामी अपने हाथों अपना भविष्य चौपट कर लेते हैं। चलते, उठते, बैठते ये इस प्रकार का प्रदर्शन करते हैं मानों संसार की सारी आपदाएं इनके ऊपर ही आ रही हैं और ये बेबस हैं और निरर्थक जीवन जी रहे हैं। इनका रहस्यमय संसार इतना विचित्र होता है कि समय मिलते ही एकदम आंखें पलट लेते हैं और अपने लक्ष्य की प्राप्ति करते हुए चुपचाप आगे बढ़ जाते हैं। धैर्यवान इतने अधिक होते हैं कि धैर्य की सीमाएं भी लांघ जाते हैं। इनमे एक विशेषता बहुत विचित्र होती हैं कि सबके मन की सुनते हैं परन्तु अपने मन की नहीं बताते। इसी विचित्रता के कारण सामाजिक जीवन में ये बेचारे कहलाते हैं।

कूल्हों पर हाथ रखकर चलना

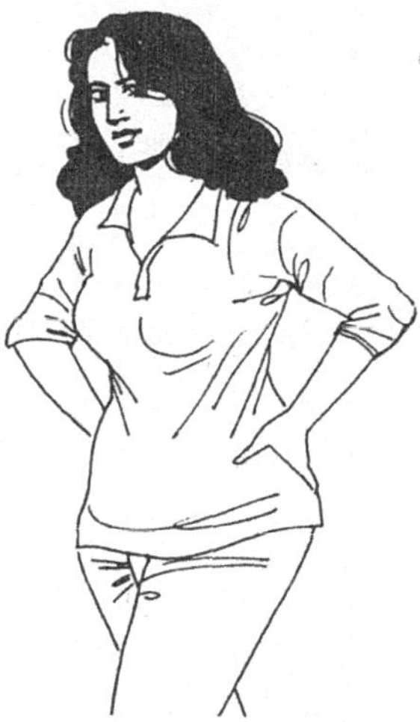

ऐसे स्त्री पुरुष संवेदनशील और भावुक होते हैं। प्राय: अनेकों धोखे खाने के बाद बहुत अधिक सतर्क हो जाते हैं। बात-बात पर लड़ना मरना इनकी नियति बन जाती है। शरीर को लोच देकर लहरा-लहराकर चलना इनकी नियत्ति होती है। इनकी स्थिति इस प्रकार की होती है मानो कुचला हुआ नाग पल की चौथाई में डंक मारकर डस लेगा। ऐसे जीवों की न तो दोस्ती अच्छी होती है और न ही दुश्मनी। दादागिरी का सम्पुट इनकी भाषा में, आचरण में साफ झलकता है। ये निर्भय और स्वतंत्र स्वभाव वाले होते हैं। ऐसे लोग लेन देन करने में बहुत माहिर होते हैं। इनकी भाषा में दो अर्थ वाले वाक्य बहुत प्रयोग में आते हैं। ये चलते कहीं है और देखते कहीं हैं। इनके मुंह पर कुछ होता है और मन में कुछ और राजनैतिक क्षेत्र में सदैव असफल ही होते हैं। किसी की बात को हूंकार दे देकर सुनना इनकी विशेषता होती है, इसी कारण कई लोगों मे ये अति लोकप्रिय भी होते हैं। इस प्रकार की स्त्रियां प्राय: व्याभिचारिणी भी होती हैं। उनका अनेकों पुरुषों से संबंध होता है। ऐसी स्त्रियों को मक्कारी के साथ झूठ बोलने में सिद्धहस्तता प्राप्त होती है।

नितम्बों पर हाथ रखकर चलना

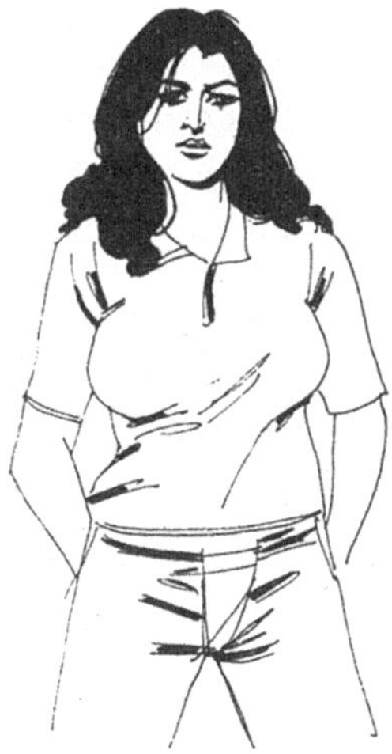

ऐसे लोग अपनी उलझनों में खोए रहते हैं इन्हें मानसिक और आर्थिक परेशानियां इतनी अधिक रहती हैं कि वह उन्हें ही सुलझाने की सुध-बुध में खोए रहते हैं। ऐसे लोग प्राय: भावनाओं के आधार पर जीते हैं और जीवन में कोई ठोस कदम नहीं उठा पाते। अपने द्वारा की गई छोटी-छोटी गलतियां ही इनका जीवन संपूर्ण रुप से अस्त व्यस्त कर देती हैं। इनकी वैचारिक उग्रता इन्हें शीघ्र क्रोधित कर देती है। अपने क्रोध के अनुसार ये अपना आगा-पीछा भी नहीं देखते। इनकी विशेषता यह होती है कि जितना इनसे चुप रहा जा सके उतना चुप तो रहते हैं परन्तु आंतरिक मन के ज्वारभाटे इतने प्रबल होते हैं कि वह आत्महत्या तक की ओर भी ले जाते हैं। सामाजिक जीवन से जब ये कटने लगते हैं तब बहुत अधिक उदास हो जाते हैं। मन के साफ और सरल होने के कारण इनकी वाणी में कटुतापूर्ण सत्य होते है। जो कि इनके मिलने जुलने वालों को स्वीकार्य नहीं होते। ऐसे लोग अपने सत्य के कारण ही गिद्दों की इस दुनिया में अपना सर्वस्व खो बैठते हैं कड़ा परिश्रम ही इनकी नियति होती है।

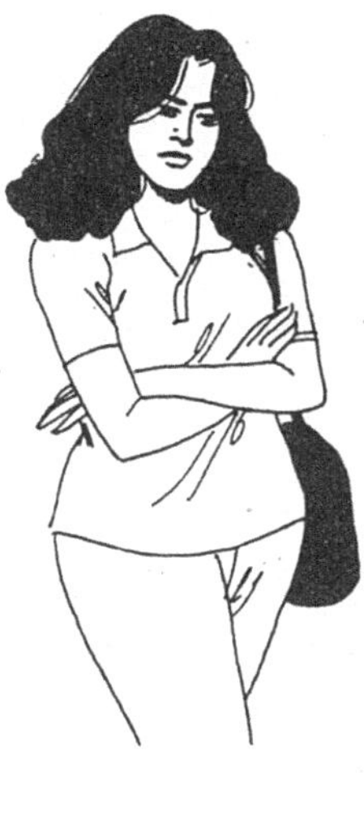

हाथ बांधकर चलना

हाथ बांधकर चलने वाले स्त्री और पुरुष प्राय: भावुक और चिंतनशील होते हैं। ये अपनी छोटी-छोटी बात को भी जहां तक संभव हो छिपाकर रखते हैं। इनका चिंतन और आत्मिक बल इतने उच्च स्तर का होता है कि ये जो ठान लेते हैं उसे पूरा करके दम लेते हैं। इनका चेहरा पढ़ पाना बहुत कठिन होता है। संपूर्ण जीवन काल में ऐसे लोग सामाजिक रुप से ज्यादा हिल

मिल हीं जाते हैं और इनके भोलेपन के कारण इन्हें बाल्यावस्था से ही ठगा जाता है। अपने को ठगा पाते-पाते ये आंतरिक मन से कठोर होते चले जाते हैं। पश्चाताप की घड़िया इन्हें सदैव याद रहती हैं। जहां तक संभव होता है ये अपनी ओर से किसी को दुख नहीं पहुंचाते। फिर भी यदि कोई इनकी वार्तालाप से दुखी हो जाए तो वह इनके अनुभव का कसूर होता है। अनुभवी होने के साथ-साथ ऐसे लोग लकीर के फकीर भी होते हैं। जिस दिशा जिसमार्ग को मन में ठान लेते हैं उससे कदापि दिशाहीन नहीं होते। इस प्रकार के लोग सत्यकथाएं, काल्पनिक उपन्यास जिसमें कहीं न कहीं सत्य का सम्पुट होता है, प्रेरणा दायक कथाएं और अच्छी साहित्य सृजनकर्त्ता होते हैं। इनकी उदासी ही इनकी तरक्की का मार्ग प्रशस्त करती है।

अकड़कर चलना

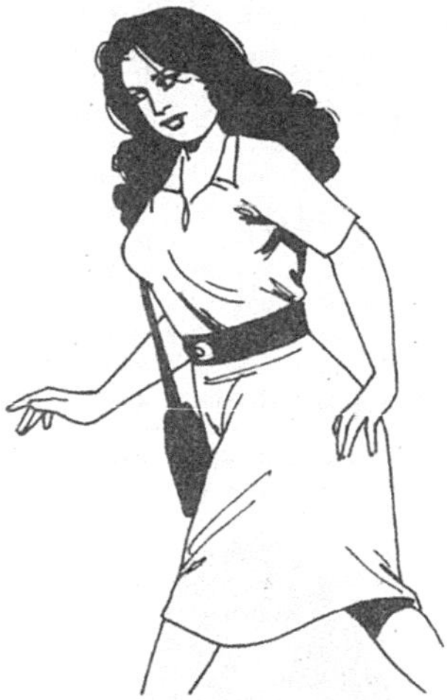

अकड़कर और छाती को फुलाकर, गर्दन को एक ही दिशा में झुकाकर चलने वाल लोग शीघ्रगामी होते हैं। इनकी शीघ्रता के कारण उनके द्वारा किए गए कई कार्य बिगड़ भी जाते हैं। इनकी याददाश्त बहुत अच्छी होती है। ये लोग झूठे और मक्कार भी इतने होते हैं कि इनकी मक्कारी को पकड़ पाना सहज नहीं होता। दस काम झटपट निपटाते हैं तो दस तरह के झूठ भी बोल जाते हैं। वह झूठ वास्तव में किसी की पकड़ में नहीं आ पाता और लोग इन्हे सच्चा और सरल ह्दय वाला समझते हैं जबकि वास्तविकता इसके विपरीत होती हैं। इस प्रकार का आचरण ये लोगों को अपनी ओर आकर्षित करने के लिए करते हैं। इसी गुण के कारण इनकी लोकप्रियता बढ़ जाती हैं। अपनी लोकप्रियता को सहज मन से स्वयं सराहते रहते हैं। जिस क्षेत्र में ये होते हैं उस क्षेत्र मे वाहवाही लूट लेना इनका प्रमुख गोरखधंधा होता है। बात का बतंगड़ बनाकर दो व्यक्त्यिों में झगड़ा कराना और अनहोनी बातें कहना इनकी रुचि का प्रमुख अंग होता है। कैसा भी माहौल हो कैसी भी बात हो ये उसमें अपने आप को समाहित करते हुए साफ बच निकलते हैं। जब तक लोगों की कुछ समझ में आए उससे पहले ये अपना तीर छोड़ चुके होते हैं जो सही निशाने पर लगता है।

सीधी चाल

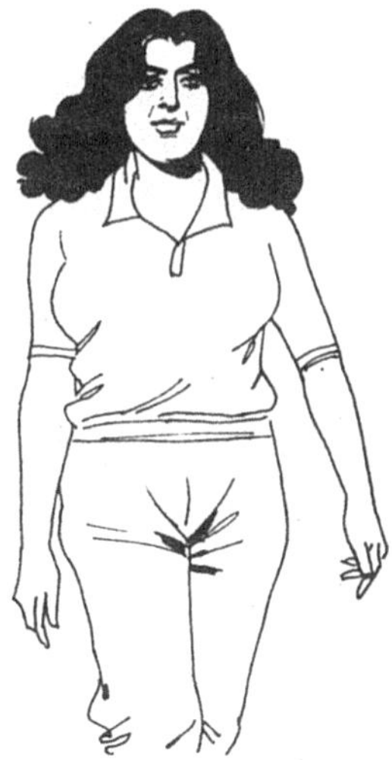

सीधी चाल चलने वाले लोग आत्मविश्वासी, आत्म संतुष्टिपूर्ण दृष्टिकोण से जीने वाले होते हैं। वर्तमान ही इनका जीवन होता है। भूत जो चला गया एक यादों का झरोखा लिए हुए इनके मन मस्तिष्क में कहीं विश्राम करता होता है। भविष्य जो आएगा उसकी सुंदर योजना इनके परिपूर्ण परिवेश में वर्तमान के अस्त्र द्वारा संचालित होती हैं। सरल एवं सीधे भाव के ये लोग अपने आप में एक प्रतीक चिह्न होते हैं। ये मील के वे पत्थर होते हैं जिनके विश्वास और आत्मबल को नहीं डिगाया जा सकता। ये योजनाओं के आंडबर में नहीं फंसते, स्वयं के द्वारा निर्धारित की गई योजना ही इनके अपने जीवन का मापदंड होता है। जिस पर ये खरे उतरते हैं और अपने जीवन को संतुष्टि की पुष्टि देकर अपने और अपने परिवार का सफलतापूर्वक निर्वाह करते हैं। आत्मविश्वास की प्रचुरता ही इनका सुरक्षा कवच होता हैं। बड़े से बड़े विचित्र असहनीय वातावरण को भी इस प्रकार सहन कर जाते हैं, मानों कोई क्लेश हुआ ही न हो। इनका तर्क इतना सटीक होता हैं कि वह सर्वमान्य हो जाता है। यह भाग लपेट कर जीवन नही जीते और स्पष्ट वक्ता होते हैं। आने वाले समय के लिए ये अपने मन में कोई गम भी संजो कर नही रखते व समयानुसार ढ़ल जाना इनकी नियति होती हैं।

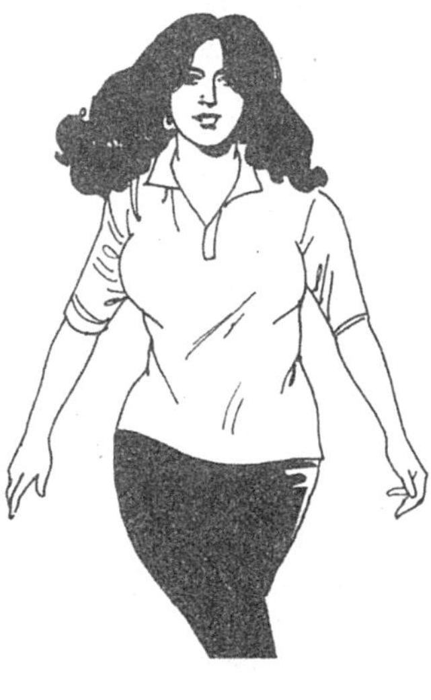

हाथ फैलाकर चलना

उमंगों और तरंगों की दुनिया में रहने वाले लोग इस प्रकार हाथ फैलाकर चलते हैं कि मानो सड़क और गली उनके लिए छोटी हो गई हो। यह अपने व्यक्तित्व का खुले रूप से प्रदर्शन करते हैं और चाहते हैं कि लोग उनकी ओर आकर्षित हों। इनकी चाल ढाल से ऐसा प्रतीत होता है मानो अखाड़े

का कोई पहलवान सामने आकर धोबी पाट मारेगा। इसी आदत के कारण इन्हे लहराकर चलना अच्छा लगता है। बनना, संवरना और झूठी जिंदगी जीना और अपने आप को सौम्यता का प्रतीक दर्शाना, यही इनकी नियति बन जाती है। बात-बात पर चिढ़ जाना और अहंकारी बातें करना इनकी सबसे बुरी आदत होती है। ये लोग अपनी कमियां नहीं देखते और जीवन को इस अंदाज से जीते हैं जो इन्हें पसंद है, भले ही उसमें इन्हें लाखों दुखों का सामना करना पड़े। जब तक चुपचाप रहते हैं, बड़े अच्छे लगते हैं और जब बोलना शुरू करते हैं तो अहंकार युक्त भाषा का प्रयोग करते हैं। इनके अहंकार के कारण और लोक दिखावे के कारण इनका सामाजिक जीवन नहीं बन पाता और जब इन्हे अक्ल आती है तब बहुत समय निकल चुका होता है और वृद्धावस्था में पछताने के अतिरिक्त इन्हें कुछ नहीं मिलता।

हाथ हिलाकर कूल्हे लटकाकर चलना

ऐसे लोग वास्तव में अल्हड़पन का जीवन पूरी उम्र जीते हैं, उनकी यह आदत बताती हैं कि वे काफी परिश्रमी और मेहनती हैं। सतर्क आंखें एवं सतर्क कान इनके चौकन्ना होने का प्रतीक हैं। ये आदत प्राय: नपुंसक व्यक्तियों में और हिजड़ों में (किन्नर) तो होती ही हैं, अगर यही आदत किसी स्त्री में हो तो वह उसके सौभाग्यशाली होने का प्रतीक है। ऐसी स्त्रियां धन संपदा से युक्त होती हैं और गृहस्थ जीवन में इतना सुमधुर गृहणी का रूप प्राप्त करती हैं कि सभी को संतुष्ट करना इनके दायें हाथ का खेल होता है। ऐसी स्त्रियां चरित्रवान और धार्मिक आस्थाओं से जुड़ी होती हैं। यदि इनका किसी से अनैतिक संबंध भी हो जाए तो उसे आजीवन निभाती हैं। अपने कार्य को सरल और सहजपूर्ण सम्पन्न करना ही इनकी विशेषता होती है। ये किसी की निंदा नहीं करती और निंदकों से दूर रहती हैं, किसी का काम यदि बिगड़ जाए तो ये अपने सहयोग से उस काम को संवार देती हैं। खाना पकाना, पेंटिंग, सिलाई, कढ़ाई, बुनाई एंव गायन इनकी विशेष अभिरुचियां होती हैं। ये अच्छी उपदेशक और प्रवचन कर्त्ता भी होती हैं। यौवन के सुमधुर प्रारंभिक काल में ये अपनी आत्मा से इस प्रकार जुड़ जाती है कि मानो भक्त भगवान से जुड़ गया हो और यही कारण होता है कि संपन्नता इनके बार बार कदम चूमती है।

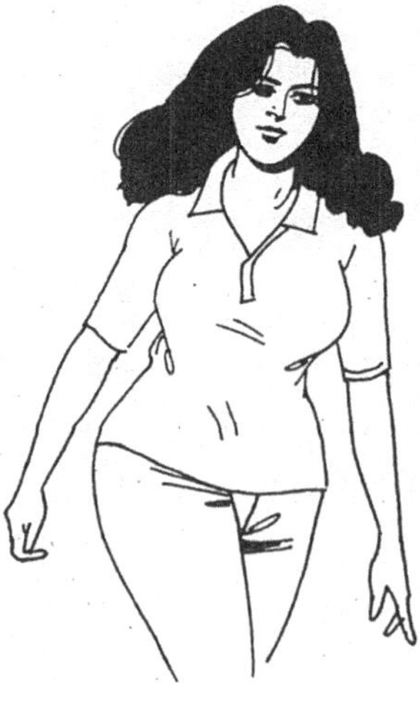

एक हाथ हिलाकर चलना

ऐसे स्त्री-पुरुष अपनी योजनाओं में ऐसे तल्लीन रहते हैं कि मानो पंचवर्षीय योजनाएं उन्होंने ही शीघ्र पूर्ण करनी हैं। इनकी अपनी मानसिक व्यवस्था ही इनकी व्यस्तता का कारण होती है। इसी कारणवश ये अधिक समय तक जीवन में सफलता प्राप्त नहीं करती। वस्तुस्थिति की बारीकियों का गहन अध्ययन करना फिर उस पर आचरण करना इनकी विशेषता होती है। ये अन्वेषक, खोजी, रहस्य की उलझी हुई गुत्थियों को सुलझाने में प्रवीण होती हैं। ये पत्रकार, परिचारिका, एवं नर्स अथवा क्लर्क हो सकती हैं। घरेलू कार्यों में ये स्त्रियां परिपूर्ण दक्ष नहीं

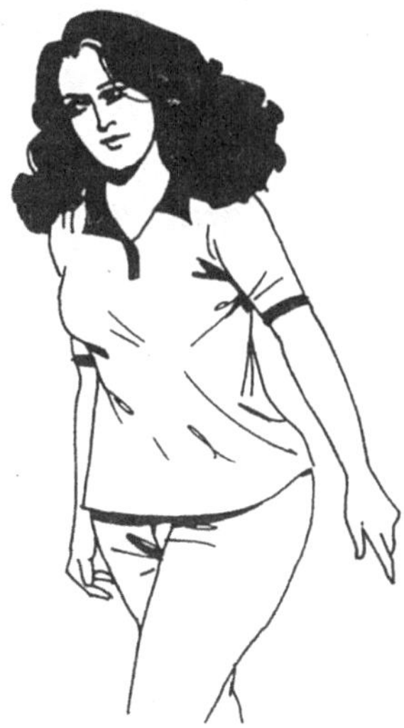

होती इसलिए आधी अधूरी जिंदगी ही इन्हें आधा अधूरा आनंद प्राप्त कराती है। ऐसे स्त्री पुरुष प्राय: अपने गृहस्थ जीवन का बोझ ढ़ोते-ढ़ोते थक जाते हैं और इसी कारण ये समाज में ख्याति प्राप्त नहीं कर पाते। ऐसे लोगो के जीवन में मित्र-मण्डली का अभाव रहता है। ये किसी को अपना मित्र जल्दी नहीं बनाते। इनका दायरा सीमित होता है और उसी में जीना मरना पसंद करते हैं इसी कारण ऐसे स्त्री पुरुष सामाजिक संबंधों में भी पिछड़ जाते हैं।

लहराकर चलना

ऐसे चलने वाले स्त्री और पुरुष अपने विचारों की दुविधापूर्णश्रृंखलाओं में खोए रहते हैं। मन का वैचारिक ताना-बाना बुनते हुए ये लोग अपने दैनिक जीवन की दिनचर्या को इस प्रकार जीने के आदी हो जाते है कि मानों कोल्हू का बैल नजर पर पट्टी बांधे घूम रहा हो। इनकी रुचि और वृत्ति में एक बात विशेष होती है ये रहस्यमय ढ़ंग से अवसरवादी होते हैं। हाथ आए अवसर को गंवाते नहीं हैं। उस समय न तो इन्हें अपनी प्रतिष्ठा का ध्यान होता है और न और उसे प्राप्त करने से इन्हें आत्मसंतुष्टि होती है। जीवन के मूल्यांकनों को ये अपने ही मापदंडों पर बनाते हैं। अभावों का जीवन जीते-जीते ये लोग छोटे-मोटे काम करके अपना जीवन यापन करते हैं और यदि इस लहराने में ये पैर भी घसीट कर चलने लगें तो समझो घोर दरिद्र इनकी प्रतीक्षा कर रहा है। ये जीवन में सदैव सब कुछ

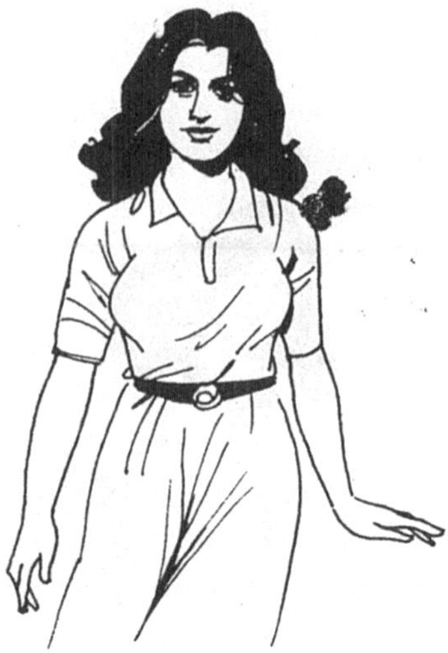

मिलते हुए भी इस प्रकार का प्रदर्शन करते हैं मानों सबसे बड़े अकाल पीड़ित हों। इनका लहराता हुआ बदन मधुर विष का अत्यधिक मिष्ठान भरा पात्र होता है। वास्तविकता और प्रदर्शन में इनमें काफी भेद होता है, जोंक की भांति चूसकर चिपट जाना इनकी विशेषता है। पल-पल बात कहकर बदल जाना इनकी अतिरुचि लगता है। अपने घर को स्वर्ग बनाने के लिए यदि ये कफन भी बेच दें तो भी इनका यकीन नहीं किया जा सकता।

क्रोधावेश में चलना

ऐसे व्यक्ति क्रोध के कारण अपनी सुध बुध खो बैठते हैं और प्रतिशोध की ज्वाला में बड़बड़ाते हुए, गालियां देते हुए इस प्रकार चलते हैं मानो वे किसी से लड़ रहे हों। पूरे यात्रा पथ पर उनको अपने तन और मन की सुध बुध नहीं रह पाती। हवा में हाथ हिलाना, होठों से बुदबुदाना, कभी लात उछालते हुए चलना मानो किसी को लात मार देगे और कभी मुट्ठियां बांधकर या हाथ खोलकर इस प्रकार हवा में लहराना मानों किसी को घूंसा मार रहे हों अथवा थप्पड़ मार रहे हो। ऐसे लोग संपूर्ण रुप से निर्दोष होते हैं और उनके अंतर्मन को इतनी बुरी तरह से दुखा दिया गया होता है कि वो अपने तन और मन की सुध बुध खो बैठते हैं। ऐसे समय में इनको रोककर बात करना उचित नही होता और अपने अंतर्मन को शांत करने का इनके पास एकमात्र यही उपाय होता है ये लोग घातक सिद्ध नहीं होते। मन के दुर्बल होने के कारण ये लोग अपने अंतर्मन की पीड़ा को काफी लंबे समय तक संजोये रखने के कारण सालों साल दग्ध रहते हैं और अपनी तरक्की नहीं कर पाते।

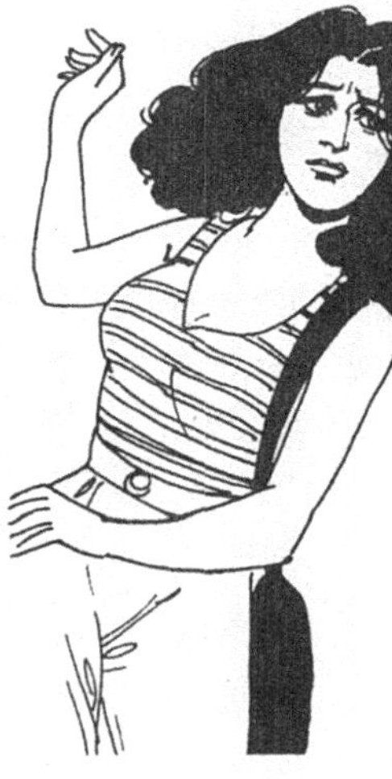

बातें करते हुए चलना

ऐसे लोग गप्पी और मनोरंजन के लिए ऐसी-ऐसी अनर्गल बातें करते हुए चलते हैं कि जिनका न सिर होता है और न पैर। बातों के पुट में अहंकार भावना भरी होती है वह भावना केवल नकली व्यक्तित्व का दिखावा होती है व अहं का प्रदर्शन मात्र होता है। बडबोले ये लोग वास्तव में इस प्रकार होते हैं कि खोदा पहाड़ निकली मरी हुई चुहिया। ये आश्वासन तो बड़े-बड़े देते हैं परन्तु पूरा नहीं करते। इनका उद्देश्य गप्प मारकर अपना समय बर्बाद करना होता है।

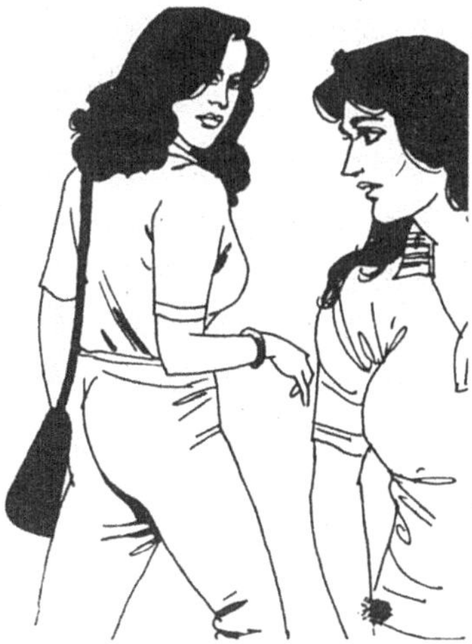

पैर उठाकर घोड़े की भांति चलना

ऐसे लोग बहुत मेहनती और लगनशील होते है। अपनी बातों के धनी ये लोग पूरी उम्र कामकाज करते रहते हैं और अपने लिए कुछ भी नहीं जोड़ पाते। ये जितना भी करते हैं अपने आश्रितों के लिए करते हैं और अपने को केवल मात्र रोटी और कपड़े तक ही सीमित रखते हैं। ये अजीब और झक्की व सनकी स्वभाव के होते हैं। बात-बात में चिढ़ जाना इनकी मानसिकता बन जाती है। झूठी तारीफ सुनने के ये बड़े शौकीन होते हैं। कर्म योगी होने के साथ-साथ ये धर्मयोगी भी होते हैं। हर बात में फूंक-फूंककर कदम रखना इनकी विशेषता होती है। कई बार तो आजीवन ऐसे लोग स्त्री हो या पुरुष कुंवारे रह जाते हैं। इनकी मानसिकता को समझ पाना बहुत टेढ़ी खीर है। ये समाज से अपना आदर सत्कार चाहते हैं और बड़ी आयु में इन्हें वह प्राप्त भी होता

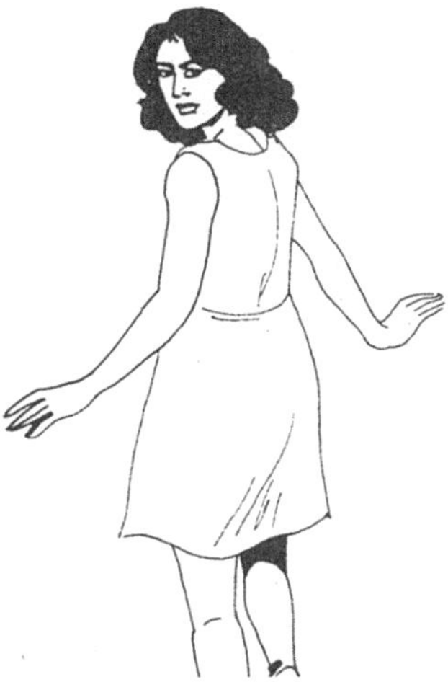

है। ऐसे लोग दकियानुसी होने के साथ-साथ कठोर परिश्रमी और धुन के पक्के और हर कार्य को लगन से करने वाले होते हैं।

छोटे कदमों से चलना

छोटे कदमों से चलने वाले लोग आत्मसंतुष्ट और दूरगामी होते हैं। अपनी योजनाओं को मूर्त रुप देना इनके स्वभाव की सहजता और सरलता है। ये अनको स्त्री-पुरुषों के चाहने वाले होते है। और सुचारु रुप से कार्यरत रहने के कारण बड़े लोकप्रिय भी होतें हैं। ये स्पष्ट वक्ता और लोक व्यवहार में अत्यंत निपुण होते हैं। जीवन जीने का अंदाज इनका ऐसा होता है कि मानो मुसाफिर अपना सफर तय करके जाने वाला हो। अपने घर परिवार से विशेष लगाव और विशेष रुझान आजीवन रहता

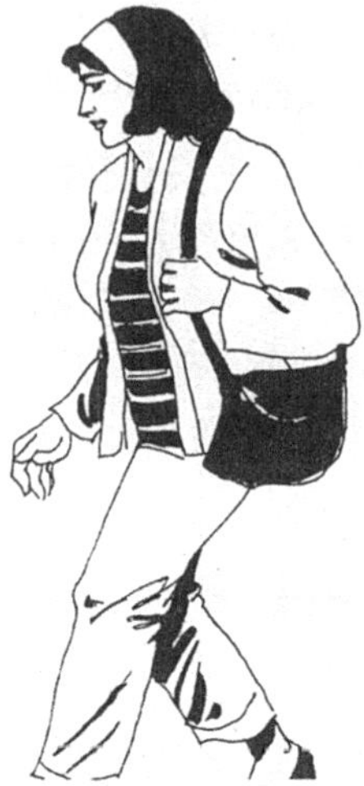

है। अपने बच्चों के प्रति ये बहुत अधिक संवेदनशील होते हैं। उसी कारण वश ये अपने बच्चों को पूरी देखरेख में रखते हुए कामयाब भी बना देते हैं। बनना-संवरना इनके जीवन का एक प्रमुख लक्ष्य होता है। ये अपनी फैशन प्रियता के कारण भी अनेक लोगो में लोकप्रिय होते है। ऐसे लोग स्त्री हों अथवा पुरुष अपनी भविष्य निधि बहुत सोच समझकर रखते है।

हाथ पीछे बांधकर चलना

ऐसे लोग कूटनीतिज्ञ, दूरदर्शी, धुन के पक्के होते हैं। ऐसे लोग सहज भाव से नहीं झुकते। इनकी कामयाबी की निशानी यह होती है कि ये दूसरे को उसकी औकात से अधिक आदर सत्कार दे देते हैं इस कारणवश दूसरे भी इन्हें मन से चाहने लगते हैं। इनकी योजनाएं मूल रुप से समाज का भला करने की ही होती हैं। ये मार्गदर्शक, शिक्षक, उच्च व्यक्ति के स्वामी होते हैं और राष्ट्र नायक के रुप में उभरकर सामने आते हैं। ये अपने परिवार में मुख्यत: मुखिया ही होते हैं। इनकी बातों में अनुभव का पुट होता है। अपने अनुभवों के कारण ही ये ख्याति अर्जित करने के साथ-साथ धनोपार्जन भी करते हैं। वाहन, भवन, मुद्रा आदि सभी भौतिक सुख इनको संस्कार की धरोहर में मिले होते हैं। ऐसे लोग

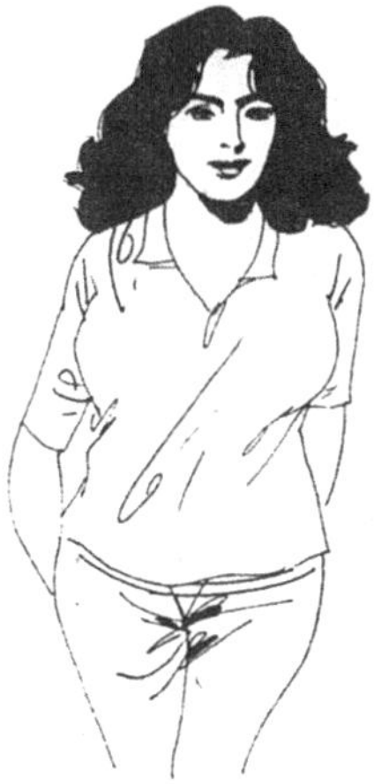

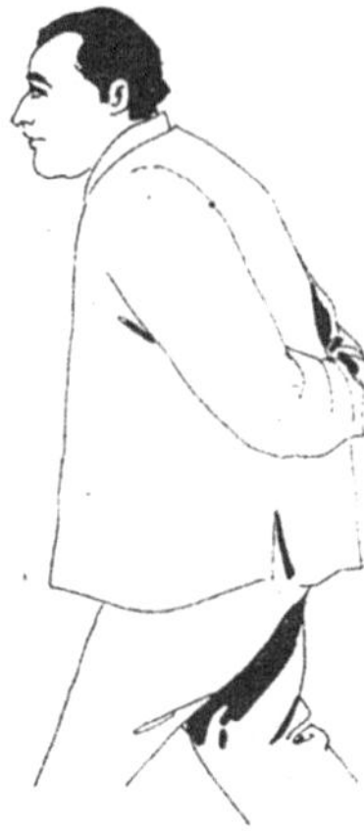

धीर-गंभीर होते हैं और प्रत्येक कार्य सोच विचार कर ही करते हैं।

लम्बे-लम्बे कदमों से चलना

चुस्ती, फुर्ती और स्फूर्ति से ओत प्रोत लोग चाहे वे स्त्री हो अथवा पुरुष लम्बे-लम्बे कदम रखकर चलते हैं। ऐसे लोग शारीरिक रुप से स्वरुप और अच्छी कद काठी वाले होते हैं और प्रायः घावकों, खिलाड़ियों आदि को इस मुद्रा में चलते देखा जा सकता है। ऐसे लोग जल्दबाज और धैर्यहीन प्रवृति वाले होते हैं इनमें संयम की बहुत कमी होती है, शीघ्र क्रोधित भी हो जाते हैं। ऐसे लोग सदैव दूसरों से आगे रहने की होड़ में लगे रहते हैं। शारीरिक परिश्रम बहुत करते हैं साथ ही मेहनती भी बहुत होते हैं। अपने पारिवारिक और सामाजिक दायरे में अत्यंत लोकप्रिय भी होते हैं। ऐसे लोग योजनाएं बनाने में और उन्हें सफलता से पूरा करने में निपुण होते हैं। छोटी-छोटी बातों को महत्व नहीं देते और न ही भावनात्मक होते हैं। दूसरों की यथासंभव सहायता करने का प्रयास करते हैं और तर्क के विपरीत कार्य नहीं करते। ऐसे लोग किसी भी कार्य में आसानी से हार नहीं मानते।

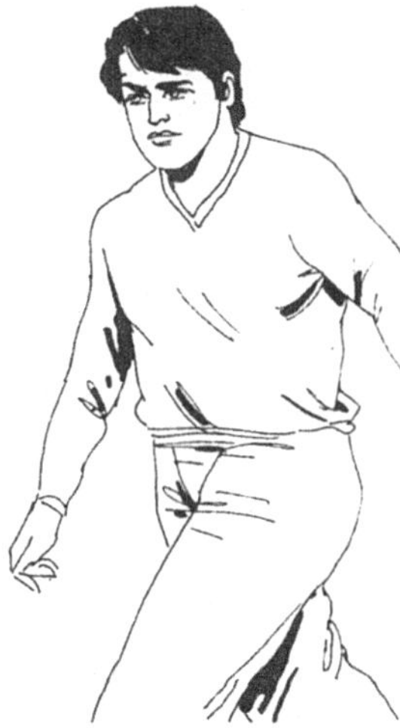

टांगे चौड़ी करके चलना

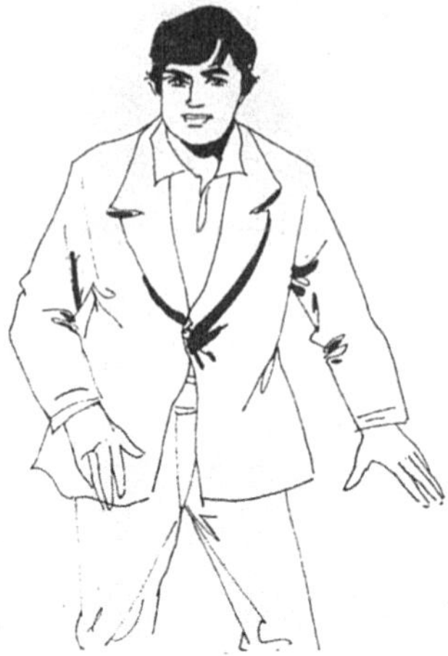

ऐसे लोग बहुत अधिक स्थान घेरकर चलते हैं इनकी टांगे अधिक फैलाव लिए हुए खुली सी रहती है और हाथ भी सामान्य से अधिक क्षेत्र में फैलाव लिए आगे पीछे हिलते रहते हैं जिसका तात्पर्य है कि इनकी सोच और मानसिकता बहुत विस्तृत और फैलाव लिए हुए हैं चाहे वह अच्छे के लिए हो अथवा बुरे के लिए। ऐसी मुद्रा में चलने वाले व्यक्तित्व दो प्रकार की श्रेणियों में अधिक देखे जाते हैं प्रथम या तो अत्यंत उच्चश्रेणी के राजा के समान होंगे या फिर अत्यंत निम्न श्रेणी के बुरे कार्यों में लिप्त होते हैं। दोनों ही श्रेणियों के व्यक्तियों को अत्यंत सरलता से पहचाना जा सकता है। दोनों में एक समानता अवश्य होती है कि दोनों की मानसिकता विस्तृत होती है। उच्च श्रेणी वाले ऐसे लोग सब प्रकार से सुखी, वैभवशाली बलशाली, धनवान और राजतुल्य सुखों का भोग करने वाले होते हैं और निम्न श्रेणी वाले लोग व्यसनी, अहंकारी, घमंडी, हठी, जिद्‌दी और कपटी होते हैं। इनसे दूर रहना ही श्रेयस्कर होता है। ऐसे लोग अंतर्राष्ट्रीय तस्कर एवं गुप्त षडयंत्रकारी होते हैं, गुप्तचरों के साथ-साथ ये लोग अपने व्यक्तित्व का परिपूर्ण रुप से नाजायज फायदा भी उठाते हैं। यदि ये सम्यक विचारों के हो तो उच्च श्रेणी के कलाकार भी होते हैं।

स्वाभिमानी मुद्रा

ऐसे लोग स्वभाव के हठीले होते हैं इनको अपना स्वाभिमान अतिप्रिय होता है। अपने आत्मसम्मान की सुरक्षा के लिए यह अपना सब कुछ न्यौछावर करने तक के लिए तत्पर रहते हैं। उन्नतग्रीवा इस बात का द्योतक होती है कि वे जो कुछ कहेंगे अथवा करेंगे वह बहुत सोचसमझ कर ही करेंगें। जीवन में चतुराई के साथ चलना और सतर्क रहना इनकी विशेष रुचि होती है। ये आत्मबल से धनार्जन करते हैं और चौकन्नें रहते हुए उन्नति करते है। ये दयालु प्रवृति के लोग होते है किसी के दुख को देखकर द्रवित हो जाना इनके लिए स्वभाविक प्रक्रिया है। परीक्षा की घड़ी में भी ये धैर्यहीन नहीं होते। मूक रहना और अंतिम क्षण तक

प्रतीक्षारत रहकर काल के झंझावत को मोड़ देना इनकी विशेष रुचि होती है।

ऐसे लोग उच्च स्तर के व्यापारी, उच्च स्तर के खिलाड़ी, और उच्च स्तर के राज्य कर्मचारी, होते हैं। खेलों में इनकी विशेष रुचि होती है। इसी रुचि के कारण ये बहुत लोकप्रिय भी हो जाते हैं।

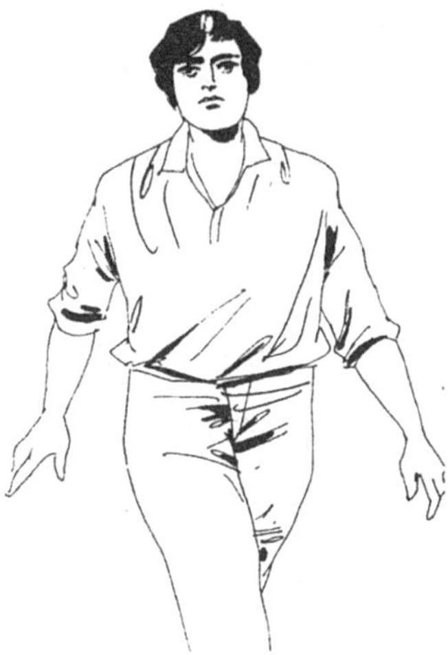

एक हाथ जेब में डालकर चलना

ऐसे लोग शक्की स्वभाव व झक्की प्रवृत्ति वाले होते हैं। इनका बातचीत करने का सलीका बहुत ही विनम्र होता है। अपने बनते कार्य भी ये स्वयं ही बिगाड़ लेते हैं। क्योंकि किसी भी कार्य को ये अपनी झक्की प्रवृत्ति के कारण सुचारु रुप से नहीं कर पाते। छोटी-छोटी बातों को छिपाकर रखना इनकी मानसिकता होती है। इसी मानसिकता के कारण ये साधारण सा जीवन यापन करते हैं। झूठे आडम्बर इन्हें अति प्रिय होते हैं। एक नम्बर के कामचोर, आलसी, और दगाबाज भी होते हैं। ऐसे लोगों से मित्रता करना लाभदायक नहीं होता। ऐसे लोग उधार मांगते फिरते हैं और अपने सुख साधनों पर खर्च कर देते हैं। ये लोग गृहस्थी के प्रति भी कर्त्तव्यहीन होते हैं तनिक-तनिक से कामों को इस प्रकार दर्शाते है मानो बहुत बड़ा पहाड़ खोदकर आए हो। इस हालत के लोग एल.डी.सी. (L.D.C.) से लेकर (U.D.C.) तक होते हैं उससे अधिक तरक्की नहीं कर पाते। गप्पबाजी में ये लोग सफल अभिनेता होते हैं। इनसे बचकर रहना ही श्रेयस्कर है।

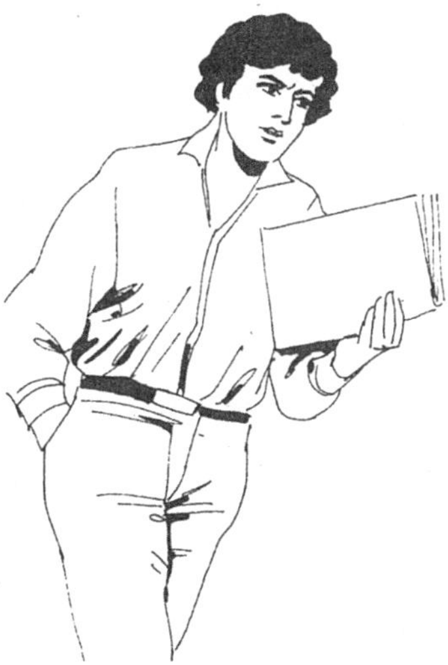

पीठ झुकाकर चलना

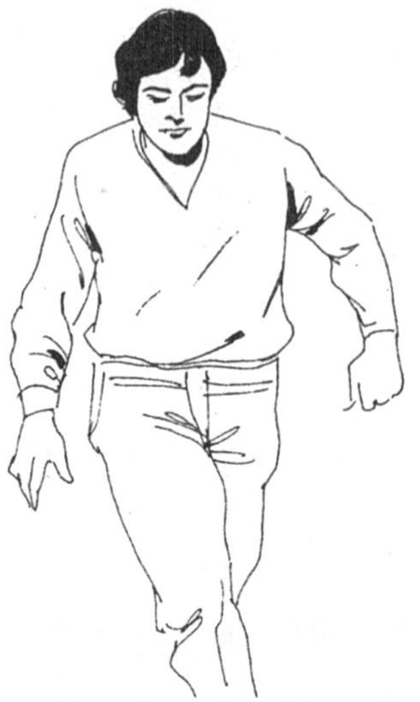

कमर झुकाकर चलने वाले लोग शीघ्रगामी होते हैं। अपने कार्यों में दक्ष ये लोग किसी भी प्रकार का सहारा नहीं लेते। ये अपनी धुन के इतने पक्के होते है कि जिस बात को ठान ले उसे समाप्त करने के पश्चात् ही चैन की सांस लेते हैं। ऐसे लोग उत्साहित तो रहते हैं परन्तु मन से बुझे-बुझे रहते हैं। अनेकों समस्याओं से जूझते हुए भी ये अपने मार्ग को नहीं छोड़ते। इनकी हठी प्रवृत्ति इनको तुनकमिजाजी और सनकी बना देती है कि ये जान जोखिम में डालकर भी अपने कार्य को संपूर्ण करते हैं। ऐसे लोग अन्वेषणकर्त्ता, मैकेनिक, वैज्ञानिक, इंजीनियर और दार्शनिक तक होते हैं। इनकी झुकी हुई कमर इनके अनुभवों का इतना बड़ा बोझा उठाए घूमती है जिसका वास्तविक जीवन से कुछ भी लेना-देना नहीं होता। अनुभवों की चलती फिरती ये दुकान अपने आप में एक संपूर्ण व्यक्तित्व होता है। चुप रहना और क्लेशों से मुक्त रहना इनकी वास्तविकता होती है। इनका निर्णय बदल पाना बहुत टेढ़ी खीर है, अपने सबक के कारण ऐसे लोग कई बार अपना पूरा जीवन तक नष्ट कर लेते हैं।

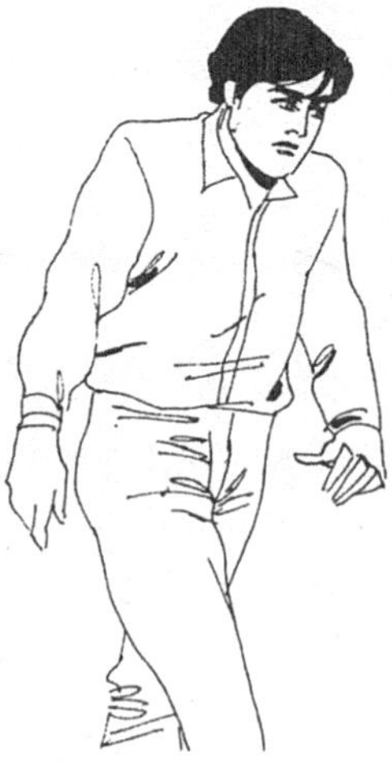

कंधे उठाकर चलना

ऐसे लोग उत्साही और हठकर्मी होते हैं, बचपन से लेकर मृत्युपर्यन्त इनका अहंकार और अहं इन्हें सता सताकर मारता रहता है। ये लोग अपने समय के अच्छे पहलवान, अच्छे योद्धा, अच्छे फौजी, और अच्छे राज्य प्रबंधक होते हैं। अपने क्रोधी स्वभाव के कारण इस रंगीन दुनिया में ये इकलौते रह जाते हैं। खुशियां इनको ढूंढने से भी नहीं मिलती। भारी कदमों से चलना, गर्दन का इस प्रकार झुकाए रखना मानो

कुछ खो गया हो जिसे ढूंढ़ रहे हों। एकाकी जीवन पसन्द करने वाले ये लोग चलती फिरती दुखी आत्मा होते हैं। ऐसी दुखी आत्माएं अपना चिंतन जो कि प्रभावहीन होता है इस प्रकार अभिव्यक्त करते है मानो उनके सहयोग से ही किसी विजय श्री का ध्वजारोहण हुआ है। अहं भाव की पूर्ति करने के लिए ये बज विचित्र छल भी कर सकते हैं। और प्रपंचामयी शब्दावालियों से ये किसी को ठग भी सकते हैं। यदि ये अपनी मक्कारी पर आ जाएं तो आजीवन ठगकर ही जीवन यापन करते हैं। इनकी प्रवृत्ति चोर और अपराधियों जैसी हो जाती है। इस प्रकार के जीव किसी की मैत्री के योग्य नहीं होते।

सुस्त चाल से चलना

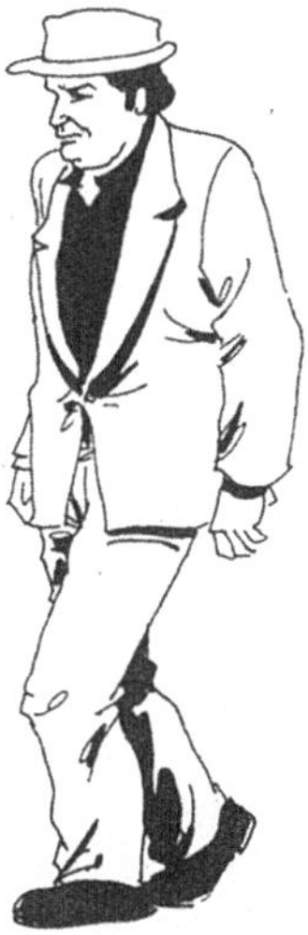

जीवन से हारा हुआ अनुभव और विचित्र मनोवृत्ति जो कि दिखावे की ओर संकेत देती है, धीरे-धीरे चलने को मजबूर करती है। अपने अहंभाव के कारण अपने जीवन को नष्ट कर लेना ऐसे लोगों की प्रवृत्ति होती है। ये लोग आलसी व मक्कार होते हैं। कंजूस इतने अधिक होते हैं कि बस में सफर करने का तात्पर्य इनके लिए यह है कि बहुत बड़ा राष्ट्रीय दीवाला निकल गया हो। ऊपरी दिखावा इनको बहुत अच्छा लगता हैं। एकाकी जीवन इन्हें बहुत अधिक पसंद होता है। ये चटोरे प्रवृत्ति के लोग होते हैं। मुफ्त की दावतें उड़ाना इनके लिए सहज कार्य होता है। ये घर से ठानकर चलते हैं कि आज किसके यहां दावत खानी है और गप्पे किसके यहां मारनी है और ताश कहां खेलनी हैं और बच्चों से टॉफी कैसे छीननी है। आदमी की खाल में छिपे ये भेड़िए बुढ़ापे तक भी अपनी ओछी हरकतों से बाज नहीं आते इसलिए सभी सामाजिक प्राणी इनसे घृणा करते हैं और इनसे कटने भी लगते हैं।

स्कूटर चालकों की शारीरिक भाषाएं

मैकेनिक मुद्रा

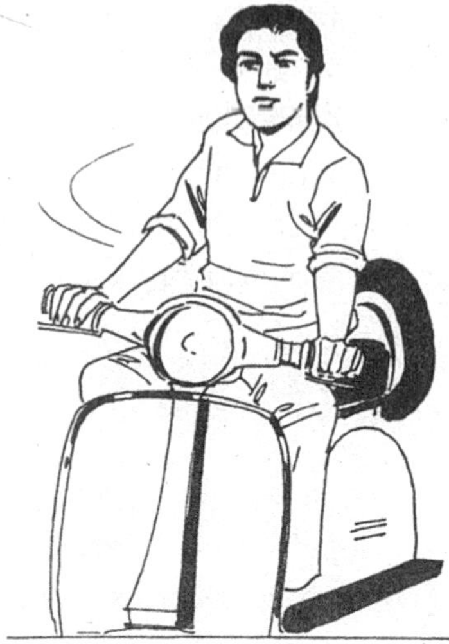

मैकेनिक बायां हाथ क्लच पर और दायां हाथ रेस पर रखकर व थोड़ा सा दायें कंधे को झुकाकर स्कूटर चलाते हैं। यह मुद्रा लगभग सभी स्कूटर ठीक करने वाले कारीगरों में समान ही पाई जाती है क्योंकि इस मुद्रा में बैठकर वे स्कूटर के मुख्य पुर्जो जैसे रेस, क्लच एवं ब्रेक आदि की जांच पड़ताल चलाते-चलाते ही कर लेते हैं। वे इस मुद्रा में इस प्रकार इसलिए बैठते हैं कि आवश्यकता पडने पर अपना बचाव भी भली भांति कर सकें। इनके अतिरिक्त अन्य मशीनों के कारीगर व कलपुर्जों को ठीक करने वाले लोगों में भी इससे मिलती जुलती मुद्रा देखी जाती है। इनके अतिरिक्त भी यदि कोई इस प्रकार की मुद्रा में स्कूटर संचालित करता है तो इसका तात्पर्य यह है कि वह बहुत सतर्क, फुर्तीला और चौकन्ना रहने वाले जीव है। अधिकांशत: प्रारंभ में स्त्रियों को भी इसी प्रकार की मुद्रा में स्कूटर चलाना आसान प्रतीत होता है। ऐसे स्त्री पुरुष या तो कार्य करते ही नहीं और यदि करते है तो पूरी तन्मयता, लगन और परिश्रम के साथ करते हैं। ऐसे लोग अपने जीवन में अधिक उन्नति नहीं कर पाते और सामान्य जीवन व्यतीत करते हैं।

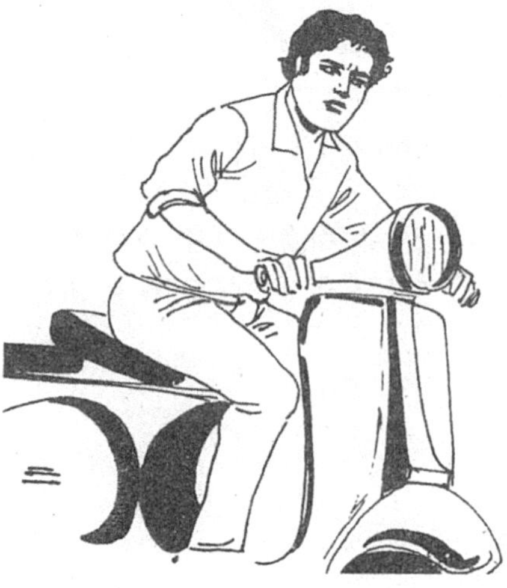

कमर झुकाकर स्कूटर चलाना

इस प्रकार स्कूटर चलाने वाले लोग मध्यम श्रेणी का जीवन जीते हैं। कठोर परिश्रमी होते हैं और इनका जीवन ऊर्जा शक्ति से भरपूर होता है। ऐसे लोग तिगड़की होते हैं। वार्तालाप में चतुर और व्यवहारकुशल होते हैं। इनका अधिकतर समय स्कूटर पर बीतता है

अर्थात बहुत अधिक स्कूटर चलाते हैं। ऐसे लोग जिस कार्य में हाथ डालते हैं उस पर पूरी तरह हावी रहकर पूरा करने का प्रयास करते हैं, उसके सभी पहलूओ का अध्ययन करते हैं और सफलता भी प्राप्त करते हैं। ऐसे लोग या तो कोई छोटा-मोटा व्यवसाय करने वाले होते हैं या दुकानदारी या फिर आफिसों में क्लर्क होते हैं। ऐसे लोगों को मौजमस्ती करना, घूमना-फिरना, बहुत अच्छा लगता है। इनके अनेकों मित्र होते हैं। दूसरों की यथा संभव सहायता भी करते हैं और उत्सवों व कार्यक्रमों आदि में बढ़ चढ़कर हिस्सा लेते हैं। अपने परिवार में, मित्रों में, समाज में, आदि में बढ़चढ़कर हिस्सा लेते हैं। अपने परिवार में, मित्रों, समाज में, मिलने जुलने वालों में प्राय: सभी पर हावी रहने का प्रयास करते हैं।

दोनों हाथ फैलाकर चलाना

प्रदर्शित चित्र में स्कूटर चलाने वाले व्यक्ति की दोनों टांगें भी फैलाव लिए हुए हैं और दोनों हाथ भी फैलाव लिए हुए है जो सामान्य स्थिति से थोड़ा भिन्न है। ऐसे लोग यदि नियमित इसी मुद्रा का प्रयोग करते हैं तो इसका तात्पर्य यह है कि ऐसे लोग ड़रपोक बिल्कुल नहीं हैं मरने-मारने, लड़ने-झगड़ने तर्क-वितर्क करने के लिए सदैव तैयार रहते हैं ऐसे लोग चलते भी हैं तो हाथ फैलाकर ही। ऐसे लोग विचारधारा से संकीर्ण प्रवृत्ति वाले होते हैं। इनकी विचारधारा और मानसिकता अपने परिवार और परिजनों के लिए अलग होती है और घर से बाहर कुछ और होती है। ऐसे लोग स्वभाव से जिद्दी और हठी होते हैं। अपनी प्रशंसा सुनना इन्हें बहुत अच्छा लगता है। ऐसें लोग कंजूस प्रवृत्ति वाले होते हैं। इनमें एक विशेष आदत होती है कि स्कूटर चलाते समय ये अपनी गर्दन दायें-बायें हिलाते रहते हैं। ऐसे लोग स्वभाव से जिद्दी और हठी होते हैं। अपनी प्रशंसा सुनना इन्हे बहुत अच्छा लगता है। ऐसे लोग कंजूस प्रवृत्ति वाले होते हैं। इनमें एक विशेष आदत होती है कि स्कूटर चलाते समय ये अपनी गर्दन दायें-बायें हिलाते रहते हैं। ऐसे लोग स्त्रियों की ओर अधिक आकर्षित रहते हैं। स्कूटर के हैंडिल को कसकर पकड़ना इनकी दृढ़ता का द्योतक है जिसका तात्पर्य

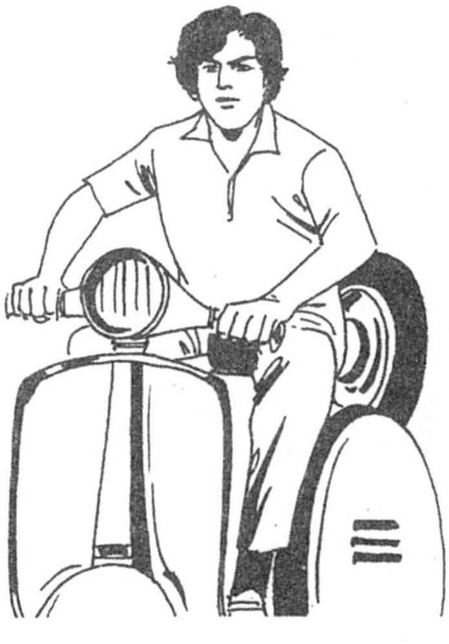

यह है कि एक बार जिस बात की धारणा मन में बिठा लें उसे दीर्घकाल तक निभाते हैं। ऐसे लोग अपने समान विचारधारा वालें लोगों से ही मित्रता करना अधिक पसंद करते हैं।

उकडूं मुद्रा

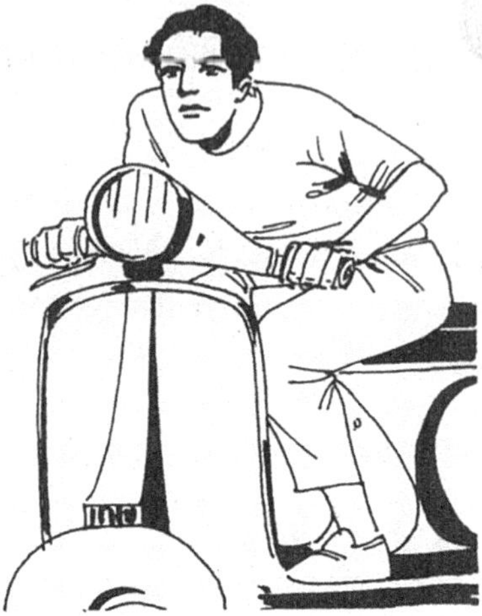

जो इस प्रकार उकडूं मुद्रा में बैठकर स्कूटर चलाते हैं, वे जल्दबाज और धैर्यहीन होते हैं। ऐसे लोग उच्च महत्वाकांक्षी होते हैं, बहुत जल्दी तरक्की करना चाहते हैं। ऐसे लोग यथार्थ की धरती पर पांव नहीं रखना चाहते और बहुत तेजी से दौड़ पड़ते हैं जैसे बिना कुछ किए ही उन्नति कर लेंगे। इनकी बातों से, हाव-भाव से सदैव यही प्रतीत होता है क्योंकि ये बड़ी-बड़ी बातें करते हैं और यदा-कदा सहारा मिल जाने पर उन्नति भी कर जाते हैं। ऐसे लोगो की संगत का अवश्य ध्यान रखना चाहिए क्योंकि ऐसे लोग बुरी आदतों में शीघ्र फंस जाते हैं और यदि अच्छी संगत में आ जाएं तो ऊंचा भी उठ जाते हैं। ऐसे लोग अपने लक्ष्य की ओर नजर जमाए रखते हैं, परन्तु वहां तक पहुंच कभी-कभी ही पाते हैं। ऐसे लोग उत्तेजना के शिकार होते हैं, बिना सोचे विचारे दौड़ पड़ते हैं। ऐसे लोग खुले और स्वतंत्र विचारधारा वाले होते हैं, किसी के दबाव में नहीं आते वे बड़े व्यापारी बनना चाहते है या फिर उच्च पदस्थ अधिकारी।

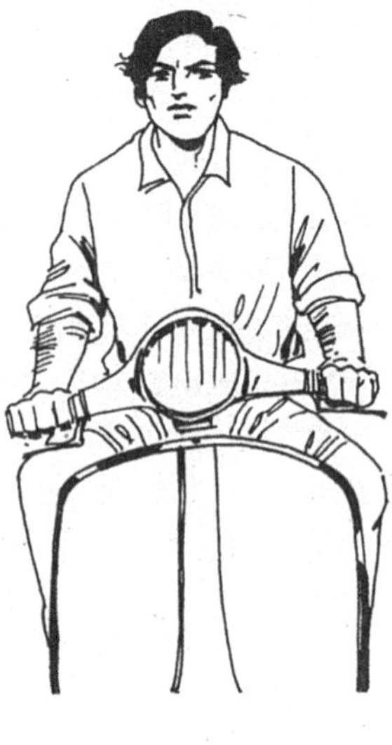

सीधा बैठकर स्कूटर चलाना

सीधी कमर सीधे हाथ, तना हुआ शरीर, सीधी गर्दन एवं लक्ष्य की ओर दृष्टि, प्राय: पुलिस के जवानों में इस प्रकार की मुद्राएं देखने को मिलती हैं। सैनिकों को इस प्रकार का प्रशिक्षण दिया जाता है जो उनके नियमों एवं अनुशासन का हिस्सा होती है। इसके

विपरीत यदि सामान्य श्रेणी के व्यक्ति इस मुद्रा में स्कूटर अथवा मोटरसाईकिल चलाते दिख जाएं तो इसका तात्पर्य है कि ऐसा व्यक्ति दृढ़ निश्चय वाला है और अनुशासन प्रिय भी है। ऐसे लोग प्राय: नारियल की भांति होते हैं ऊपर से अत्यंत कठोर दिखते हैं परन्तु भीतर से उतने ही कोमल भी होते हैं। अपनी भावनाओं को छिपाने में वे सदैव सफल रहते हैं, उनका मानना होता है कि अनुशासन और कड़ापन कड़वा अवश्य लगता हैं परन्तु इसके पीछे सभी के हित की ही भावना रहती है। ऐसे लोग अपनी भावुकता और अपनी कमजोरियों का कभी प्रदर्शन नहीं करते, जीवन भर उन्हें छिपाए रखते हैं। समाज में एवं परिवार में ऐसे लोग लोकप्रिय होते हैं। लीडर प्रवृत्ति से कार्य करते हैं और जीवन में सफल व्यक्ति कहलाते हैं।

ताका-झांकी मुद्रा

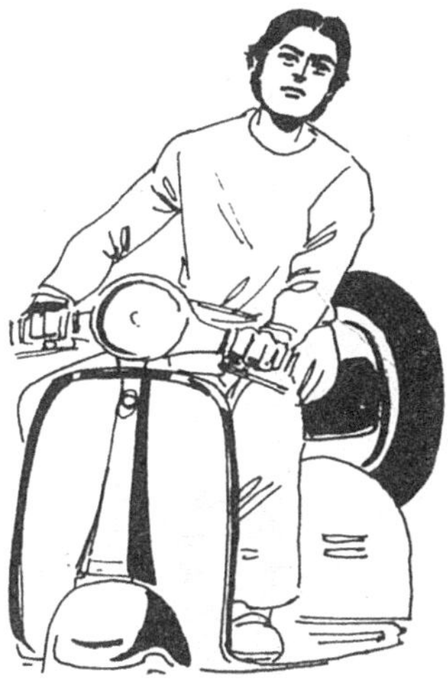

मनचलें, आशिक मिजाज, चंचल मानसिक प्रवृत्ति वाले नवयुवक प्राय: इसी प्रकार स्कूटर अथवा मोटर साईकिल चलाते दिख जाते हैं। ऐसे लोग निम्न अथवा मध्यम श्रेणी के परिवारों से संबंधित होते हैं इन्हें फालतू घूमना फिरना, पिक्चर देखना मनोरंजन कार्यक्रमों में हिस्सा लेना, अधिक पसंद होता है। ऐसे लोग प्राय: अपनी शिक्षा भी पूरी नहीं कर पाते इसलिए व्यर्थ इधर उधर घूमते रहना, बुरे लोगों की संगत में रहना इनकी नियति बन जाती है जिसके परिणामस्वरूप बुरे और गलत कार्यों में भी लिप्त हो जाते हैं, क्योंकि इनका सोचना यही होता है कि शिक्षा पूरी न होने के कारण इन्हें अच्छी नौकरी तो मिलेगी नहीं और व्यापार के लिए धन नहीं हैं और न ही कोई अनुभव इसलिए जो रास्ता आसान और सरल हो उसी पर चलो भले ही उसके परिणाम गलत ही क्यों न हों। ऐसे लोग इधर उधर व्यर्थ की ताका-झांकी करते हैं और स्कूटर भी कभी आड़ा तो कभी तिरछा, कभी धीमा तो कभी तेज चलाते हैं। ऐसे लोगों से मित्रता सोच समझकर ही करना श्रेयस्कर है।

एक हाथ छोड़कर स्कूटर चलाना

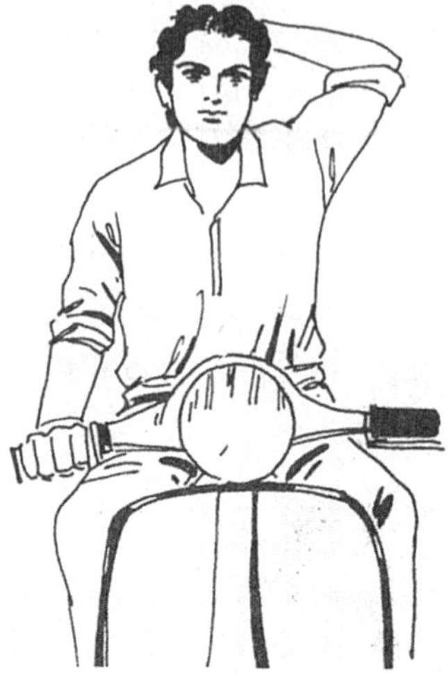

एक हाथ छोड़कर स्कूटर अथवा मोटर साईकिल या साईकिल चलाना व्यर्थ का खतरा मोल लेने के समान है। जिसका तात्पर्य है कि ऐसे लोग जीवन के प्रति लापरवाह रहते हैं वे गंभीरता से सोच विचार नहीं करते। उनका नजरिया जीवन के प्रति एक अलग प्रकार का दृष्टिकोण लिए हुए होता है। खाना-पीना घूमना-फिरना, मौजमस्ती करना इनकी नियति बन जाती है। इनमें उच्च महत्वाकांक्षा तो होती है परन्तु वह धन कमाने की लालसा तक ही सीमित रहती है। वे शीघ्र और रातों रात अमीर बनने के सपने देखते हैं। दूसरों की भावनाओं को ठेस पहुंचाना इनके लिए मामूली बात है। इनमें भावनाओं की कद्र नहीं होती। छोटी--छोटी बातों को महत्व नहीं देते। दूसरे लोग इन्हे सीख देने का प्रयास करते हैं तो सुन तो लेते हैं परन्तु उस पर अमल नहीं करते। एक कान से सुनते हैं और-दूसरे से निकाल देते हैं। अनेको मामलो में ऐसे लोग चिकने घड़े की भांति होते हैं।

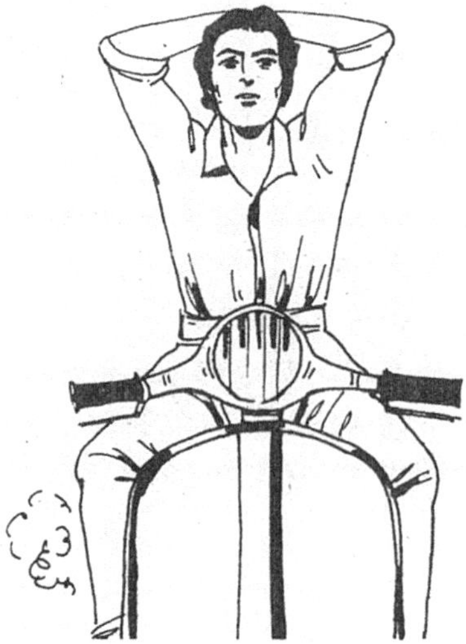

दोनों हाथ छोड़कर स्कूटर चलाना

सर्कस के कलाकारों को आपने इस मुद्रा में स्कूटर अथवा मोटर साईकिल चलाते अवश्य देखा होगा और वे बड़ी आसानी से ऐसा कर भी लेते हैं क्योंकि उन्हें इसका पूर्ण अभ्यास होता है। इसके विपरीत यदि आप सड़क पर किसी को इस प्रकार दोनों हाथ छोड़कर स्कूटर अथवा मोटरसाइकिल या फिर साइकिल चलते देखें तो आपको आश्चर्य अवश्य होगा साथ ही आपको उसकी बुद्धि पर

भी तरस आता है कि वह स्वयं अपने हाथों अपना नुकसान करने की ओर जा रहा है। ऐसे लोग व्यर्थ के प्रदर्शनों में विश्वास रखते हैं इसलिए प्रदर्शन प्रिय होते हैं। दूसरे लोगों को अपनी ओर आकर्षित करना और अपनी बहादुरी को चर्चा बनाना ही इनका उद्देश्य होता है। ऐसे लोग जीवन में बिना सोचे समझे खतरा मोल ले लेते हैं। जिसका परिणाम जानते हुए भी सोचते हैं कि वे बच जाएंगे। ऐसे लोग स्वभाव से तेज-तर्रार, हंसमुख, विनोदी, चंचल, लापरवाह और प्रदर्शन प्रिय होते हैं।

एकदम आगे बैठकर स्कूटर चलाना

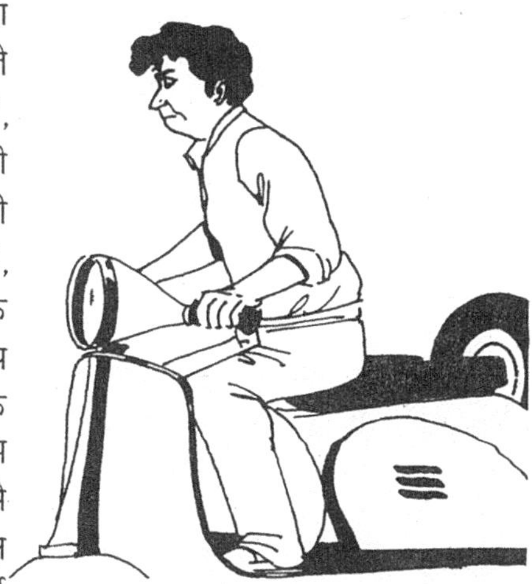

ऐसे लोग जो चित्र में प्रदर्शित मुद्रा की भांति सीट के बिलकुल अगले किनारे पर बैठकर स्कूटर चलाते हैं, बहुत तिगड़की और जोड़ तोड़ की प्रवृत्ति में निपुण होते हैं। बातों के धनी होते हैं और चतुराई पूर्ण बातें करते हैं, सामने वाला जानबूझकर समझने के बावजूद फंस जाता है। ऐसे लोग मध्य श्रेणी के होते हैं, जीवन भर पारिवारिक उलझनों को ही सुलझाते रहते हैं। कंजूस इतना अधिक होते हैं कि पैसा दांतों से पकड़ते हैं। पैसा जोड़ते-जोड़ते जीवन गुजर जाता है परन्तु अपने ऊपर खर्च नहीं करते। जीवन में लापरवाही बहुत बरतते हैं परन्तु कठोर परिश्रमी भी होते हैं, जी तोड़ मेहनत करते हैं, जिसके बावजूद पूरा फल नहीं मिलता। गिनती के कपड़ों में जीवन व्यतीत कर लेते हैं। इनकी लिखावट भी इतनी उलझनपूर्ण होती है कि बाद में स्वयं पढ़ पाने में असमर्थ होते हैं। ऐसे लोग जीवन में अधिक उन्नति नहीं कर पाते। अपने भाव छिपाने में सफल नहीं हो पाते इसलिए इनके चेहरे को देखकर इनकी स्थिति-परिस्थिति को आसानी से भांपा जा सकता है।

सटीक मुद्रा

सरल, सहज और सटीक मुद्रा में स्कूटर चलाने वाले लोग जीवन में भी ऐसे ही प्रवृत्ति वाले होते हैं अर्थात सरल सहज और सौम्य। ऐसे लोग स्वभाव से परोपकारी और दयालु होते हैं। दूसरों के दुख से दुखी हो जाते हैं, इनके लिए

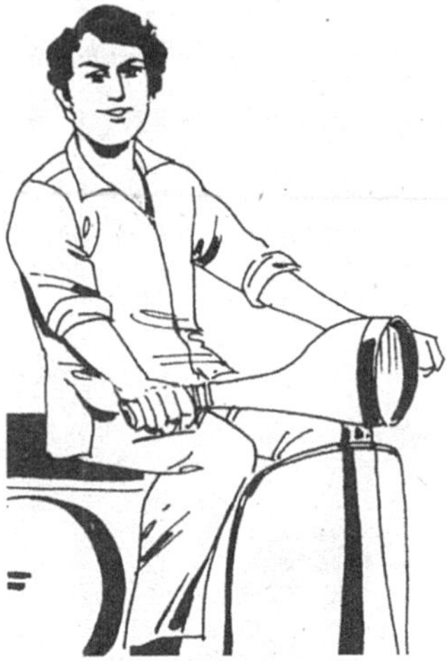

अपनी भावनाओं की छुपा पाना अत्यंत कठिन कार्य हैं। ऐसे लोग, ब्रुद्धिमान, विद्वान और अपने परिवार में, समाज में लोकप्रिय होते हैं। ऐसे लोग व्यवहार कुशल होते हैं। इनकी बुद्धि का लोहा सभी मानते हैं। किसी न किसी विषय के विशेष जानकार होते हैं। ऐसे लोग उच्च महत्वाकांक्षी तो होते हैं परन्तु लापरवाही के कारण देर सवेर ही उन्नति कर पाते हैं। ऐसे लोग धीरे-धीरे अपने जीवन में सभी भौतिक साधनों को जुटा लेते हैं। ऐसे लोग भावनात्मक तो होते ही है साथ ही कल्पनाशील भी होते हैं। ऐसे लोगों से मित्रता सदैव लाभदायक सिद्ध होती है।

सतर्क मुद्रा

ऐसे लोग प्राय: चित्र में प्रदर्शित मुद्रा में बैठकर स्कूटर अथवा मोटर साइकिल चलाते हैं प्राय: सामान्य से अधिक सतर्क होते हैं। ऐसे लोगों में सामान्य लोगों की अपेक्षा अधिक ऊर्जा शक्ति होती है इसलिए ये सदैव क्रियाशील रहना पसंद करते हैं, आलस्य और लापरवाही कम ही करते हैं। ये लोग चिन्तनशील प्रवृत्ति के होते हैं इसलिए प्रत्येक कार्य के बारे में सोच विचार करके ही हाथ डालते हैं। जिस कार्य को हाथ में लेते हैं प्राय: उसे पूरा अवश्य करते हैं। ऐसे लोग हर प्रकार के वातावरण में स्वयं को शीघ्र आत्मसात कर लेते हैं। इनकी रहन-सहन और वस्त्राभूषण शैली भी प्रशंसनीय होती है। छोटी-छोटी बातों को पकड़ना और उसमें से अपने मतलब और महत्व की बात छांटकर उसका इस्तेमाल अस्त्र शस्त्र के रूप में करने में इन्हे महारत हासिल होती है। ऐसे लोग जीवन में एक निश्चित सीमा तक ही उन्नति करते हैं।

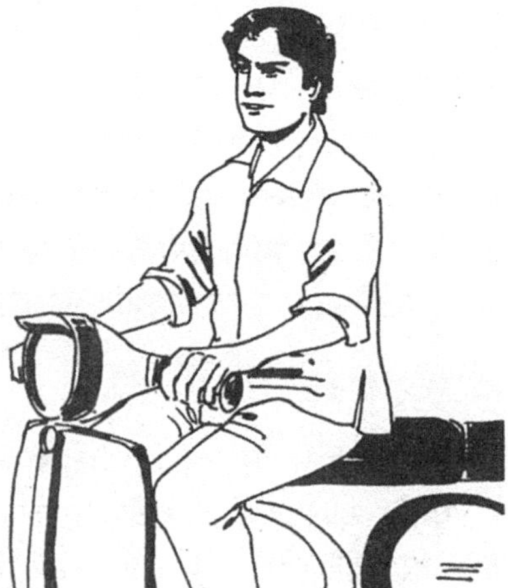

पीछे बैठकर स्कूटर चलाना

मनमौजी स्वभाव के लोग प्राय: इस प्रकार बैठकर स्कूटर चलाते हैं। ऐसे लोग मन और मस्तिष्क में से मन का कहा अधिक मानते हैं। अत: एव जिस प्रकार मन चंचल होता है उसी प्रकार इनकी प्रवृत्ति भी चंचल होती है। ऐसे लोग सदैव कुछ न कुछ नया करने की सोचते रहते हैं और प्रत्येक कार्य को उसकी परंपरागत शैली से अलग हटकर करने का प्रयास करते हैं, जिससे कई बार सफल भी हो जाते है तो कई बार असफल भी। मेहनती तो होते हैं परन्तु उतने ही लापरवाह भी। इनमें गंभीरता प्राय: कम ही होती है। छोटे-छोटे कार्यो, छोटी-छोटी बातों को गंभीरता से नहीं

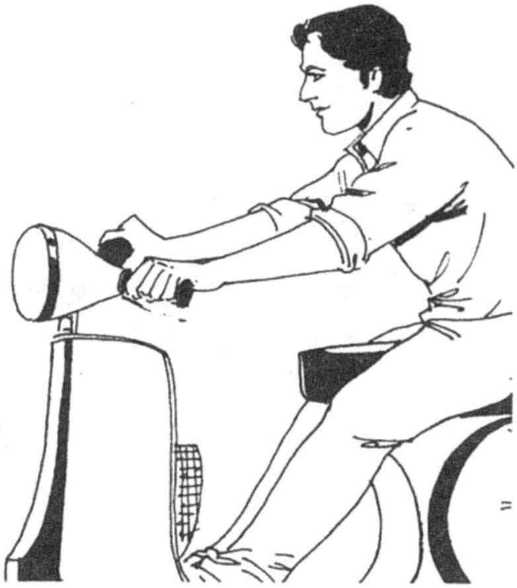

लेते और बड़ी-बड़ी बातें इनसे ऊपर की होती है इसलिए इनके अपने सामर्थ्य में जितना होता है उतना ही करते हैं। ऐसे लोग ऊपर से जैसे दिखते है अंदर से वैसें ही हों यह आवश्यक नहीं है क्योंकि अनेकों बार वे प्रदर्शन हेतु लापरवाही का स्वांग भरते हैं और भीतर से सतर्क होते हैं। ऐसे लोग अपनी भावनाओं को छिपाने में सफल रहते हैं।

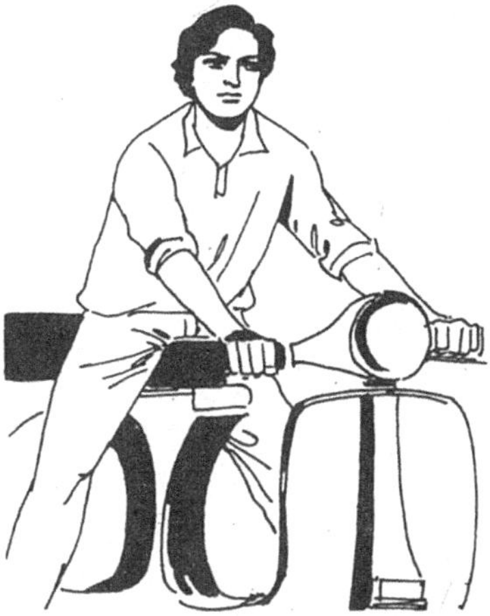

दोनों पैर लटकाकर चलाना

चित्र में प्रदर्शित मुद्रा में बैठकर स्कूटर चलाना इस बात की ओर संकेत करता है कि ऐसा व्यक्ति लापरवाह और असावधान है, वह सोचता है कि आवश्यकता पडने पर वह अपने पैरों को ब्रेक के रुप में इस्तेमाल कर लेगा। इस मुद्रा में स्कूटर अत्यंत धीमी गति से ही चलाया जा सकता है। तीव्रता से नहीं। उसके खुले हुए पैर उसकी स्वतंत्र विचारधारा और सोच का प्रतीक हैं वह जो भी करता है अथवा करना

चाहता हैं स्पष्ट करता है, चाहे फिर किसी को अच्छा लगे या फिर बुरा। वह अपनी सोच को ही सर्वोपरि मानता है। ऐसे लोग प्रायः किसी न किसी व्यसन अथवा शौक के शिकार हो जाते हैं। प्रायः लम्बे कद के लोगों के लिए इस प्रकार की मुद्रा बनाना आसान और सरल है। ऐसे लोग व्यवहार कुशल होते है। बातचीत से बहुत सरल और सहज प्रवृत्ति के दिखते हैं जबकि जिद्दी और हठी इतने होते हैं कि अपनी जिद पर आ जाएं तो इन्हें डिगाना मुश्किल हो जाता है। प्रदर्शन की भावना इनमें प्रबल होती है।

सामान्य मुद्रा

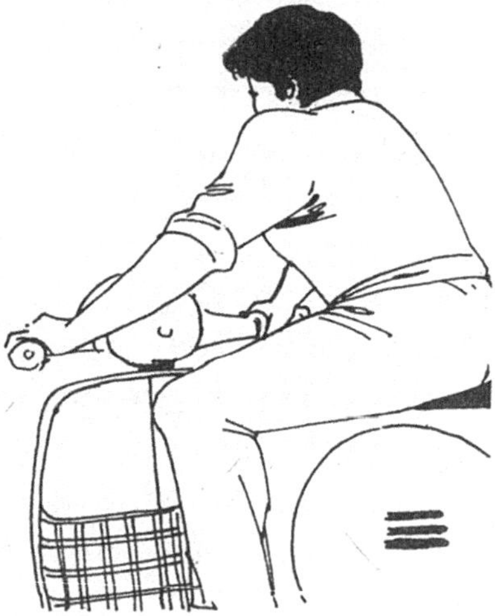

चित्र में प्रदर्शित मुद्रा स्कूटर चलाने की एक सामान्य मुद्रा है जो अधिकतर दिखलाई पड़ती है, विशेषतौर पर स्त्रियां इस मुद्रा का अधिक प्रयोग करती हैं। ऐसे लोग क्लच, रेस और ब्रेक पर सदैव नियंत्रण रखकर चलाते हैं। ब्रेक की आवश्यकता हो अथवा न हो इनका पैर ब्रेक के ऊपर सदैव तैयार रहता है हाथ क्लच पर कसे रहते हैं ताकि आवश्यकता पड़ने पर तुरंत इस्तेमाल किया जा सके। ऐसे लोगों की विशेषता यह है कि ऐसे लोग प्रायः अपनी मेहनत के बल पर ही उन्नति कर पाते हैं । धार्मिक और आस्थावान होते हैं। ऐसे लोग सभी से जल्दी मित्रता नहीं करते इसलिए इनके मित्रों की संख्या सीमित ही होती हैं। ऐसे लोग समझौतावादी प्रवृत्ति वाले होते हैं इसलिए व्यर्थ में उलझने न बढ़ाकर समझौता करके चलते हैं। प्रायः गंभीर और बुद्धिमान भी होते हैं।

अंतरंग मित्रता की मुद्रा

स्कूटर हो अथवा मोटर साइकिल इस चित्र में प्रदर्शित मुद्रा में बैठने वाले दोनों लोग चाहे वे दोनो पुरुष हो अथवा दोनों स्त्री हों अथवा एक पुरुष स्त्री आपस में अंतरंग मित्र हैं। इनकी आपसी निकटता और पीछे वाले का आगे वाले की कमर में हाथ डालकर बैठना ही इनकी अंतरंग मित्रता का सूचक है। ऐसे लोगों की आपसी मित्रता इतनी प्रगाढ़ होती है कि वे आपस में एक दूसरे से कुछ नहीं छिपाते। एक दूसरे की भावनाओं की कद्र करते हैं और कुछ भी कर गुजरने के लिए तैयार रहते हैं। प्रेमी–प्रेमिका की जोड़ियों को अक्सर इस मुद्रा में आसानी से देखा जा सकता है। नवयुवक, युवक युवतियां इस मुद्रा को अधिक सहज और अनुकूल मानते हैं।

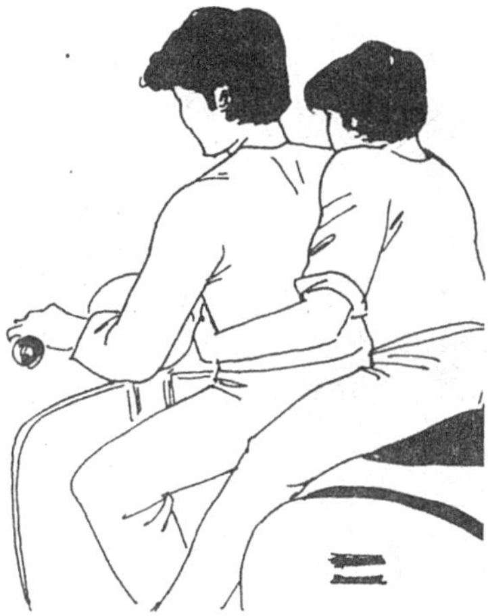